# 奇效偏方

李春深◎编著

天津出版传媒集团

天津科学技术出版社

## 图书在版编目（CIP）数据

奇效偏方 / 李春深编著 . -- 天津：天津科学技术出版社，2020.5

ISBN 978-7-5576-5685-0

Ⅰ . ①奇… Ⅱ . ①李… Ⅲ . ①土方-汇编 Ⅳ . ①R289.2

中国版本图书馆 CIP 数据核字（2018）第 180801 号

奇效偏方

QIXIAOPIANFANG

责任编辑：王朝闻

出 版：天津出版传媒集团
天津科学技术出版社

地 址：天津市西康路 35 号

邮 编：300051

电 话：（022）23332390

网 址：www.tjkjcbs.com.cn

发 行：新华书店经销

印 刷：三河市恒升印装有限公司

开本 670×960 1/16 印张 20 字数 500 000

2020 年 5 月第 1 版第 1 次印刷

定价：68.00 元

# 前　言

脸上长痘痘看着很不舒服，嗓子发痒咳嗽总不好，打嗝不止真难受，皮肤瘙痒影响睡眠……日常生活中经常出现的小毛病虽说"小"，却使我们深受其害，此时，老偏方往往能帮大忙。偏方就是指民间流传的治病方，多来自老百姓在长期的生活实践中的总结或发现，是老百姓生活智慧的体现。偏方可巧妙应对诸如青春痘、咳嗽、打嗝、皮肤瘙痒、失眠等常见病症，快速解除身体不适，将日常小毛病一扫而光。例如枇杷饮可以帮你将脸上的痘痘祛除干净，嗓子发痒咳嗽嘴里含块生姜即可，煮点八角茴香汤喝可快速止嗝，用花椒煮水擦拭皮肤可大大减轻其瘙痒症状等，这些都是在民间流传很久、代代传承下来的老偏方。它们看似"神奇"、很"玄妙"，其实却是老百姓实实在在的生活实践所得，有着切实的疗效。

偏方一直以来都深受老百姓的喜爱，民间自古就有"偏方治大病"的说法，直到今天，仍有很多饱受疾病所苦的患者在打听、寻找各种偏方。那么，偏方为什么如此受世人喜爱呢？

一是因为疗效显著。除了日常生活中的小毛病，偏方对很多慢性病、疑难杂症和一些突发病等，都有很好的治疗效果。例如醋蛋液可治疗类风湿性关节炎，被毒蛇咬伤可用土升麻来救命，食物中毒吃空心菜可解毒等。

二是因为取材方便、经济实用。偏方多采用姜、枣、鸡蛋、洋葱等日常食物以及橘皮、甘草等常见药材治病，材料很容易找到，且价格低廉，如利用酸枣仁可治疗失眠，用橘红皮可治咳嗽、发烧等。

三是因为操作简便。利用偏方治病，只需对食物或药材进行简单处理，或是熬一碗汤，或是泡点药酒，或是做一餐药膳，或是将材料外敷于患处，即可奏效。有些偏方则仅仅需要对身体上的某个部位或区域揉一揉、按一按，操作起来非常简便，普通患者一学就会，在家就能自行治疗各种常见病症。

四是副作用小。由于偏方多取材于老百姓的日常饮食，所用药材也是来自于大自然的天然植物，且仅仅采用几味药材，甚至是单味药材治病，如利用冬青叶治感冒，治病方式较为温和，副作用极小。

可以说，利用偏方治病，既见效又省事；既管用又安全；既实用又省钱。为帮助读者很好地利用偏方治病保健，我们收集了来自报刊文献及民间的各种奇效偏方，精选出几百个最古老、最实用、最有效、最简便、最经济、流传最广泛的经典奇效偏方，编写了《奇效偏方》一书。书中针对皮肤科、五官科、内科、外科、男科、妇科、儿科等的常见病症及日常生活的小毛病，尽可能提供多种治病的有效偏方。为便于读者因地、因时制宜，所列偏方体例简明，可速查速用，是现代人必备的养生大全。

本书还有以下几个特点：针对病症广泛，涉及牙痛、贫血、口臭、腹泻、便秘、醉酒、肥胖等常见病症，生活中的小毛病几乎都能找到适用的偏方；偏方所用材料大都能在自家厨房中找到，十分贴近百姓日常生活，便于及时解决身体症状；几乎每个偏方都有典型的病例，并针对偏方的治病原理进行说明，应用更方便；通俗易懂，不涉及高深的专业中医学知识，非常适合普通患者使用。

需要说明的是，中医讲究辨证施治，书中所录偏方未必适合所有人，有些偏方在某些人身上可以快速见效，对于另一部分人可能并不适用，读者在采用时须考虑自身情况斟酌选用。病情较重的患者，一定要及时就医，以免耽误病情。

# 目 录

## 第一章 皮肤科老偏方，解决肌肤的烦心事

# 第二章 五官科老偏方，让你笑面人生

# 第三章　内科老偏方，小病一扫光

# 第四章　外科老偏方，巧治日常伤痛

# 第五章　男科老偏方，还男人自尊

# 第六章　妇科老偏方，让女人安心

# 第七章　儿科老偏方，让孩子健康成长

# 第八章　日常生活老偏方，处处帮你忙

# 第一章

## 皮肤科老偏方，
## 解决肌肤的烦心事

# 青春痘

## 枇杷饮，痘痘集体"大逃亡"

青春痘一向被视为年轻的象征，却也是年轻人最不想从镜子中看到的"青春的烦恼"。

青春痘也叫痤疮、粉刺、暗疮，是一种常见的皮肤附属器性皮肤病，古代医书中多有记载。这种病症多发于面部、前胸与后背，形状多样，多带尖，损害人体表皮皮肤，严重时可见丘疹、脓疱、囊肿、结节等现象，不仅影响美观也会对人的心理产生不良影响。不少人都因为痘痘久治不愈而自卑忧郁。

想要彻底解决痘痘带来的烦恼就要先弄明白它从哪里来，又为什么会来。青春痘的产生多由于饮食上过于随意，忽视了饮食健康，伤及脾胃。脾胃失调会导致体内的阴阳平衡被打破，逐渐呈现湿寒性质。时间一长，湿热上蒸于肺，肺部受到毒邪的侵害，毒邪之气发于体表就形成了痘疮。虽然青春痘发起时来势汹汹，成片成批，但只要对症治疗，彻底治愈它并没有想象中那么困难。

在治疗青春痘的诸多方法中，枇杷饮是性质温和的一种偏方疗法。说到偏方，首先要澄清一个误区。不少人都认为偏方就是旁门左道。其实不然，偏方来自民间，之所以能够流传至今，大多有其存在的依据。只不过，有些患者生病了就乱了阵脚，胡乱试用，结果延误病情，得不偿失。偏方的使用也讲求对症而治，那种一方解决好几种病症的"偏方"确不可信。治愈自己的病应该选择何种方子，要在明白自身病理的基础上进行选择和尝试，这样才是对自己的身体健康负责的态度。

就青春痘而言，上文提及的枇杷饮就是一种治痘的良方，制作的方法也比较简单。具体说来，制作枇杷饮需要枇杷叶9克（注意是叶子而不是果实），桑白皮9克，黄连6克，黄芩9克，甘草6克。将上药用水浸泡半小时后大火煮开，再小火煎煮20分钟即为头煎药，再如法煎煮为二煎药，将头煎、二煎混合，将上药分2~3份，饭后半小时温热服用。每日1剂。这个方子具有清肃肺胃，泻火解毒的作用。

方玲玲是某大学的学生，有青春痘病史 4 年，她脸上和后背上的痘痘有脓性，而且即使在炎热的夏季也经常是手脚冰凉。依据她的病情应该以清肺胃湿热，佐以解毒为主要的治疗原则。故方选枇杷饮再好不过。完全可以按照上文成分制作枇杷饮煎服，每天 1 剂。服药 1 周之后，她感觉并无不适，就又连续服用了 30 余剂，痘痘大量消退，病情得到明显的改善。

此偏方中枇杷叶、桑白皮是主药，有清解肺热、和胃降逆、利水消肿的作用，枇杷叶还有抑制皮脂溢出、控制血管舒缩神经和抗炎的作用；黄连、黄芩有清热解毒的作用；甘草有益气补中、泻火解毒、调和药性的作用。由此可见，枇杷饮是年轻朋友不可多得的治痘良方，值得一试。

## 青春痘外治秘方：擦、磨、涂

中国人在疾病治疗方面一直坚持标本兼治的治疗原则。因此，在同一种病症的治疗上，往往不会拘泥于一种方法。前面向大家推荐的枇杷饮是治疗青春痘的内服偏方，现在为大家推荐的是青春痘治疗中的三种外治秘方。

外治方与内治方相比，疗程较长，往往需要更多的耐心，但效果也更为直观。前面已经介绍过，青春痘是一种发生于毛囊皮脂腺的慢性皮肤病，而外治法直接与皮肤相作用，所以，是最为直接的一种治疗方式。

针对青春痘的不同病理时期，外治方分为"外擦法""外涂法"和"磨面法"三种。因为这三种偏方已经流传很久，所以也已经有不少使用过的人。在某知名化妆品品牌专柜工作的田芳就是其中之一。

她发痘痘的时候正赶上大学毕业，顶着痘痘找工作，外貌印象分大打折扣。再加上自己面试的又是化妆品销售方面的工作，接二连三的闭门羹让她的信心越来越少。后来，在长辈的推荐下尝试了磨面法的治痘偏方，同时注意了饮食调理，避免了可能对皮肤造成刺激的情形。在坚持使用该法一个半月后，痘痘消除了。因为她在治疗的过程中没有急功近利地又挤又磨，所以，一个疤都没有落下。

田芳所使用的磨面法适用于发病中期，痘痘已经全部发出来的情况下。具体操作步骤如下。

取杏仁 3 粒，于早晨放入小瓷杯里，加温开水浸泡，晚间临睡前即可使用。用时先取一粒，用小刀将一边切成平面，将平面摩擦患部，直到 3 粒擦完。一般用完 90 粒即可获愈。杏仁含有 20% 的蛋白质，不含淀粉，磨碎、加压后榨出的油脂，大约是本身重量的一半，杏仁油为淡黄色，虽然没有香味，但具有软化皮肤的功效，是天然的护肤佳品。

其他两种方法均适用于发病初期，痘痘尚未完全发出的情况下。具体的操作方法如下。

外擦法：将新鲜芦荟60克捣烂取汁，涂擦患处，1日2~3次，10日为一疗程。对于刚开始发痘痘的患者而言，1~2个疗程就可以收到明显效果。

外涂法：取白果适量。切开，绞汁，取汁频涂患部，干后再涂，直至汁尽，每日2~3粒。白果中所含的白果酸能够有效抑制皮肤真菌，从而达到治疗效果。本方与其他两方的不同之处在于可解毒排脓，对于发痘又急又快的患者尤为适用。

了解了以上几种治愈青春痘的偏方，你也许会觉得长痘痘没什么大不了的。但是，聪明的人不会因此忽视对此类疾病的预防。痘痘虽然不是什么不治之症，但一旦发病也会给年轻人造成心理压力和精神痛苦。所以，与其发而再治不如及早预防。

首先要注意调节饮食，尽量少吃动物肝脏、辛辣食物和甜食，多吃新鲜蔬菜及水果。

其次，针对自身肤质，选择适合自身肤质的保养品和化妆品也很重要。比如，油性皮肤的人就不宜选择含高油分的防晒霜等。另外，在原先早晚洗脸两次的基础上，每天中午也需洗一次脸，以及时清除脸上多余的油脂。这里不推荐频繁使用吸油纸。这是因为吸油面纸的使用次数过于频繁，或是使用的方法和力度不对，最容易给皮肤造成伤害。

此外，由于痘痘的产生虽然发与外表但源于体内。一般说来，多与体内内分泌失调有关，所以要尽量避免情绪紧张，保持愉快的心情。

最后需要注意的是洁面品的选择。要避免使用皂化成分的洗脸剂。这是因为皂化成分会破坏皮肤的酸性保护膜，使皮肤失去抵抗力，更容易引起细菌感染，给痘痘以可乘之机。

## 湿热痘痘，对准穴位拔一罐就好

为什么别人的痘痘几个星期就消退了，而我的却一直去不了根？即使有时候情况有好转，也很容易复发？

这些疑问可能是不少青春痘患者的共同疑问。其实答案很简单，同样的治痘方法，因为每个人的体质不同而呈现出不同的接纳度。一般说来，人体的九种体质中（平和质、气虚质、阳虚质、阴虚质、痰湿质、湿热质、血淤质、气郁质、特禀质），最易生痘的是湿热体质的人。

对于湿热体质的人来说，脸上生痘最为常见，而想要治愈也需要特殊的方法。那么如何判断自己是否属于湿热体质呢？面垢油光、常感口干、心烦懈怠、身重困倦、小便赤短、大便燥结或黏滞、男性阴囊潮湿、女性带下增多……如果你在长痘的同时身体出现了以上症状，那么就基本可以确定你属于湿热体质。

对于湿热痘痘，穴位拔罐就可以帮你把这些"讨人厌的家伙"统统解决掉。

湿热体质者祛"痘"，一般采取的是刺络拔罐法，方法如下。

取穴：大椎、肺俞、脾俞。

治疗方法：先用三棱针快速点刺各穴，至微出血为止，针刺后拔罐，留罐15~20分钟，起罐后用酒精棉球在针刺处消毒。

疗程：3天1次，7次为一个疗程。

这种祛痘方法有疗程短、见效快的特点。但对于爱美人士而言，拔罐留下的痕迹难免会影响美观。不过，这和长痘痘给自身容颜、健康带来的影响相比，太微不足道了。

不少患者不仅体内湿热，还住在潮湿、通风不足的空间内，身体受到湿寒的侵袭，外感内发，形成了痘痘。所以，除了用此拔罐方法解决问题，还要尽量远离潮湿环境。这样，痘痘才不易复发。

此外，值得注意的是，脸上长了痘痘，可以经常用温水洗涤面颊，后在清水中滴几滴纯甘油，洗涤面颊，保持皮脂腺通畅，因为甘油具有溶解皮脂的作用。对治愈青春痘有极好的辅助作用。

## 家中养芦荟，青春痘不露头

青春痘到底有多烦人？冬天，不小心碰到会干疼干疼的；夏天，因为背部痘痘丛生也不敢穿美丽的吊带裙……生活因此失去不少的自在和乐趣。也正因如此，人们越来越重视预防青春痘。

在防治青春痘的多种方案中，有一种方法不仅能有效防痘还能为生活增添情趣。这种方法就是种植芦荟。

不夸张地说，如果能在家中的庭院里种上几株芦荟，就等于在自己家里开了小药房。身上、脸上生疮的时候顺手切一片芦荟贴到脸上，第二天，病情就会大有好转了。对于青春痘而言，用手去抓的话就会痛得不得了，这时，只需要将芦荟汁液榨出来，涂抹在患处，一连用上三五天，疼痛即可消失，青春痘也会逐渐消除。

芦荟作为被大家所熟知的草药植物，用途广，功效多，无毒副作用，有清热、通便、杀虫的功效。它对于烧伤、冻伤、红肿和刀伤等外伤都很有效，用法也很简单，只要用芦荟叶子部分的黏液来涂患处就可以了。

芦荟之所以能对皮肤诸症产生好的疗效，是因为芦荟中含有葡萄糖、甘露醇、少量的葡萄糖醛酸和钙等成分，还有少量的水合蛋白酶、生物激素、蛋白质、氨基酸、维生素、矿物质及其他人体所需的微量元素。所以，对皮肤炎症、皮肤美容，新鲜芦荟汁液的效果更好。用芦荟美容能使你的皮肤更白、更细嫩、更光滑。芦荟的汁液呈凝胶状，其中所含的氨基酸、复合多糖物质及微量乳酸镁，使之具有天然保湿的作用。将芦荟凝胶涂于创伤表面，会形成薄层，能阻止外界微生物的侵入，使伤口保持湿润，凝胶内的生长因子还能直接刺激纤维细胞生长，使其获得再生和修复。芦荟凝胶的消炎、止痛、创伤愈合的作用，已经被所有使用过的人们所认同。

如果你还在为自己的痘痘而烦恼，不妨试试天然的芦荟疗法，也许可以收到与众不同的良好效果。

# 斑　点

## 外敷妙方，让蝴蝶斑轻松 "飞" 走

很多女性在 30 岁左右的时候，就发现两颊渐渐飞上了 "蝴蝶"，黑色或者褐色的斑点密布脸颊，看起来就像蝴蝶的两只翅膀，这就是我们平日里常说的黄褐斑，又被称为蝴蝶斑，多发于女性。

不少患者对祛斑怀有一种急切的心情，恨不得一两天之内就让自己的脸变得光嫩如初。正是这种急功近利的心情，使得不少人选择了 "见效快" 的剥脱法祛斑或短期漂白肌肤祛斑，乍看起来，效果立竿见影，但其实皮肤表层已经遭到了严重的损害，免疫力大大降低，这样的肌肤要比之前更弱，经不起风吹日晒，只在太阳下晒一会儿就很容易出现晒斑。这样的晒斑比一般斑点更难治，反而得不偿失。

治疗黄褐斑最有效的方法是内调外治。不要单纯地使用美白淡斑产品，更不要轻信美容产品会有淡斑效果。想要彻底解决黄褐斑困扰，就要学会从疾病根源入手，标本兼治，才能收到理想的效果。

　　36岁的黄女士是一个两岁女孩的母亲。生孩子之前，黄女士的皮肤状态一直还算不错。怀孕五个月左右的时候脸上开始长斑。本以为生完孩子斑点就会消失，谁知非但没有消失，反而越来越严重了。同时，月事也变得不准时，经常出现延迟的现象。但是由于生活忙碌，又要顾家又要上班，压力一直很大，几乎没有时间去管理自己的皮肤。直到有一天，她翻看以前的相片才发现，现在镜中的自己已经是斑点密布。

　　经过皮肤科医生的诊断，认定黄女士是由于精神压力过大，内分泌失调而导致的气滞血淤，色素沉着，在外部表现为斑。导致内分泌失调的原因有很多种，比如情绪、情怀不畅，肝气不得正常疏泄，加上每月例假，造成气血流失，也容易引起内分泌失调；失眠、饮食不规律、劳累等生活中的很多因素也会引起内分泌失调。

　　很多人喜欢采用纯中药调理的方法祛斑，但"是药三分毒"，中药对于身体也不是完全没有副作用的。所以，在这里，我们建议大家采用果蔬外敷的方法来淡化、祛除蝴蝶斑。

　　下面就给大家介绍两个果蔬治斑的小偏方，以供参考。

　　香芹叶外敷法：先将香芹菜的绿叶切成碎末，和一杯酸奶混合，放2~3小时后，把糊状物抹在脸上。建议每天做2~3次。

　　胡萝卜柠檬外敷法：将2匙胡萝卜汁加入20滴柠檬汁，调拌均匀后，均匀敷于脸上20~30分钟后洗掉，再涂护肤霜即可。

　　以上两种外敷方法，取材方便，使用简单，虽然见效比较慢，却是无毒副作用的养生方，只要长期坚持，就能收到好的效果。

　　和其他的养生秘方一样，离开日常的护理保健，再好的方子也无法发挥作用。所以，好的生活习惯，好的情绪状态也必不可少。

## 品美味淡斑点，汤水美人的幸福认证

　　当你发现自己原本白皙的脸上出现了淡黄色、褐色的斑点时，心情是不是很糟糕呢？也许你平日里是一个大大咧咧、崇尚自然美的人，但是也不能否认，长斑点是身体不够健康的标志。

　　暂且抛除斑点对容貌的影响不说，单就健康而言，无斑的人大多比有斑的人要健康。而且，不管是黄褐斑、雀斑还是其他斑点，都属于皮肤疾病的范畴。它们多发生在颜面、颈部、手背等日晒部位，皮损多为针尖至芝麻大小的圆形或者椭圆形淡黄色或褐色斑点，数目多少不定，散在或者密集，对称分布，互不融合，没有自觉症状且病程缓慢。在夏季或者日晒后颜色加深，数目增多，多见于皮肤白皙的女孩。

这样明显又繁多的斑点，长期长在脸上，足以消磨患者的自信心。恼人的面部斑点带给女性的不仅仅是失去美丽，更多的是让原本灿烂的生活黯然失色。怎样才能走出悲伤、消极的深渊，摆脱斑点的烦恼呢？

这里向大家推荐两款对于淡斑、祛斑有良好收效的汤品——茯苓消斑汤和白鸭消斑汤。这两款汤品是民间流传甚广的汤药方，它们分别以茯苓和白鸭为主要原料，口感香醇，制作简单。

茯苓消斑汤的做法：取白茯苓、白僵蚕、白菊花、丝瓜络各10克，珍珠母20克，玫瑰花3朵，红枣10枚。上药同置锅中，加清水适量水煎取汁，分做两份，饭后饮用，每日一剂，7~10天为一个疗程。连续食用有健脾消斑、祛风通络的功效。

在这个汤品中，白茯苓可健脾胃，据《神农本草经》记载，白僵蚕可"灭黑斑，令人面色好"。白僵蚕含有氨基酸和活性丝光素，有营养皮肤和美容作用。含维生素E9.89%，能清除自由基，去除抗脂质氧化形成的老年斑。其所含的活性丝光素能促使皮肤细胞新生，调节皮脂，改善皮肤微循环，可增白防晒，消除色素沉着，保持皮肤弹性。

白鸭消斑汤的做法：选取白鸭一只，山药200克，生地100克，枸杞子30克，调料适量。将白鸭去毛和骨头，洗净，用食盐、胡椒粉、黄酒涂抹鸭体内外，撒上葱、姜腌一小时；山药切片。生地布包，置碗底，而后纳入山药、枸杞、鸭丁，每周2~3剂。连续食用可补益肝肾、养阴消斑。

此款汤品中的白鸭当取福建连成白鸭。此地盛产的白鸭自古以来就是贡品，其形态优美，营养价值高。且民间早有以此为主药治疗麻疹、黑斑、肝炎、低烧和痢疾的偏方。

## 柠檬祛斑法，专为懒人设计的偏方

没有人会无缘无故生病，也没人会无缘无故长斑。长斑的人多半都是懒人。他们懒得理会自己身上的小病小灾，只要不妨碍到日常生活起居，似乎一切都可以得过且过。也正是因为这种错误到极点的愚蠢想法，让很多人都错过了治愈色素斑点的最好时机，只能跟在斑点的身后，被动地祛斑。

无论是雀斑还是黄褐斑，都会随着年龄的增加而增多。也就是说，祛斑工程其实是在和时间赛跑。

如果自己实在是太懒，根本不想为了祛斑而费事，更不想为此花费太多的精力和金钱，那么，不妨试试下面的外敷祛斑法。这不是一个快速解决问题的偏方，但坚持使用也能收到较好的疗效。

这个外敷方只需要你准备柠檬汁和黄瓜汁。每天将脸洗净后，抹上几层柠檬汁和黄瓜汁，保持约 30 分钟，然后洗掉。柠檬 30 克，研碎，加入硼砂末、白砂糖各 15 克，拌匀后入瓶封存，三日后用，每天早晚用此药少许冲温水适量，洗患处一次约 5 分钟，数日后雀斑自然隐退，连续用一段时间，可彻底治愈。无雀斑者用此法，也能达到滋润肌肤的功效。

# 皮肤过敏

## 山楂荷叶饮，安抚你敏感的肌肤

随着生活条件的改善，人们的肌肤越来越敏感和娇嫩。即使自身不是过敏体质的人也很容易出现皮肤过敏的症状。这种现象的出现与外界环境污染有关，也与自身肌肤的免疫力下降有关。所以说，传统的护肤方法已经无法满足人们的要求。我们对于自身肌肤的健康护养还不到位。生活中常见的过敏性肌肤问题有哪些？怎样才能使自己的肌肤免受外界侵害呢？

我们这里所说的敏感性肌肤是指易受刺激而引起某种程度不适的皮肤。这里所说的刺激大多来自于饮食、情绪或所用的护肤用品。也就是说，敏感性皮肤很容易因饮食不当、情绪不稳或所用的护肤产品瑕疵，导致皮肤表面干燥、发红、起斑点、眼肿、脱皮或生暗疮。这些刺激均源自于日常生活，所以，若想让肌肤免受外界侵害，就要从生活中入手。

这里给大家推荐的是山楂荷叶饮。这个饮食偏方主要由山楂、新鲜荷叶、生甘草三种材料构成，具有清热利湿、解毒止痒的作用，常用于治疗面游风。由于体内虚热而气郁的患者，颜面部皮肤红斑弥漫不清，伴有渗出、结痂，皮肤油脂多，并伴有瘙痒感。这样的患者因为体内湿热，气郁不畅，所以，以调补体内的食疗方最为适宜。

张晓飞是某生态公司的商务翻译，因为工作性质的关系，经常要化妆，而每到春末夏初就是她最头疼的时候。平时一直使用的化妆品，在这个季节都要停用。否则，自己的耳根和脖子部位就会出现明显的过敏症状，严重影响日常的工作和生活。其从事中医诊疗工作的姑妈，得知这个情况之后向其推荐了这款食疗偏方：山楂荷叶饮。晓飞尝试一个月左右，过敏症状明显改善。

这款饮品的具体制作方法是：取山楂 80 克，新鲜荷叶 1 张，生甘草 5 克。上药洗净，加水 1000 毫升浸泡半小时后大火煮开，再换成小火煮 20 分钟左右。然后，按照上述方法再重新煮一次，将两次所煮的药相混合。服用时，将上药分 2~3 次，每次饭后半小时左右服用 1 次。每日 1 剂，连服 3~4 周即可见效。

山楂中含有一种叫槲皮素的物质，具有消炎、抗水肿、抗过敏的功效，很适合治疗皮肤炎症和前列腺炎症。荷叶自古就是"药食两用"的食物，古书中有以荷叶为主要材料治愈传染性皮肤病的记载，比如黄水疮。此外，荷叶对因油漆过敏而致的过敏性皮炎漆疮也有显著的疗效。

在服用此饮品期间要对个人饮食有所顾忌。首先要注意控制膳食中的脂肪量，脂肪不宜过多，否则会加重症状。一般说来，每天供给总膳食脂肪量在 50 克左右为宜。50 克脂肪量大约包含了 300 千卡的热量。正常的三餐中可以适当选取高蛋白饮食，因为蛋白质有利于保持正常皮肤角化代谢和毛囊正常的畅通。但是，千万注意少吃甜食，因为含糖较多的饮食可促使产生更多的脂肪。其次，值得注意的是，要多吃富含维生素的食物，尤其是含维生素 A 的食物要适量多吃，以纠正毛囊皮脂角化异常，防止毛囊堵塞。另外，可以多吃富含维生素 C、维生素 B1 的食物，如新鲜蔬菜、水果等，适量增加谷物杂粮等食物，天然的五谷杂粮也能有效提高皮肤自身的免疫力。

## 贴敷磁疗，睡一觉皮炎就好

曾经遭受或正在遭受皮炎困扰的人都有这样的体会：皮炎反复发作，发病时间漫长，且久治不愈。自此受了它的"控制"，吃饭不能随心所欲了，这个不能吃，那个不宜吃，诸多美味佳肴无福享受。心情也越来越糟糕，身上一片片的红斑，影响了交际活动，身边的朋友也好像变得疏远了。

李女士是某高校离休教师。在学校离退休老干部的春游活动中，她随团去了杭州西湖游玩。午餐时间，当地饭馆的特色菜上来，大家都忍不住尝个鲜，只有李老师不动筷子。老同事看到问她怎么不吃，她说自己患了过敏性皮炎，不敢吃。本来有皮炎就很容易感觉皮肤瘙痒，如果吃了"刺激"的东西就会更痒，忍不住去挠会挠得血迹斑斑。为此，她两次住院也没治好。

当时老同事们纷纷出谋划策。李女士很受感动，就把觉得可以一试的方法一一记了下来。回家之后大胆尝试了几个。她发现，其中有一个用磁铁治疗皮炎的方法很有效。同事当时只是说磁铁的磁力能消除风湿热邪，增加肌肤失去的营养，从而达到活血化瘀、祛风消炎止痒的作用，建议一试。后来，李女士依法治疗，1个月就彻底治愈了过敏性皮炎。

也许有人会觉得李女士是误打误撞治好了病。其实不然，我国用磁治病有着悠久的历史。在《本草纲目》《中药大辞典》等著名药书中，用磁治病的药方多有记载，"磁疗法"早已被医务界普遍采用。磁疗方法很多，常用的有以下三种：磁片贴敷法、旋转磁疗法和应用电磁疗机。而李女士所采用的正是第一种方法：磁片贴敷法。

磁疗的活血化瘀作用是很强的，磁场可以使皮肤的温度升高，主要由于血管在磁场作用下扩张，血液循环加快所致；磁场还可以使皮肤电阻下降。

磁片贴敷法不受场所限制，取材简单经济，在家里进行就可以了。操作起来步骤也很容易掌握，只要选择合适磁场强度的磁片，用胶布固定在治疗部位或一定的穴位上即可。若对磁片过敏，可在磁片下衬以薄纸，再用胶布固定。一般磁片贴敷法可连续进行5~6天，取下休息1~2天再贴，3~4周为一疗程。贴敷磁疗时，其副作用大多在两天内出现，有恶心、呕吐、心慌、一时性呼吸困难、头晕、嗜睡、乏力、低热等。轻者可对症治疗，重者则需停止磁疗。毕竟，每个人的体质不同，不排除出现个体不适的情况。

磁片贴敷法应用起来有相应的条件。为了安全操作，避免对患者产生不利的身体影响，应视病情而定，一般可依据下列几点原则。

首先，患者若是上了年纪的老人或者10岁以下的儿童，或者是天生的过敏体质者，应该先用小的磁场。

其次，所对治的患者疾病若为急性病症，也应从小磁场开始循序渐进。

再次，治疗头、颈、胸部开始时用小磁场，腰、腹、四肢等部位开始即可用中或大的磁场。而且磁疗时间严格限制在半小时以内为宜。

当然，如果自己还是有些拿不准，或者第一次尝试磁疗的患者，可以先到医院或磁疗物品专柜咨询相关事宜之后再进行尝试。

## 冰镇组合套装，过敏体质不是罪

人的体质多为天生，虽然可以通过后天的保养和修复得到一定的改善和提升，但想彻底改变自身体质，需要费很大的力气。时间、精力、金钱、正确的方法缺一不可。这也是诸多过敏性体质者的一大烦恼。

过敏性体质的人在饮食、保健等多方面都属于特殊人群。因为自身对外界污染原、敏感源的抵抗能力很低，所以比常人更易受到健康侵害。

此时应先认清自己的肌肤敏感原因。敏感也是有类型区分的，对症施治才可能收到事半功倍的效果。

有的人无论什么季节，肌肤总是干巴巴的，一抹上化妆水就会感到有点刺痛，甚至发痒红肿，这种类型的人属于干燥性敏感肌肤。肌肤过敏的原因多是因为肌肤严重缺水，导致防卫机能降低，治愈的主要方向是充分保湿。

有的人时常受到痘痘的烦扰，而且长痘痘的区域不仅集中在鼻翼四周，还可能扩展到脸颊等易干燥的部位。有这些症状的人属于油性敏感肌肤。敏感原因为过剩附着的皮脂及水分不足引起肌肤防护机能降低。治愈的主要方向是去除多余的皮脂并充分保湿。

有的人在季节交替的时候或者生理期前，化妆保养品就会变得不适用，只要睡眠不足或压力大，肌肤就会丧失弹性，暗淡无光，有这种症状的人属于压力性敏感肌肤。原因在于各种外来刺激或激素失调所引起的内分泌紊乱。治愈的主要方向是减压和暂停使用一切化妆品。

还有的人只要碰到一点点过敏源就有强烈的过敏反应。敏感的皮肤容易泛红，鼻头、脸周横着一条条触目惊心的红血丝，经常发痒甚至变得粗糙脱皮。这种就属于永久性过敏体质。这种体质引发的过敏症状是复发性的，即使暂时克制住也不能避免今后复发的可能。暂时没有药物或者其他治疗方法可以彻底治愈。

了解了以上几种过敏类型，依据自身的情况对号入座，基本就可以确定今后保养的方向了。其实，不管哪一类的过敏，所选用的产品和治愈方都应该以安全为首要原则。这里为大家推荐的是一款以舒缓为目的的冰镇面膜，可以有效缓解因为过敏而出现的红痒症状。

冰镇舒缓面膜的材料十分简单，只需一张制作面膜专用的纸膜和一瓶喷雾。把喷雾放在冰箱中冷藏一段时间（注意时间最好不要超过2小时），彻底清洁脸部并擦干，用冰凉的喷雾喷在脸上。把脸打湿，把纸膜打开覆盖在脸上，继续用喷雾喷脸，直到有水从纸膜上流淌下来为止，这时候会有十分冰爽宜人的感觉，脸上因为过敏而发痒的感觉也会瞬间消失。有一点千万要注意，绝对不能等纸膜干透了再揭下来，那样会把肌肤中的水分也带走，正确的做法是在纸膜还湿润的时候就揭下来。如果你之前就有比较信任的抗过敏药剂，可以组合使用。

在平时的预防上，应如何做才能有效呵护皮肤，减少过敏发生的概率呢？

1. 远离过敏源：烈日骄阳、盛开的花朵、垃圾堆、光缆机电设备、未使用过的护肤品和化妆品等任何可能引发肌肤敏感的东西，都应尽量少接触或不接触。

2. 要清楚了解你正在使用的护肤品性质及使用方法。避免使用疗效强、过于活性和可能对皮肤产生刺激的物质。在日常洁面时也最好采用简单的洁肤爽肤润肤程序。

3. 注意使用防晒产品。近来有些厂商推出含较少化学成分，具有物理成分的防晒品，对皮肤的刺激相对要少。同时要避免过度曝晒，因为紫外线穿透力特别强，经常曝晒会使皮肤变薄，更容易受到刺激。

4. 随身衣物要冲洗干净，手帕、毛巾类每日会直接接触肌肤的个人物品要时刻保持洁净干燥。残余在衣物毛巾中的洗洁精可能刺激皮肤，不干净的擦面物品很可能造成肌肤的二次污染。

5. 在饮食上，要多食新鲜的水果、蔬菜，饮食要均衡，最好多食大量含丰富维生素 C 的水果蔬菜，以及含 B 族维生素的食物。

最后还要提醒大家的是，不管是效果多好的护肤保养品都应该严格按照使用方法进行，不能因为效果显著就擅自更改使用次数和剂量，以避免产生过犹不及的尴尬结果。

# 瘙　痒

## 蝉衣，让你皮肤不再痒

中国古代的酷刑中，有一种以搔痒为主要折磨手段令罪犯招认罪行的刑罚。具体做法是将草料磨成浆涂在罪犯的脚底，然后将其绑在木桩上让一只羊舔食脚底的草料。羊的舌头和猫一样有无数细小的倒钩，接触时摩擦很大。罪犯常会因为奇痒无比而俯首认罪。由此可见，痒是人体最无法忍受的感觉之一。所以，以痒为主要发病症状的疾病往往是最让人难受的。皮肤瘙痒症就是其中之一。

皮肤瘙痒是一种神经精神障碍类皮肤病，它的发病机制复杂，可能与神经因素有关，生活中十分常见。

48岁的王女士曾因为全身皮肤瘙痒，到医院就诊。经过三个多月的治疗后痊愈。但不幸的是，此后的每年都会出现反复发作的情形。遇到冷、风、冬季及食海鲜后症状会加重。西替利嗪等多种抗过敏药物对她而言已经是再熟悉不过的事物，一发病就服用，所以，到现在似乎身体内已经产生了抗药性，这种药现在对她已经没有什么作用了。

据了解，王女士平素喜欢食辛辣和油腻食物，性情急躁，有3年多的高血压病史。每次病发的时候都会出现全身性皮肤瘙痒，晚上比白天症状严重，同时伴有头晕眼花、失眠多梦、大便干结等症状。医生认为，她的病情属于血虚风燥引起的皮肤瘙痒。选用的方药应当首先以祛风为主。因为她现在的机体状态已经不适宜再服用西药，所以中医偏方成为她的最爱。

这次她试用的偏方是以蝉衣、徐长卿、生地、红枣四种物品为主要成分的方剂。出乎她意料的是，服用不到一个月，身上就不再痒了。而且没有出现任何副作用。

这个方子的制作及服用方法是：先准备蝉衣15克，徐长卿15克，生地15克，红枣10枚。然后将上药用水浸泡半小时后大火煮开，转为小火之后再煎20分钟即可。再重复上述做法一遍，将两次所得的药混合为一剂服用，最好平均分为3份，每日饭后服用。每日1剂。

此方中蝉衣是主药。蝉衣，顾名思义，是蝉蜕下的壳。医书经典《本草纲目》中对蝉衣的功效有这样的记载："治头风眩晕，皮肤风热，痘疹作痒，破伤风及疔肿毒疮。"可见其有宣散风热、透疹止痒、祛风止痉等作用，适用于风热表证时还可以与薄荷同用；对风疹瘙痒也有祛风止痒的功能。

徐长卿有清热解毒、祛风止痒、利湿消肿的功效；生地对人的淋巴细胞转化有促进作用；红枣有镇静、抗变态反应的作用，诸药共用可以治疗皮肤瘙痒症，还可用于治疗一系列变态反应引起的湿疹、皮炎、荨麻疹等瘙痒性皮肤病。

皮肤瘙痒症患者，在生活中还须注意以下几点：

生活规律，早睡早起，适当锻炼；及时增减衣服，避免冷热刺激。服装风格以宽松舒适为宜，避免皮肤摩擦；精神放松，乐观积极寻找病因。心情好了，病痛感觉也会随之减轻；拒绝烟酒浓茶、咖啡及一切辛辣刺激食物，防止病从口入。

最后，对于全身性瘙痒的患者还应注意减少洗澡次数，洗澡时不要用力搓洗皮肤，更不要随意使用浴液和碱性的香皂肥皂。在生活中保持和维护皮肤自身的免疫能力对预防皮肤瘙痒十分重要。

## 皮肤瘙痒，花椒水帮你忙

刚刚入冬，张女士的皮肤瘙痒症又犯了。因为要加班，所以晚上九点多才到家，由寒冷的室外进入温暖的室内，用热水烫烫脚。收拾完毕刚要进入梦乡身上就开始痒了。下意识地挠挠，不解痒，继续挠，"怎么越挠越痒了呢？"凌震两点多起床照镜，她被自己吓了一跳，背上已经是红血道一条连着一条了。

这可怎么办？以前，虽然也有过皮肤瘙痒的经历，但大多几天就好了，也没有这样来势汹汹。现在这种痒的感觉就像是心里爬进了小虫子，无论采取什么睡姿都很难受。好不容易熬到了天亮，她找到一位懂中医的朋友。希望能尽快解痒。

中医朋友告诉她一个小诀窍：取一些花椒加适量水煮 10 分钟左右，待温热后，用干净软布蘸花椒水轻轻擦瘙痒处，止痒效果很好。需要注意的是，在涂擦后应涂上护肤乳液，以免皮肤被花椒水刺激。张女士照着做了，瘙痒感果然大大减轻了。

事实上，花椒本身就是一种止痒的中药，在我国古代各种本草典籍中多有收录。花椒有温中散寒，燥湿止痛止痒的作用。现代研究也表明，花椒有杀菌、消毒、止痛、止痒、消肿等作用，对多种细菌，特别是皮肤表面的细菌有很好的抑制功效。因此，临床上常用于治疗湿疹、皮肤瘙痒症、神经性皮炎、脚气及外阴瘙痒等皮肤科疾病。

皮肤瘙痒症最大的危害不在痒，而在于患者会忍不住去搔抓，因而出现抓痕、血痂、色素沉着及苔藓样变化等继发损害。皮肤瘙痒症通常分为泛发性和局限性，前者发病之初瘙痒仅局限于一处，然后逐渐扩展至大部分身体或全身，后者则只发生于身体的某一部位，如肛门、阴囊、头部等。

一般说来，瘙痒通常是由于皮肤病变引起的。但有些瘙痒按皮肤病治疗，却久治不愈。即使暂时缓解，过不久又复发。所以，对久治不愈、顽固广泛的瘙痒，应考虑到内脏和全身性疾病的可能。

那么怎样才能判断自己的皮肤瘙痒是单纯性瘙痒还是内脏、周身疾病的瘙痒呢？如果患者的瘙痒症状多发于冬季，且夜晚比白天严重，患者为孕期妇女或者曾有过口服避孕药的经历，很可能是由于肝胆系统疾病引发的瘙痒，最好到正规医院进行一次此方面疾病的排查。

如果患者出现全身性瘙痒，且此种情况会在沐浴时加剧，患者面部潮红，呼吸较为急促，那么可能是造血系统疾病引发的瘙痒，应当注意此方面疾病的排查。这里需要注意的是缺铁性贫血患者有时也伴有瘙痒，一旦贫血症状有所改善便不会再感觉痒。

如果患者的瘙痒发生在夏季，或者温度越高病情越严重的话，可能是由于慢性肾功能不全引发的皮肤瘙痒。这种情形多在病情晚期出现，属于皮肤瘙痒中较为危险的一种情形。

如果患者的瘙痒症状发起的很突然，而且剧烈持久，最痒的部位不在四肢躯体而在鼻孔面部的话，就要千万当心。这种瘙痒很可能与恶性肿瘤有密切关系。一定要尽早到医院做肿瘤排查。

# 湿　疹

## 三白两黄，帮你抑制恼人的湿疹

如果说人体所得的疾病 80% 以上都与饮食有关，相信没有人会反驳。因为现实生活中，病从口入的例子实在太多了。不同体质的人吃了同一样食物却可能呈现截然不同的两种状态：健康或者疾病。也正因如此，天下美食却并非所有人都有口福。

小赵自大学毕业之后便留在大连工作。虽然长在内陆，却很爱吃海鲜。只要有机会，就常约三两好友一起去吃海鲜。但最近，他突然忌口了，任别人怎么说都不愿再吃海鲜。这是怎么回事呢？原来，前不久，他得了急性湿疹，四肢部位都长出成片的红包。经过医生的诊断，他的湿疹是由于饮食不当，吃了发物引发的。

所谓发物，是指特别容易诱发某些疾病（尤其是旧病宿疾）或加重已发疾病的食物。发物禁忌在饮食养生和饮食治疗中都具有重要意义。在通常情况下，发物也是食物，适量食用对大多数人不会产生副作用或引起不适，只是对某些特殊体质以及与其相关的某些疾病才会诱使发病。一般而言，患病后，应忌辣椒、毛笋、虾、蟹、糯米、茄子、肉、葱、蒜、胡椒、蘑菇、蚕豆、咖喱、咖啡、烟、酒、可可、海鲜等。

上文中小赵的湿疹，很可能是由于过多食用了海鲜所致。所以，他选择忌口是十分正确的决定。他的病例也告诫我们：即使再美味的食物也要适量摄取。这样，食物中的精华与营养才会真正对人体有益而非有害。

小赵的湿疹是采用中医偏方治好的，其偏方的主要药物成分为白芷、白及、白枯矾、黄柏和硫黄。具体操作方法为：上五味药各 25 克。一同捣碎研成细末后，混匀备用。如湿疹未流水或未溃烂者，将药末用麻油（或菜油）调成稀糊状，涂擦患处，如已流水或溃烂时，可单用药末直接均匀地撒于患处，一般每日换药 1 次。若严重或痒甚者可 1 天换药 2 次。换时先用硼酸水或温开水清洗患处，后用消毒棉擦干。对流黄水或糜烂部位不大者，换药后可用纱布盖好包扎；范围大者涂药后可不必包扎，保持局部清洁。禁用肥皂水洗患处。若患者体温在 37.8℃ 以上或糜烂较重者需再配合内服中药（当归、生地、牛蒡子、银花、连翘、土茯苓、薏苡仁各 15 克，蝉衣 7.5 克，川连 2 克，黄柏 7.5 克，煎服，每日 1 剂）。本方有清热燥湿、止痒作用，疗效甚佳。

平日里对于湿疹防护，简单地说，绝对不能做四件事：烫、抓、洗、馋。

湿疹很怕刺激，即使再痒，也不能用热水烫洗，更不能搔抓，否则只会加重病情。你可以用冷水敷一下缓解瘙痒，千万不要过度搔抓，身边还可以备些止痒药膏，痒了适度抹搽。此外，湿疹有渗液的部位尽量少洗，宜保持干燥，并避免或少接触化学洗涤用品。湿疹患者还要管住嘴，虽然没必要什么都忌，但要自己注意观察，对于会引发或加重湿疹的食物一定不要贪嘴。此外，就是要调节生活，放松心态。有些患者饮食起居调养好了，休息好了，心情放松了，不太在意它了，湿疹也可能会自愈。

## 脾虚出湿疹，多喝粳米粥

前面我们介绍了应对急性湿疹的两种外治偏方。其实，依据湿疹发病的不同原理，内治方也有其用武之地。

如果每到夏天，早上醒来时，你都会发觉自己口发甜，毫无胃口，继而皮肤瘙痒，严重时还出红疹子，那么你已经得了脾虚型湿疹。这种湿疹与其他类型的湿疹相比最大的不同在于治疗方式。因为湿热之气发于体内，而非外物诱导，所以内部调养极为重要。脾虚型湿疹的发作过程通常也就一两天，要及时对症治疗，才不至于导致严重湿疹。如果是因为食用鸡蛋、牛奶、鱼虾等引起一种变态反应性皮肤湿症，导致皮肤出现红色丘疹、皮疹或疱疹，继而伴有渗出液，日常饮食中更应多加注意。

这里为大家推荐的是粳米粥。需要准备薏苡仁、粳米各 30 克，冰糖少量。将薏苡仁、粳米共煮成粥，再放入少量冰糖，作为晚间餐点食用，疹痒就会自愈。

治愈这种脾虚湿热型的湿疹要从发病的本源上治起。因为脾虚才会让病症有机可乘，所以，调理脾胃是第一步。那么，为什么会出现脾虚之症呢？临床经验告诉我们，脾虚多因饮食失调，劳逸失度，或久病体虚所引起。所以，合理规划自己的生活节奏，适当进行减压运动，都是避免脾虚的好方法。

脾胃是人体纳运食物及化生气血最重要的脏腑，对脾胃病患者来说，食疗亦不可缺少，但必须根据病人平素的体质和病情不同来选择饮食。这也就是我们常说的"对症而食"。

若平素脾胃虚寒的人，或因为受寒而经常胃痛、腹痛、泄泻的人，应多食性味辛热的食品。比如葱、姜、韭、蒜、胡椒等；脾胃虚弱、消化不良的人，宜食用红枣、山药、扁豆、芡实、莲子肉等食物；胃热过旺的人，宜食梨、藕、甘蔗、蜂蜜等利于生津的食物；若气血阻滞、面色不佳的人，宜多食萝卜、佛手、金橘等食物。

## 地瓜水果盅，改善湿疹效果好

徐大妈自退休之后就开始筹划在社区建立新的老年人活动中心，为相邻老人的健康出谋划策，同时也给自己的生活重新划出一个重心。一开始没有多少人响应她，来交流养生方法的老年人很少。后来，徐大妈生了一场病，却"因病得福"获得了大家的拥护。

徐大妈得的是湿疹。腿上和胳膊上都长出了红斑和丘疹，还有些轻微的腹胀。她怕自己这个样子去社区中心会吓到别人，就在公告栏上留下本期探讨的养生主题，并真诚地说出了自己的苦恼，让大家自由留言。几天后，不大的黑板上竟然密密麻麻留下不少治愈方。徐大妈很受感动，并在其中得到了健康的福音。没过多久，她的病就好了。再次走进社区活动站的时候，里面已经很热闹。

把徐大妈的湿疹治好的方子不是什么传世秘方，也用不着花多少钱，这个方子就是地瓜水果盅。

这款方子的具体制作方法如下：先准备地瓜 100 克，苹果、橘子各 60 克，葡萄干 6 克，柠檬汁少许，砂糖 1 大匙。然后把地瓜削皮切成 1 厘米厚的扇形；苹果去皮去芯，切成 1 厘米厚；橘子去薄皮备用。锅中放入地瓜、苹果、橘子和葡萄干、柠檬汁、砂糖、水 2 杯，煮到地瓜变软即成。

之所以选择地瓜作为主要的食材，是因为地瓜自古就是一种药食兼用的健康食品。它含有一种类似于雌性激素的物质，对保护人体皮肤、延缓衰老有良好的作用。不过，食用地瓜最好在中午而不是晚上，以免其所含的酸性物质淤积体内，对人体健康造成不必要的损害。

# 狐 臭

## 老生姜治腋臭，效果显著

得了狐臭，不仅会影响自己的心情，也会给社会交际带来影响。在社会交往中，人们会自然地抵制身上有异味的人，因为狐臭的刺鼻气味使人感到特别的厌烦，这样就给狐臭的人造成了很大的心理负担并会产生自卑感，从而影响工作和学习，以及交际。

刚满 18 岁的邓某生下来就有狐臭。每当流汗时，腋下便会发出一股令人恶心的臭味。因为是遗传，所以更难根治。家人为了她几乎用尽了各种药方，内服外敷方样样都做了尝试，却一点也没有效果。为了治好狐臭花费了不少时间和金钱，在这个过程中她承受了精神和肉体上的双重痛苦。后来，在朋友的介绍下，她到某整形医院开了一次刀，难闻的味道确实消失了好一阵子，可惜好景不长，没过几个月又复发了，而且较之前的味道一点也没有减轻。

就在邓某的家人为此发愁的时候，邻居张老太太得知此事后，上门来聊天，还带上了几块姜。她语重心长地解释说老姜可以治狐臭。只见张老太太将姜洗净切成小片，用火烤软以后，贴在她洗净的腋下摩擦。就这样，她抱着试试看的想法，每天起床后和临睡前，将腋下洗净，然后把烤热了的生姜片贴上，轻轻地摩擦约五六分钟。最初，也不见什么效果，但在她坚持三个月后，奇迹出现了：困扰她十多年的狐臭，竟然用生姜治愈了。

凡是皮肤病症，只要了解了其原理，依据自身病况详情都能找到对症的解决办法。狐臭是分布在体表皮肤如腋下、会阴、背上部位的大汗腺分泌物中产生散发出的一种特殊难闻的气味。这是由腋窝皮肤的大汗腺分泌物经细菌作用而产生的臭味，是一种不良体味，主要见于青春期女性。

腋臭在中医学中属于"体气""狐臊""狐气"。中医认为，本病多与先天有关，禀于先天，承袭父母腋下秽浊之气，熏蒸于外，从腋下而出；

或因过食辛辣厚味之品，致使湿热内蕴；或由天热衣厚，久不洗浴，使津液不能畅达，以致湿热秽浊，熏蒸于体肤之外而引起。

狐臭有先天遗传也有后天引发，对于先天的情况，根治起来较为困难，而后天引发的病症，可能和当地的饮食以及气候都有很大的关系。从饮食保健的角度讲，少吃肉，少吃油炸的食物，确实对抑制狐臭的产生有相当的功能。从日常起居的角度讲，注意个人卫生，勤洗澡，勤换内衣，经常保持腋窝部的干燥和清洁，这样可以减少臭味的散发。少做过量的运动，保持生活规律，情绪稳定也很有必要。

具体说来，对有狐臭的患者而言，找到对症的治疗方法只在其一。严格注意饮食禁忌也很重要。

腋臭患者要戒烟酒，不吃或少吃有强烈刺激的食物如大蒜、大葱、洋葱、浓茶等。这样可以减轻臭味程度。而且，常吃蔬菜对人体有益，蔬菜中的纤维质虽不能被人体的肠胃所吸收，但本身会吸收大量的水分，增加粪便形成的软度，有益排便，从而排除体内的细菌和毒素，有效减少细菌经汗腺从皮肤排出体外，可以减轻狐臭。

## 痛快地辣一次，异味从此远离

患者要想治愈狐臭，第一步就是摆正心态。得了狐臭不是什么罪过，也不是什么丢人的事，只是皮肤生了病。而作为一个病人要想自己的病尽快好起来，应懂得自我调节，一个心灵力量强大的人，病也会好得快。

得了狐臭千万不要讳疾忌医，也不要胡乱医治。虽然现在随着医疗技术的发展，已经可以选择手术方式治疗狐臭，但这种方式未必适合所有的狐臭患者。

姚某汽车的销售人员，虽然自己的体质容易出汗，但身上狐臭异味并不严重，所以一直也没有去医治。但是，每到夏天的时候，他就变得忧心忡忡，最后竟发展到不愿和客户面对面交流，觉得大家都用异样的眼光看他，于是他想通过手术彻底消除狐臭。其实，像他这样的情况根本不需要手术治疗狐臭，只需要注意饮食和个人清洁卫生就可以了。他的情况不是因为病情加重，而是自己的心理产生了怯懦感，而令身体的不适感变得强烈起来。这也就是我们常说的精神作用。

正巧，他的上司也是以前学校的学长，两人私交甚好，学长在了解了他的烦恼之后，和他倾心聊天，告诉他一个治疗狐臭的偏方。而且言辞诚恳地说：这个偏方自己的亲戚用过后效果不错，但是也不能打包票保证对每个人的狐臭都有用，他可以试一下。

这个偏方就是辣椒碘酒治狐臭法。具体的做法是：将50克新鲜辣椒粉放入300毫升碘酒中浸泡15日。每日早晚先擦净汗渍，然后用此液涂抹患处，即可见效。

姚某在了解了相关情况之后，决定按照此方一试。没想到两周之后，病情果然好转。

另外，他病情的好转也与自己治愈期间注重日常保健密切有关。在患病治疗期间，他严格遵守了以下几个方面。

首先，注意饮食。多吃富含水分的蔬果瓜类，多饮乳酸饮品，忌吃刺激性味道的食品，忌多油的零食，荤素搭配合理。

其次，勤洗澡、多运动。生命在于运动。生活中适当的运动可提高身体免疫力，加强身体新陈代谢的能力。特别是夏天很多上班族都待在空调房里，使得汗腺功能退化，结果使不经过充分过滤的汗液大量冒出而有汗臭味。这也是狐臭患者不愿也不宜待在空调房的原因。

再次是调节情绪和心态。狐臭患者不能太过焦虑，情绪焦虑易引起体内毒素积累，加重狐臭味。而且，从实际效果的角度看，焦虑和担心并不能解决任何问题。

最后一点还要注意体内排毒。体内的毒素淤积也会给皮肤带来负担。有便秘的患者尤其要注意这一点，保持排便通畅，排除体内毒素，减少汗液中的毒素排出也是减轻狐臭味的一个方法。

了解了以上几点，以此法保健，试用适合自身的治疗方案进行调节，相信，被狐臭烦恼的日子马上就会结束。

## 明矾水擦洗治狐臭

夏天是个考验人自信的季节。有这么一个群体，在夏季到来的时候，不愿接近人群，不愿出门，恨不得整日"宅"在家里。他们的烦恼不是似火的骄阳，也不是不完美的身材，而是因为特殊的体味。

狐臭虽然不是一种容易根治的疾病，但是经过前人经验的总结和传授，不少药用方剂可以明显化解狐臭症状，这点是毋庸置疑的。

18岁的小溪是某高中的学生，是一个善良又热心的男孩子。平时成绩优异，无论从老师还是家长眼里都是好学生、好孩子。可是，他并不那么自信，在班上好朋友也不多，他刻意和别的同学保持着礼貌的距离，更很少参加体育活动。同学们都以为他是在走神秘路线。事实上，是因为他腋下的异味让他不好意思接近别人。虽然在两年前曾接受激光治疗，花了不少钱，但效果不佳。这给他的身心带来很大痛苦。好几次他都梦到一向被赞许目光注视的自己被同学们厌恶了。

正当他为此苦恼之时，四处为他寻医问药的妈妈得知了一种明矾水擦洗疗法。明矾性寒味酸涩，具有较强的收敛作用。中医认为，明矾具有抗菌、杀虫、止痒的功效。狐臭的发生就是由于汗液浸渍皮肤角质层蛋白，形成寄生菌的温床，它们分解大汗腺分泌物中的有机物，产生短链脂肪酸及氨而发出特殊的臭味。所以，明矾具有的抗菌功效在此发挥了应有的作用。

小溪试用此法一个疗程之后就获得了很好的疗效，现在小溪腋下几乎已经没什么异味。这个偏方的具体操作步骤为：取5%明矾水20毫升，直接蘸取擦洗患部，1日2~3次，10日为1个疗程。擦洗后，最好用爽身粉擦扑，以利于患部祛湿护肤，润滑爽身。此疗法对腋臭有明显疗效。然而不足的是，此法虽然能有效缓解异味，却不能除根，一旦发现腋下重新出现异味就要继续擦洗。

# 牛皮癣

## 斑蝥治牛皮癣，恢复健康身心

牛皮癣是一种慢性瘙痒性皮肤病，在红斑上反复出现多层银白色干燥鳞屑，又称为银屑病。发病的部位以头皮最常见，其次为小腿、肘部、背部、上臂、前臂、膝盖、胸部以及腹部和臀部等。这虽然只是皮肤病，一般不会引起其他恶疾，但是却会给患者带来巨大的心理压力，严重影响其正常生活。

李某今年64岁，患牛皮癣已经有10余年，曾多方医治，始终未治好，花费金钱时间难以计算。初起的病症皮损是红包和斑丘疹，有干燥的鳞屑，以后逐渐扩展而成棕红色斑块，边界清楚，相邻的可以互相融合。鳞屑是银白色，逐渐加厚。因为总是忍不住想搔抓，所以鳞屑呈碎末纷纷飞落，露出红色光滑基面，有的部位还有小点状出血。到了后来，他患处的鳞屑又厚又硬，已经妨碍到了皮肤伸缩，尤其关节等处厚硬鳞屑很容易破裂并使皮肤发生裂口而疼痛。他也因为此病，而疏远了不少朋友。可以说，身心上都承受了不少痛苦。

后来，偶然的机会得知了用斑蝥医治牛皮癣的方子。他像以往一样抱着试试看的态度试用了 10 多天，没想到症状大大缓解了，又接着使用了一周之后，牛皮癣痊愈，再未复发。李某很庆幸自己了解到了这个传世偏方，所以热心地将其与病友分享。

下面就和大家分享一下斑蝥治愈牛皮癣的具体方法。

准备斑蝥 10 克，将其加入 75% 酒精内，浸泡 1 周即成。用棉签或药刷蘸药液涂皮损处，一般涂药后 24 小时内起水疱，起疱后不要将其刺破，待 3 天内液体自行吸收，皮损结痂脱落。若仍有苔藓样变者，可再次涂药，一般每隔 1 周可涂药 1 次，直至病变组织脱尽为止。若有复发者，可再用此方。

斑蝥的发疱机理，主要与斑蝥所含的斑蝥素和皮肤中某种酶的参与有关，它们可以加速皮损局部的血液循环，促进新陈代谢，从而改变局部营养，使苔藓样化的病理组织吸收消退。斑蝥的刺激性比较强烈，但对组织的穿透力却较小，因此，其作用比较缓慢，发泡时仅有轻微疼痛，通常不涉及皮肤深层，所形成的水疱很快吸收痊愈而不遗留疤痕。可以说，本方是比较安全、方便、经济、可靠的，值得一试。

其实，牛皮癣的发病原因还与生活方式密切相关。生活中压力过大，以致病者内分泌失调，从而影响身体的免疫系统，进而诱发皮肤疾病。所以，一般患者如果去医院就医医生往往会为其开具处方维生素 B 片，以帮助舒缓压力，而且，还会建议患者多做有氧运动，使身体的自然调节机制透过运动而自我调整。

## 多味参组合，妙法治愈牛皮癣

很多人都以为牛皮癣会传染，而主动躲避患者。事实上，牛皮癣并不是一种传染病，只不过牛皮癣呈现的病症表现较为恐怖，让人看到之后心里很不舒服，所以往往给患者带来极大的身心痛苦。那么，这样让人烦恼的皮肤疾病究竟是由什么原因引发的呢？

经过临床医学验证，引发牛皮癣的因素可能有以下几个方面。

首先是受风寒。这是牛皮癣在秋冬季节多发的原因之一。受风寒侵袭而诱发牛皮癣的为数较多，由于居住环境潮湿、天气寒冷可使本病发生或加重，因此患者应尽量避免大冷大热刺激皮肤，住室保持通风干燥。

其次是局部感染引发。局部感染是诱发牛皮癣的一个重要原因，尤其是感冒后若并发扁桃体炎、气管炎，需要积极治疗，尽量缩短病程。扁桃体反复发炎，与牛皮癣发作有密切关系者，可考虑扁桃体切除术，这一点对青少年患者尤为重要。

再次是精神压力。由于工作压力大、睡眠不足，精神过度紧张造成情绪不稳定，暴躁情绪，也会导致牛皮癣发病。

此外，牛皮癣病发还可能是由于皮肤过敏。由于饮食或服用药物，或接触某种物质而过敏常可诱发牛皮癣的发生。患者每次复发后，需仔细回想近来曾服用了什么东西或接触了哪种物质，今后应尽量避免接触，比如某些海产品、牛羊肉、辛辣食物等。

孟某是个新妈妈，刚生下一个健康的宝宝。产后1个月左右，在她后腰部位发起小丘疹。一开始只有一两个，后来越来越多，形成了较大的片状皮肤损害，并蔓延全身。放眼看过去，腰背部的皮肤被密密麻麻的丘疹占据。经过专业检查发现，这些丘疹实际上是大小不等的银白色鳞屑损害，有的融合成片，小的有1厘米×2厘米，大的有20厘米×20厘米，部分已经皲裂出血，表面结痂，奇痒。

后来，家里长辈从老家带来几味参，据说经过调制后服用效果特别好。孟某按照指示的方法服用，半月后鳞屑竟然全部脱落，3个月左右病灶基底沉着斑全部消失，皮肤恢复正常。下面就是详细的配方。

党参、苦参、沙参、玄参、丹参、当归、川芎、荆芥、防风、白芷、桂枝、白藓皮、犀角各3克，乌蛇9克。痒甚者加蝉蜕、川椒各9克；不痒者加三七3克，生地9克。犀角单独为末，余药共为细末，混匀分为3包。每天晚饭后用黄酒冲服1包，服药前先吃3个红皮鸡蛋。首次服药后要盖被发汗。服药期间应避风。每周1剂，治疗期及治疗后1年内要少吃腥辣等刺激性食物。

第一次服药后的发汗，对于疗效好坏具有决定性的作用。把汗出透了出彻底了，疗效一般较好；相反疗效较差。但需注意严密观察，以防过汗发生虚脱。

牛皮癣严重影响着众多人的生活和工作，对他们的身心健康更是有着严重的伤害，所以，除了积极配合医生的治疗，生活中患者也要注意饮食，多吃有益病情的食物。下面为大家介绍一些牛皮癣患者宜吃的食物。

简单说来，牛皮癣患者的饮食应当以谷类食物为主，多样搭配。谷类食物是中国传统膳食的主体，不过，牛皮癣患者越来越倾向于食用更多的动物性食物。动物性食物所提供的能量和脂肪过高，对牛皮癣的预防不利。

此外，牛皮癣患者要注意粗细搭配，经常吃一些粗粮、杂粮等。稻米、小麦不要碾磨太精，否则谷粒表层所含的维生素、矿物质等营养素和膳食纤维就会大部分流失到糠麸之中。多吃蔬菜、水果和薯类食物，在保持牛皮癣患者心血管健康、增强抗病能力、减少癌症发生等方面，起着十分重要的作用。

水果中含有丰富的葡萄糖、果酸、果胶、维生素 C 和胡萝卜素，对皮肤修复极有好处，适当多吃一些对病症的治疗也会起到自然的辅助作用。

## 了解身上穴位，缓解癣疾痛苦

下面为大家介绍的是从我国传统穴位疗法中总结出的一种应对牛皮癣的方法，希望这种方法尽早帮助患者解除疾病带来的痛苦。

主穴选风池、曲池、外关、合谷、八邪（经外奇穴，位于手指背侧，微握拳，第 1~5 指间，指蹼缘后方赤白肉际处，左右共 8 个穴位）、血海、三阴交、郄门、劳宫、阴陵泉。配穴为阿是穴（即患处）。

主穴用按摩锤敲打法配合点按法，配穴用梅花针重叩。如果对于具体的操作手法不是很了解，可以到专业按摩所咨询。让其按照此方上所示的穴位进行治疗。

方中所取风池、八邪可以祛风；曲池、合谷分别为手阳明大肠经的合穴、原穴，既能清利肌肤湿热，又可清利胃肠湿热；外关清热通络；血海补血润燥，祛风止痒；三阴交、阴陵泉用以利水渗湿；郄门、劳宫取以宁心安神、止痒；梅花针重叩患处，可以疏通肌腠风毒之邪。

针灸按摩疗法对牛皮癣有很好的止痒作用，但复发率较高，应坚持治疗。皮肤损伤处不要搔抓及烫洗，也不能外涂过于刺激的药物。

# 冻 疮

## 樟脑糊治冻疮，简单又有效

在北方，一到冬季，人们一不小心就会患上冻疮。对于这种看起来不是那么严重的病症，大多数人都觉得去医院看很麻烦，他们之中不少人会依据自己的判断买些冻疮膏擦擦抹抹。然而，这样做其实是很危险的事。

因为有些人得的并不是冻疮，而是其他容易与冻疮混淆的病症。因为自身判断的失误导致误诊，轻者久治不愈，重者可能加重病情。

那么，究竟冻疮是个怎样的病症，又有哪些特点呢？

冻疮是冬季的多发病，其主要的致病原因是由于人体遭受低温侵袭所引起的局部或全身性的损伤，多发部位为足趾、足跟、手背、面部、耳垂等处。患者中尤以学生居多，特别是顽固复发性冻疮，一般的"冻疮膏"都难以奏效。所以说，那种不管三七二十一就随便买药涂涂抹抹的行为是对自己的身体不负责任的表现。而且，还有不少人对于冻疮存在认识上的误区，认为放任自由也能痊愈。临床验证表明，这种可能性是比较小的。而且，冻疮最让人担心的危害是具有可传染性。可在身边人中传来传去，严重影响人的正常交往和生活质量。

季某是服装厂的职工，平日里身强体壮，还是单位运动会的主要选手，但是，一向健康的他也有着自己的烦恼。他的双脚患有冻疮，每年的冬天都会反复发作，瘙痒难忍。外用药膏都一一试用过，均没有明显疗效。他的脚趾及脚跟处有明显红肿斑，边界模糊，有胀痛的感觉，两脚小指部位有可触及的黄豆大小的结节数个，属于比较严重的冻疮情形。后来，在尝试各种治疗方的过程中，他接触到了樟脑疗法。在尝试试用樟脑糊之后，肿胀感大大减轻，一周之后几乎治愈。

樟脑糊的构成主要是白及、樟脑、乙醇和冰片。具体的制作过程是准备白及 5 克，樟脑 0.3 克，浓度为 95% 的乙醇 30 毫升，冰片 0.1 克。将樟脑放入乙醇中融化，再将白及和冰片分别研磨成细末，然后把上药混合均匀加温开水 100 毫升，搅拌成糊状备用。使用时先用热水浸湿患病部位，擦干后，再将上药涂于病患部位，然后在火炉旁充分烤干，按摩，揉捏，如此反复 2 遍，每日 1~2 次。

其实，我国古代的医书《本草纲目》中就已经提及了樟脑的皮肤药用作用：通关窍，利滞气，治邪气、霍乱、心腹痛、寒湿脚气、疥癣、风瘙、龋齿、杀虫，放鞋中去脚气。而且，依据现代医学验证，樟脑涂于皮肤有温和的刺激及防腐作用。用力涂擦有发赤作用；轻涂则类似薄荷，有清凉感，此乃由于刺激冷觉感受器的作用。它还有轻度的局部麻醉作用。

此外，和其他病症一样，想要尽快治愈冻疮，不仅要找到适合的治疗方，还应该及早入手，在未受到其损害的时候就做好相关的预防措施，防患于未然。

在日常生活中进行耐寒锻炼，如冷水洗脸，冷水洗足，或冬泳；尽量避免在温度过低的环境下工作。在寒冷环境下工作时宜注意肢体保暖、干燥；对手、足、耳、鼻等暴露部位应予保护，鞋袜不宜过紧；受冻后不宜立即着热或烘烤，以防溃烂成疮。

## 果蔬皮茎的冻疮奇效治疗方

张某是一名交警。因为工作原因，不论春夏秋冬，他的工作环境都完全任由天气决定。到了冬季，一天在室外的时间超过 8 小时，虽然有配备的保暖措施，但是依旧容易受冻。尤其是每当大雪降临，路面交通状况堪忧的时候，就更加辛苦了。刚参加工作的前几年，他一度受不了严冬的考验被冻伤。幸好，他有一个对他体贴入微的妻子小薇。在妻子小薇发现张某的手脚变得又红又肿的时候，她意识到了危险性，及时请教长辈，采用了下列方法给他治疗：约 20 根茄子枯茎，和少许橘子皮切碎，用一脸盆的水煎煮。将受冻的手脚在水温适宜的药水中约浸泡 20 分钟。每天做 2 次。张某就这样坚持了一周之后，红肿消除，也不感觉痒了，冻疮基本痊愈了。小薇很高兴。

对受冻初期的轻微发痒、肿胀，用橘子皮、茄子枯茎治疗，是有效而又没有任何副作用的方法。

橘子皮含有的芳香性挥发油可给肌肤适当的刺激，促进血液循环。茄子具有消肿解毒的作用。茄子枯茎废物利用，主要是利用它的碱性成分。《滇南本草》记载，茄子能散血、消肿、宽肠。

由于每个人的体质和抵抗力的差异，对于那些已经被冻疮困扰的患者来说，除了治疗方之外，还需要进行适当而必要的紧急护理才能使病症好得更快一些。需要注意的紧急护理事项有以下几个方面的内容。

对处于冻疮初期的人，要尽快帮助其脱离寒冷环境，把他转移到室内后，迅速脱去冷湿或紧缩的衣服和鞋袜，盖上棉被进行基础保温。迅速复温是急救的关键。其方法是采用 40～42℃ 的恒温热水进行浸泡，在 15～30 分钟内可使体温迅速恢复接近正常。判断标准为皮肤潮红，肢体有温热感，即可停止。注意浸泡时间不宜太久，水温不宜太高。复温期间可对肢体进行轻柔的按摩，但千万不能进行太急剧的按摩，以免引起皮肤溃烂，同时急剧的加热会影响治疗效果。

对于破溃而且已感染的冻伤可口服抗生素，并在患处涂含有抗生素的冻疮膏，以助恢复。

对于已经全身冻伤的患者，如果有呼吸心跳异常，应立即进行人工呼吸和体外心脏按压。在确保心跳基本正常的情况下，可以给患者服用适量的热饮料及吃有高热量的半流质饮食，热牛奶和热粥都是不错的选择。

当然，上述方法都只是必要的紧急处理方，只能暂时解决患者的问题，以保证其身体机能处于正常状态，只有这样才更适宜进行相关的治疗，并获得较好的治疗效果。

## 辣椒治冻疮，绝对不是空想

每个季节到来之前，聪明的人们都会做适当的身体调解，使其能自然地适应季节气候的考验。在四季的考验中，严冬无疑是其中最为"严酷"的。在这样寒冷的冬季里，要十分注意保暖和肌肤的呵护。因为我们的身体，尤其是外露及其凸出部位，如鼻子、耳朵、面部、手、脚等，都极容易发生冻疮。

那么，究竟哪些人更易受到冻疮的侵害，他们又有哪些需要特别注意的地方呢？

首先，冻疮易发生在不爱运动的人或者肥胖者身上。这是因为冻疮多由于运动不足、局部潮湿、局部皮肤受压、气温寒暖突变、肥胖及营养不良等因素而发。

其次，冻疮还容易发生在哪些爱风度不爱温度的人身上。在秋冬季节更替的时候，对秋天的单衣恋恋不舍最易发生冻伤。所以说，不想得冻疮就要特别注意保暖，尤其是往年发生过冻疮的部位。

还有那些对自己照顾得过于周到细致的人。这些人从不会用冷水洗脸，一出门就会把自己包裹得像一个"粽子"，毛帽子，围巾，护耳，口罩，全身上下捂得严严实实，以为这样就不会生病了。事实上，这种过度保护自己的行为就对应了那句成语"过犹不及"。而坚持用冷水洗手、洗脸，对于身体素质较好的人还可以尝试进行冬泳，这些行为都可以有效地促进血液循环，提高人体的抗寒能力。

还有就是由于职业或者其他原因必须要在寒冷的环境中待很久的人。这样的人在回家后马上要用温水浸泡受冻较重及局部受压的部位，或用揉擦按摩的方法加强局部的摩擦及运动，以迅速改善局部的血液循环。

最后，无论是以上哪类人都不能忽略加强营养。适当食用一些属性较热的食物也能很好地预防冻疮的发生，比如羊肉、牛肉等。

下面，为大家介绍的是一个比较奇特的治疗冻疮的方子。之所以说它奇特是因为平时很少有人将这种东西和冻疮联系在一起。这就是冻疮的辣椒疗法。

具体的做法是备上一杯酒，另外加上 4～5 个辣椒，泡约两个星期。将辣椒酒汁涂抹在冻疮的患处，连续擦拭一个星期左右，手脚的痛痒感就会消除。需要注意的是，过敏性肤质者慎用。

浸泡时，要将瓶子摇几次，让辣椒中辛辣成分充分地溶出来。这样的辣椒酒汁对轻度红肿、发痒的冻伤很有效。如果冻疮已溃烂的话，搽抹后反而会扩大炎症程度，所以用时要注意。

# 脱　发

## 桑叶，自然力量破除脱发"魔咒"

脱发问题自古以来就一直是困扰人们的烦恼问题。

了解我们的头发，是护发的第一步。其实人的头发有 10 万根之多，正常人平均每天脱发约 50 根，这属于正常的新陈代谢现象。每天脱落的旧发与新生的数量大致相同，因此不会变稀。如果每日的脱发数量长期超过 50 根，且头发比以前明显变稀即为病理性脱发；如果平时脱发不多，但头发生长非常缓慢，头发渐稀，也属于病理性脱发。

张伟是某投资公司的投资顾问，今年 40 岁，正是事业小有成就的时候。因为每天要面对的都是 VIP 级别的大客户，所以他比以往更加注重自身的形象维护。但最近两个月，他发现自己脱发严重。每天脱发不下百根，头发也越来越稀疏了。人一下子显得老了好几岁。妻子是从事美容产品推广的，看到老公这样的情况也很是着急。在咨询了同行业护发专家的意见之后，妻子买回一些桑叶，准备为老公尝试一种治脱发的方子。推荐方子的行业前辈告诉她，这一方法虽然不是什么药物，但是从古代医书《千金方》中演化而来，流传至今的，应当会有不错的收效。

这个偏方的具体使用方法是：先准备桑叶、麻叶各 500 克。然后再以米酒水煮沸。用此沸水洗头即可。这个方子需要坚持使用一段时间，长则三四个月，短则一两个月即可见效。

桑叶之所以能够起到制止脱发的神奇效用是因为桑叶本身具有一定的药用价值。就像著名医学经典《本草纲目》中所提及的那样：桑叶乃手、足阳明之药，治劳热咳嗽，明目长发，止消渴。又因为桑叶性寒，所以，对于处于经期或者孕期的妇女而言，要慎用此方，以免体内受凉，落下新的病根。

预防脱发首先要维护毛发的健康。头皮上的污垢是传染病的载体，从而加速脱发，外界有害物质堆积在毛孔中也可能导致脱发。因此，日常的卫生及头发护理十分重要。还要注意不进行危险性大的措施，比如植发。

不少人因为试过了很多治脱发的方子都没有效果，从而自暴自弃，放弃了治疗的念头开始计划种植新的头发。但凡是手术都是有一定条件的，植发手术也没有一般人想象的那样只有优点没有缺点。植发的最基本条件是毛囊健康。如果脱发部位有炎症或者处于不健康的状态下，同样会导致植发失败。

所以说，对于自身的病症，要标本兼治，这样才能获得真正的健康。

## 黑豆人人食，秀发变浓密

郑秀秀是某大学大二学生，因为拥有一头乌黑亮丽的头发而被同学们称为"洗发水代言人"。虽然她的长相一般，但这一头乌黑的秀发却彰显了她的魅力与自信。直到二年级的下半学期，一天早上醒来，发现枕边有不少脱落的长发。后来又听说，头发多又长，因为营养跟不上，掉头发就比较多，因此，她也没有太往心里去。谁知，没过多久，她发现自己的脱发问题越来越严重，头顶部位的头发变得很稀疏，恐惧感随之而来。

追究脱发的原因，有很多种，最为基本的划分是病理性的脱发和非病理性的脱发。病理性的脱发多不能依靠偏方治愈，因为其发病原因多由于身体其他机能的异常。如果只针对脱发进行治疗，只是治标不治本，不可能达到彻底治愈的效果。而对于非病理性的脱发却有着多种治疗方。选择适合自身状况的治疗方尤为重要。

郑秀秀的脱发经过医生诊断属于精神性脱发。简单地说就是因为精神压力过大而出现的脱发。在精神压力的作用下，人体立毛肌收缩、头发直立，自主神经或中枢神经机能发生紊乱，毛囊毛乳头发生大改变和营养不良，从而导致毛发生长功能抑制，毛发进入休止期而出现脱发。这种情形的脱发主要应以精神调节法为主，放松身心，再用合适的治疗方加以辅助便能收到不错的治疗效果。

其实，应对非病理性脱发，民间古方往往会比中西药物收到更好的效果，这也是它能广为流传的原因之一。这里为大家推荐的脱发治疗方是黑豆疗法。

现代社会，养生观念越来越深入人心。黑豆的营养价值也逐渐被人们所熟知。黑豆又名乌豆、黑大豆、冬豆等，是豆科植物大豆的黑色种子。黑豆所含营养成分与黄豆基本相同，但其蛋白质含量比黄豆更高，每100克黑豆的蛋白质含量高达49.8克，居所有豆类之冠。它还含有脂肪酸、β-胡萝卜素、叶酸、烟酸、大豆黄酮苷、异黄酮苷类物质，营养价值很高。

关于黑豆润肤、乌发的药用价值，最早记载于《神农本草经》中。

下面我们就来介绍一下如何运用黑豆的神奇作用治疗脱发。首先用水把黑豆煮熟，每次服50克，每日2次。一般说来，非病理性脱发的患者，在连用此方一个月左右就可有明显的好转。如果连用一个月仍无明显好转，可改用盐水煮黑豆。可以依照每500克黑豆加盐5克的比例进行调和，服用方法相同。需要注意的是，每次服用的计量不宜过多，最好不要超过50克，否则容易胀气，引起肠胃不适。

另外，因为黑豆源自天然，所以几乎是人人可食，尤其适宜脾虚水肿、脚水肿、体虚多汗、肾虚耳聋、夜尿频多、白发早生等患者食用。

还须注意的是，黑豆不宜与中西药混服。这是因为黑豆有解药毒的作用，同时亦可降低药物的功效，所以，正在服用中西药物的患者，不要同时服用黑豆，以免效力相抵，无法发挥应有的治疗作用，延误治疗。

## 侧柏叶治脱发，获益良多的秘方

脱发虽然是比较常见的现象，但千万不可忽略这种小麻烦。因为忽略它很可能加重它的病情，使小麻烦变成大麻烦。当浓密的头发变稀疏的时候再治疗和修复，就不是一两天可以治好的小毛病了。

中医认为，脱发与血气盛衰有关，这一点从古书《巢氏病源》中可以得到印证。其中说道："足少阴肾之经也，其华在发，冲任之脉，为十二经之海，谓之血海，其别络上唇口，若血盛则荣于头发，故须发美，若血气衰弱，经脉虚竭不能荣润，故须发脱落……若血气盛则肾气强，肾气强则骨髓充满，故发润而黑，若血气虚则肾气弱，肾气弱则骨髓枯竭，故发变白而脱落。"所以说，从血气调整中找到治愈方是治愈脱发的有效途径。

下面为大家推荐的民间治愈方就是应对一般性脱发的。这个方子是利用侧柏叶和当归为主药的方剂。具体服用方法为：准备侧柏叶120克，当归60克。将上述两种药焙干，研为细末，水和为丸，如梧桐子大，每天早晨以淡盐汤送下9克，连续服用20天为一个疗程。一般服药一个疗程之后即见脱发减轻，且有新发生长；有的10天即可见效，对于疗效较差者，至多可连服三四个疗程。

患者按照此方服用一段时间之后，若发现有新发生长，可以在原方的基础上加首乌 12 克，继续服用巩固，直至完全恢复乌黑浓发为止。

在日常生活中，脱发患者需要注重生活细节，以防止加重脱发症状。一般说来，需要注意以下几点：

首先，晨梳时不用塑料梳子和头刷，尽量选用自然质地的木梳或者牛角梳。这是因为塑料物品容易产生静电，给头发和头皮带来不良刺激。最理想的是选用黄杨木梳，既能去除头屑，增加头发光泽，又能按摩头皮，促进血液循环。

其次，精心挑选洗发用品。不用脱脂性强或碱性洗发剂。这类洗发剂的脱脂性和脱水性均很强，易使头发干燥头皮细胞坏死。应选用对头皮和头发无刺激性的无酸性天然洗发剂，或根据自己的发质选用。

再次，尽量少用吹风机吹发、少去美发店做烫发和染发。这是因为，吹风机吹出的热风温度有时能高达 100℃，会瞬间破坏毛发组织，损伤头皮，因此要避免频繁吹风。烫发次数也不宜过多，烫发液的化学成分对头发的影响也很大，使用次数多了会使头发元气大伤，变得干枯脆弱。

还有，要注意环境温度的差异变化。从空调房出来之后不宜直接站在骄阳下，一冷一热的差异温度，无疑是对头发柔韧度的一大考验。

最后一点，也是很多找不到病因的患者常见的现象，即精神状态不稳定，每天在焦虑中过日子，压抑自身的本来意愿，不仅会对精神健康带来伤害，也会从头发上体现出来。所以才会有一夜愁白满头发的典故。这说明，头发的健康和精神健康密切相关。脱发患者务必消除精神压抑感。经常进行深呼吸，散步，做松弛体操等，可消除当天的精神疲劳。

# 脚 气

## 小番茄的大作用：脚气克星

脚气最令人讨厌的地方有两点：其一，奇痒无比又不能搔抓；其二，反反复复难以根治。这是因为脚气是由真菌引起的，而真菌很难被杀灭。研究表明，在零下 6℃ 左右的环境里，真菌仍旧能长期存活；在 120℃ 的高温中，10 分钟内真菌也不会死亡；在脱离活体的毛发、指（趾）甲、皮屑上面，毒性还可以保持1年以上。

为了抑制真菌，有些脚气患者使用抑制真菌的药物治疗，但当症状稍有好转后便停止用药。殊不知，其实此时，真菌并没有被彻底杀灭，过一段时间又会"卷土重来"，使得之前的治疗成为泡影。所以说，在脚气用药上，首先不能乱用药，其次，不能用几次见好就收。

生活中，经常有人用皮质类固醇药膏来治疗脚气，结果越治问题就越多。有人将阿司匹林片压碎撒在糜烂的足趾间，结果形成一个溃疡，长期疼痛不愈。更有人在皮肤形成红痒斑块时外用皮炎平软膏。皮炎平软膏中有大量的激素成分，而这正好是真菌的营养剂，所以这样做只会使病情越来越严重。

徐端平今年31岁，是一家海鲜饲养基地的饲养员。他说："我的工作要经常接触水，右脚水靴是漏的，一直穿了很久，后来就得了脚癣，很痒，起水疱，再后来发展到小脚趾缝裂开，而且非常疼，足趾缝起疱、流水、溃烂。偶然一次，将一个番茄弄破了，连汁带瓤贴敷到患处，本来只想借助冰凉的汁液暂时缓解下痛痒感，没想到当天即觉症状减轻；洗净脚，擦干，又用了一次，竟然一点而也不痒了。连用三天之后，脚气消失了。"

他以为这样就已经算是彻底治愈了，所以没有再坚持使用。以致后来病情复发，发展到其他脚趾和趾缝都痒并起皮，还有像冬天受冻后的小红包，又痒又痛。这次他吸取了上次的教训，不仅用番茄涂擦按摩，干后再进行，还用纱布包上，到第二天洗澡时再打开。就这样，又是三天过去，病症消失。之后又坚持敷用了两天，至今没有再复发。

为什么番茄治疗脚气能有这么显著的效果呢？这是因为番茄所含有的番茄碱有抗真菌作用，能抑制某些对于植物或人有致病力的真菌；但对细菌的效力很差。其抑菌原理可能是在真菌的细胞膜内形成某种甾醇复合物。

此外，养成良好的卫生习惯，对治愈脚气有积极作用。

平常应时刻保持脚的清洁干燥，勤换鞋袜。趾缝紧密的人可用草纸夹在中间，以吸水通气。鞋子要选透气性好的。

此外，不要轻易混用个人用品。尤其是不要用别人的拖鞋、浴巾等直接接触皮肤的物品，更不要在澡堂内的污水中行走。

平日里用来放置鞋子的鞋柜也要经常通风、晾晒；如果鞋柜不能移动，应定期用消毒液擦洗或是放入干燥剂，祛除潮气。如果条件允许的话，最好能在鞋内塞入一些用香料、茶叶、竹炭做成的除臭包，以消除病菌、异味。

## 土霉素研末治脚气，有理有利

中医认为，脚气和脚臭都是湿邪下注所致。人体的湿邪总要有一个出处，否则就全都憋在体内了。而人体中湿邪的疏泄渠道就是通过脚上的井穴来散的。

一般的脚气可以不治，因为这是人体的一种正常疏泄现象。当然，像传染性真菌这一类的脚气还是要去治疗的。

小媛因为休年假而与三两好姐妹相约去日本游玩。到了日本之后，吃穿住行样样都有别样的体会，异域风情加上好心情，让她们不亦乐乎。转眼到了快回国的时候，姐妹们提议去泡温泉。小媛也很喜欢温泉，可是却因为难言之隐而不好意思开口说不去。原来，前不久她得了脚气，现在还没有治愈。因为怕让别人知道疏远自己，所以一直都瞒着。无精打采地跟着大家来到温泉，小媛才逼不得已说出了实情。大家在短暂的责备之后都纷纷为她出谋划策。有的说，听说日本也有药温泉，想让小媛去试试。还有的建议用土方治疗。面对花样百出的建议，小媛一时之间也没了主意。

其实，年轻人有脚气也没什么不好意思的。成年人中70%~80%的人有脚气，只是轻重不同而已。脚气常在夏季加重，冬季减轻，也有人终年不愈。想告别脚气，就应该吃一些清热祛湿的药。这里向大家推荐的是一种外用方——土霉素法。

具体做法是把土霉素药片压碎成末，抹在脚趾缝里，就能在一定程度上防止出汗和脚臭，在多汗条件下，脚上的细菌大量繁殖并分解角质蛋白，再加上汗液中的尿素、乳酸，产生脚臭。脚臭可能是脚气，但不是所有的脚臭都是脚气，脚气也未必都脚臭。但是此方可以有效地消除脚臭，抑制真菌，缓解脚气症状。这是因为土霉素有收敛、祛湿的作用。

许多旅游回来的朋友脚气发病率较高，主要原因是公共物品的交叉传染，加上外出劳累，抵抗力下降容易诱发脚气的发作。外出时要携带专用毛巾和拖鞋，平时注意在阳光下晾晒和清洁消毒。为减少家庭交叉感染，有脚气的患者要对袜子、毛巾、床单和被罩等日常生活物品进行彻底消毒。洗涤时要与其他人分开，且使用消毒水，洗完要用开水煮沸10分钟后再进行晾晒。

## 盐水泡脚，脚气怎能不好

足部多汗潮湿或鞋袜不通气等都可诱发脚气。目前患有脚气的人很多，虽然不算什么大病，但仍旧会给人体健康造成危害。

一般说来，从事体力劳动的职业者更容易患脚气。因为经常出汗，如果鞋子质地不良，不易透气的话，一天工作下来脚周围的空气湿度达到一定程度，真菌就会乘虚而入，进而脚部会有不同程度的痒痛，形成脚气。当然，脑力劳动者如果不注意个人足部卫生，经常穿着透气性不佳的鞋子的话也同样有患脚气的可能。轻则偶尔痒痛，严重者痒痛难忍甚至会引起其他疾病。

张森是某洗发用品的市场调查员。因为工作的需要经常要穿梭于各大卖场之间。但由于公司对员工形象的重视，使其经常衣冠严整地东奔西跑。一天下来最辛苦的就是自己的这双脚。所以每天晚上他都有睡前泡脚的习惯。只不过，因为至今单身，所以不愿洗衣物，常常一双袜子穿两三天，一双鞋一个月也不换。赶上天气不好趟了雨水，也是等鞋子干了接着穿。正是由于他不良的生活习惯让他患上了脚气。脚趾之间的部分水泡已经破裂，甚至露出了红色嫩肉，走起路来有些疼。主管见他走路不自然，便关心地问了问。不得已他只好走进公司保健室。

医生见到他脚气的严重情况忍不住谴责他，还向他说明脚气有四种类型：水疱型、浸渍糜烂型、鳞屑角化型和混合型。其中水疱型脚气多见于脚底两侧，也可能分布在整个脚部，如果将水疱挤破，疱中的黄水一旦流到脚的其他部位，就会引起交叉感染，使脚气变得更加严重，这也就是张森所患的脚气类型。

对于他的病情，医生为他推荐了盐水泡脚的治疗偏方。建议他先用此方治疗，待病症大好的时候再换用一般西药软膏进行巩固，这样疗效才能持久。

盐水治疗法的具体步骤是：以每 47 毫升的温水加 2 匙盐的比例泡制盐水溶液，将脚浸入此混合液中，一次浸泡 5~10 分钟，反复地做到情况好转为止。盐水溶液有助于提供一种不适合真菌生长的环境，并减少汗液的分泌，所以对脚气的前期治疗颇有助益。

在擦洗工具上也要注意。泡洗过后要擦干脚趾，尽量保持足部干燥。洗澡洗脚后，小心地沿每一个趾间擦干，而且要确定毛巾仅用一次，并没有其他人使用过。

要提醒大家的是，得了脚气，要尽量避免用手直接接触患处。用手抓，很容易传染给手指，形成手气。交叉感染只会使烦恼加倍。

# 鸡 眼

## 活蝼蛄治鸡眼，你想到了吗

鸡眼是医学病症名词，指的是一种局限性圆锥状角质增生物。因为外形颇似鸡眼所以得名。

鸡眼的尖端深入皮内，基底露于表面，有的古医书上又称其为"肉刺"。这种病的形成多是由于足部长期受压和摩擦，使得气血运行不畅，肌肤失养，生长异常所致。

张炳强是一名自由职业者，爱好美术，经常外出写生。为了能捕捉到最美的瞬间，他经常进行徒步旅行。所以，他平日里买鞋都以结实耐磨为首要要求。但是，因为经常一连几天在外旅行，他的脚部健康产生了隐忧。不久，他的脚上就长了个鸡眼。刚开始的时候没当回事，不疼也不痒。可是没过多久，鸡眼长厚了不少，且增加了一个，进而影响到了走路。他的浪漫之旅因此而不得不中止。这让他感觉很郁闷。为了根除鸡眼，他曾用市售"鸡眼膏"贴敷无效，后又进行割治，不久又复发，比原来更大，行路时疼如钉刺。检查见右足跟中心有一圆形角质增生性的硬结，如小口大，突出皮面，触之坚硬，压痛明显。后一驴友告诉他一个治疗偏方，主要使用的物品是活蝼蛄。使用本法治疗5天后痊愈，未再复发。

下面就让我们一起来了解一下这个偏方。准备好活蝼蛄（俗称"土狗"）、青艾条或香烟。患处做常规消毒，用手术刀割除鸡眼表面粗糙角质层，以不出血或稍见血为宜，接着取活蝼蛄剪去其嘴，以其吐的涎汁浸润鸡眼。然后用点燃的艾条或香烟熏其部位，待烘干后包扎，1日1次，3次见效。

这里需要注意的是，手术刀要事先消毒。去除角质的过程最好找专业的修脚师父进行。艾条之类的物品在中药保健商店就有出售。

此外，还要注意时刻保持足部卫生。最好每晚用软皂及温水洗脚（温度应低于40℃）。一般足部浸泡时间不要超过10分钟。用柔软的毛巾彻底地擦干脚面和脚趾缝隙处，防止胼胝和鸡眼部位的感染造成不良后果。一旦出现感染迹象，应及时到医院就诊。对感染的部位，一般不用刺激性消毒药水和偏方治疗。这是因为，感染迹象的出现很可能引发其他病症，这不是简单的自我处理和偏方能够解决得了的问题。对症下治，量力而为这才是对待疾病的正确态度。

## 艾炷灸一周，鸡眼自行脱落

明代医学丛书《证治准绳》中对于鸡眼的记载是这样的："肉刺者，生于足指间，形为硬胝与肉相附，隐痛成刺，由靴履急窄相摩而成。"可见，鸡眼是自古已经被发现的疾病。既然古而有之，那么传统的治疗方式也许比现代的治疗方式更有效果。越是麻烦多的病症，有时候越需要返璞归真的治疗方。这里向大家介绍的是鸡眼的艾灸疗法。

艾灸疗法的适应范围十分广泛，在中国古代是治疗疾病的主要手段。用中医的话说，它有温阳补气、温经通络、消淤散结、补中益气的作用。用传统的艾灸方法治疗鸡眼比较简便，又无痛苦，疗效确切。

黄小娟，右趾内侧长鸡眼已快 4 年，期间试用过很多种方法医治，均未见好转。就在她快要彻底死心的时候，家里人学会了艾灸养生。后来，尝试用艾灸的方法为其治疗鸡眼。没想到，试做了几次之后，效果很不错。

这种方法的具体操作流程如下：

先取一块 1.5 厘米×1.5 厘米的胶布，中间剪一与鸡眼大小相同的孔，将胶布套贴于鸡眼上，用与鸡眼大小相等的艾炷在局部直接点燃施灸，连续施灸 2~3 壮，直至局部焦黑。连灸 2 天。一般第二次灸后疼痛即可明显缓解，鸡眼变小，附近皮肤有脱皮的现象，1 周后鸡眼即可脱落，疼痛消失痊愈。

施灸时略有灼痛感，可用手在周围轻轻拍打，减轻疼痛。如第一次灸后仍不易剥离者，可再施灸 1 次。有的患者在艾灸之后还是感觉脚凉凉的，那是因为还没有灸透，需要继续艾灸。坚持几次，相信脚部顽疾就会被彻底治愈。

虽然艾灸治鸡眼效果显著。但是也需要有充足的准备工作做保障。艾灸前先用温水（约 40℃）浸泡患足 30~45 分钟，使鸡眼和脚垫得到软化。然后以 75% 的酒精棉球消毒皮肤，用消毒刀片削去老皮，注意不要削痛、出血。

## 用野葡萄叶灸烫消除鸡眼

吴某是某沿海城市税务机关的中层领导。因为职位需要，需要经常外出参与活动。可是，因为自己的脚底长了鸡眼，走起路来疼痛难忍，所以很多探访活动、参观活动都无法参加，严重影响了工作进度。他为此花了不少钱买药治疗。可是病况却一直时好时坏。为了不耽误工作，只好忍痛进行走访，出席外地会议。后来，无意中得知一款治疗鸡眼的偏方。一向不相信偏方的他拒绝试用。这可把老伴急坏了，好说歹说让他试用了两次，一试用他就发现，这种传统的治疗方式不但有效，副作用也较小，比那些昂贵的成药强多了。这个方法就是野葡萄灸治法。

此方的具体步骤是：将野葡萄叶子放在阴凉处凉约 20 天，使它干燥，然后揉搓这些叶子，除去坚硬部分，只用揉好的叶子在鸡眼处施灸 5 次。2天后再重复做 3~4 次。只要重复施灸 3~4 次就可止疼，等疮痂掉落后，就可痊愈。

野葡萄叶中所含的原花青素可以保护肌肤免于紫外线的侵害，预防胶原纤维和弹性纤维的退化，使肌肤保持应有的弹性及张力，避免皮肤下垂及皱纹产生。对于皮肤病的修复效果尤其突出。

## 大蒜葱白涂上去，清爽不留痕

统计表明，女性发生鸡眼的概率比男性高出许多。不用纳闷，这多半是由于鸡眼发生的一个重要诱因——鞋。

女性鞋子的设计常求款式新颖、造型美观，而忽略了人体工程学原理，故设计出鞋的鞋面窄得多、鞋头尖得多、鞋跟高得多，而这些不合适的鞋穿在脚上很容易造成脚趾的扭曲、外翻以及脚底和脚趾不当的挤压。经常穿着不合脚或不符合足的工程学原理的鞋，脚部疾患自然容易找上门来。

具体说来，如鞋太紧或鞋跟过高，就会挤压足部的某一局部，造成这个部位的反复受压；如鞋太松，脚就会很容易在鞋里滑动摩擦，刺激角质增生形成厚茧。因此，由于鸡眼主要是因鞋与脚摩擦和挤压有关，因此最有效的预防就是穿鞋要选择合脚又舒适的，不能有压迫感，且脚趾要有一定的活动空间。同时应备有两三双合适的鞋轮换着穿，因为不同的鞋对脚的压迫程度或部位可能有所不同，从而避免同一部位长期受压的情况。

孟薇是某四星级酒店客房部经理。因为工作的关系，每天穿着高跟鞋在酒店里四处走已经是家常便饭。为了提升自己的外在形象，孟薇每个季度都会给自己购置一双新鞋和一套新衣服。但是，由于她的脚掌很宽，脚幅面又高，所以很难买到不磨脚的鞋。虽然说新鞋都难免有点磨脚，但她的这种磨脚可以用受罪来形容。这样的情况持续了近一年以后，她发现自己的脚底长了鸡眼，走路时疼痛难忍。不得已做了手术切除，但刀口形成疤痕。没过两年，脚上其他部位又长出鸡眼。有了上次的教训，她就没敢再去做手术。正当她为此犯愁之际，她遇到了以前刚到酒店时认识的前辈。言谈之间谈起患鸡眼的病痛，前辈向她介绍了两种治鸡眼的方法：大蒜或葱白外敷法。

葱白外敷法方法如下：先用热水洗脚，擦干。然后剥下一块葱白外层的薄皮，贴在鸡眼上面，用胶布固定好，每天换一次。一般 10 天后鸡眼周围的皮肤便发白变软，再过 3 天鸡眼自行脱落。

大蒜外敷法方法如下：

先把大蒜砸成泥，摊在布上备用，把脚洗净，沿鸡眼四周用针挑破，以见血丝为宜，然后把摊在布上的蒜泥贴到患处包好。

因为孟薇实在忍受不了大蒜的味道，所以选择了第一种方法。结果，半个月后，她又神气活现了，走路也变得稳健而舒服。这个方法花钱极少，简便易行，疗效显著，有此类鸡眼的患者不妨一试。

与此同时，她抛弃了不合脚的高跟鞋，选择了传统又舒服的样式，不再给鸡眼任何回头的机会。不得不说，选择一款穿着宽松、大小合适且柔软的鞋是预防鸡眼的一个关键因素。此外，在一天的工作之余或者运动完后多用热水泡脚，增加其血液循环也能对鸡眼的防治起到积极的作用。

下面再为大家介绍几种祛除鸡眼的小偏方：

1. 用葱蜜糊敷患处治鸡眼

取连须葱白 1 根，蜂蜜少许。将患处以温水洗净，消毒后用手术刀削去鸡眼老皮，削至稍出血为度，然后把葱白洗净捣泥，加少许蜂蜜调匀敷患处，外用纱布包扎固定，3 天换药 1 次。此方治疗鸡眼，轻者 1 次即愈，重者 2 次可愈。

2. 蜂蜡骨碎补膏可治鸡眼

取蜂蜡 60 克，骨碎补（研细末）30 克。将蜂蜡放盛器内熬化，加入骨碎补细末拌匀成膏状即成。用药前先将患部以温水浸洗干净，用刀片将病变部位削去，然后取一块比病变部位稍大软膏捏成饼，紧贴患部后以胶布固定。用药后避免水洗或浸湿，1 周后洗净患部。

3. 五倍子、生石灰等可治鸡眼

五倍子、生石灰、石龙芮、樟脑、轻粉、血竭各等量，共研极细粉，用凡士林油膏调匀（可加温）成软膏即可。先用热水泡洗患部，待患部外皮变软后，用刀片仔细刮去鸡眼角质层，贴上剪有中心孔的胶布（露出鸡眼），敷上此药，再用另一块胶布贴在上面。每天换药1次，一般7~10次即愈。

**4. 用蓖麻子火烧法治鸡眼**

先用热水将鸡眼周围角质层浸软，用小刀刮去，然后用铁丝将蓖麻子串起置火上烧，待去外壳出油时，即趁热按在鸡眼上。一般2~3次即愈，且无毒副作用。

**5. 用鸦胆子糊治鸡眼**

先将鸡眼患处用温水浸泡十几分钟，擦干后，用利刀（刮脸刀片）轻轻削去鸡眼硬皮部位，然后用药。取一粒鸦胆子剥去外壳，取出仁，研成糊状，将其涂在鸡眼患处并用胶布固定好。3日后取掉胶布，再以上述方法施治2~3次，直至鸡眼脱落。

削鸡眼时不要出血，一旦出血，必待痊愈后方可施治；用药时，不要涂到正常皮肤上。

**6. 用大蒜花椒葱白泥治鸡眼**

取葱白10厘米长，大蒜1头（去皮），花椒5粒，用石臼一块捣成糊备用。把患部洗净揩干，将葱蒜泥敷于患处，并用纱布固定，每晚1次，7日即愈。

# 丹　毒

## 别吃惊，救你的是只蜣螂

丹毒是皮肤出现的一种急性炎症，因为发病之后十分影响美观，所以患者心理上的痛苦比身体上的更大。在诸多应对丹毒的治疗方中，有一款很特殊也很有效。说到这个方子还要从蜣螂说起。

说蜣螂是药材可能会让不少人惊讶。但是，其现实中的药用作用不止一种，可用于治疗丹毒、小儿惊风、疔肿恶疮、大肠脱肛等。其实，民间以此为材料治愈疾病的例子并不少见。

李某是一名普通的中年妇女。在一次外出时，左小腿皮肤擦伤后三天，出现了局部大面积红肿疼痛。虽然没有明显的全身症状，但是确实是丹毒无疑。医生建议其住院接受抗生素的治疗。其因个人经济原因未同意。回家后，偶然得知用蜣螂治疗丹毒的偏方，她抱着试试看的心理尝试了一次，没想到竟然在一周之内就痊愈了。

下面是具体的制作步骤：准备蜣螂 2 只。将其烘干研粉，用麻油拌之成膏状，使用时取适量药膏涂于疮面，为防玷污衣物，可用纱布包扎起来。每日换药一次，一般 3~5 天就可痊愈。如果所得丹毒伴有全身症状，需要配合内服的清热解毒药一同治疗。如果已经化脓，需要配合切开引流术。这时，仍旧需要专业医生的指导。

当然，好的治疗方离不开正确的使用方法和生活护理。有时候，生活护理不到位，可能会使前期治疗功亏一篑。

对于丹毒患者来说，日常生活中需要注意以下几个方面的内容。

在饮食上，以清淡为主，如牛、羊肉及海鲜等偏热的食物及辛辣的食物在发病时都不能吃。禁忌一切发物、助湿食品及酒类、辛辣物。

在起居上要多休息，劳逸结合。以防过度劳累耗伤气血，机体抵抗能力下降。此外，在发病期间要保持良好的卫生习惯，每天要用温水洗脚。注意是温水，太冷或者太热都不好。

在外出时，应避免紫外线长时间照射。平素应养成勤洗脚的良好习惯，保持下肢清洁卫生，对贴身衣物鞋袜勤洗勤晒。

最后，需要强调的一点是，本病痊愈后，往往在原发部位有反复再发的倾向，应保护原发部位，防止意外撞伤、虫叮、蚊咬或用力搔抓。

## 紫花地丁，恢复肌肤健康色彩

丹毒就是一种皮肤炎症，是由溶血性链球菌通过皮肤或黏膜的破损，引起皮肤网状淋巴管的急性感染。这种感染一般较容易发生在人的面部和下肢。一旦发病就会迅速蔓延，不化脓、无组织坏死，但反复发作的机会很高，是很麻烦的一种皮肤病。

孙全有今年 60 岁，是某人事局退休老干部。2006 年 6 月时患丹毒，经抗生素治疗症状消退，但随后每年都会发作 1~2 次。每次发病都会出现怕冷、发热的现象，体温最高时达 38.7℃。继而右小腿皮肤突然发作成片，颜色鲜红，并且范围逐渐扩大，疼痛剧烈。至社区卫生服务站静滴抗生素治疗，但未见明显好转。后听说了一个偏方，试用了几周病就痊愈了。

这个方子的药物组成为：紫花地丁 30 克，金银花 15 克，黄柏 10 克，赤茯苓 10 克，丹皮 10 克，川牛膝 10 克，车前子 30 克。

本方具有清热活血、利湿解毒的作用，常用于治疗下肢丹毒。将上药一同用水浸泡，半小时后用大火煮沸，然后改小火再煮 20 分钟，这只是第一阶段。同一剂药用同样的方法再重复一次，然后合二为一。每日饭后（三餐任选一餐即可）30分钟内温水送服。

方中紫花地丁、金银花是主药。据现代药理研究：紫花地丁能抗菌消炎，消肿止痛；金银花可抗菌抑菌，对抗体内毒素；黄柏性味甘寒，最善清热解毒；赤茯苓活血散淤、通络消肿；丹皮能够显著促进巨噬细胞和混合淋巴细胞的增殖反应；牛膝可扩张血管，改善微循环，促进炎症吸收；车前子利尿，可促进毒素排泄；川牛膝引药下行，并有清热活血之功。该方主要用于现代医学的丹毒等病症。诸药共同作用可达到改善微循环，促进炎症吸收的作用，所以可以治下肢丹毒等病症。

一般说来，丹毒复发有两个基本条件。一是皮肤有破口，细菌可经破口侵入引发感染。因而要预防下肢皮肤外伤、烧伤、冻伤、足皲裂等，还要积极治疗下肢皮肤损害性疾病，如皮肤病、足癣、慢性溃疡、血管炎、糖尿病坏死等。二是局部皮肤抵抗力下降。具备此条件中的任何一个都有可能会出现复发症状，患者不得不防。

## 芙蓉叶翩翩，丹毒脓肿全不见

什么样的人最容易受到丹毒的"攻击"？

简单地说，五官疾病患者比较容易受到丹毒的"青睐"。比如：鼻炎患者以及经常用手挖鼻的人，都比普通人更容易患丹毒。下肢丹毒则多由足癣或下肢外伤引起。

此外，有酗酒习惯或肾功能不全的人也比较容易得丹毒。这是因为这两类人的机体免疫力无法和常人相比，因此也会促发本病。

所以说，当你发现自己或者身边的朋友出现以上几种危险情形时，应当及时进行积极治疗，注意保持皮肤的清洁度。

如果对潜在的威胁视而不见，就可能引发丹毒或者其他病症，徒增烦恼。

张杰是诸多城市小商贩中的一员，一年四季倒腾些水果蔬菜来养家糊口。夏天一到，他就守在自己的水果摊位边。没有人的时候玩玩手机打发时间。由于蚊虫叮咬，他时常感觉痒，一会儿抠鼻子，一会挠痒，殊不知，因此给自己的健康埋下祸根。这不，没几天丹毒找上了他，脸上红了一大片。猛然看到怪吓人的，买他东西的人自然就变少了，生意不好，又生了病，真是很倒霉。他嫌去医院看病太贵，就找到邻居王大妈问有什么好方法治他的病。张杰很幸运，王大妈年轻时在部队做过卫生员，对小病小灾还算有经验。大妈介绍了一个芙蓉叶外敷法，他试过之后，症状果然减轻了许多。大妈最后嘱咐他：要注意个人卫生，别总瞎抠。

丹毒是病菌通过破损的皮肤或黏膜侵入人体所引发的，鼻炎或足癣患者经常抠挠鼻孔或脚丫，容易造成鼻黏膜的损害和皮肤的破损，手上及空气中的细菌就会乘虚而入。如果是面部丹毒造成脸部红肿、皮肤灼热，很容易被误认为是蚊子叮咬所致，而延误病情。一旦延误病情，任其发展，有导致败血病的可能，进而危及生命，不容小觑。

此方的操作方法如下：选取芙蓉叶适量，阴干后研成细末，用时以清茶调成糊状涂患处，每天数次。也可制成玉容膏，即取芙蓉叶100克研成细粉，凡士林400克加热溶化后将细粉兑入并调匀，有条件者可加入苯酚（碳酸）液8滴，以作防腐之用。将软膏敷于患处。每日2~3次。

了解一些植物知识的人都知道，芙蓉树是好东西，全身上下都是宝，其花、叶都有较高的药用价值，可以治疗多种疑难皮肤病。芙蓉叶味微辛，性凉，有清热凉血、消肿排脓、止痛的作用。本品主要做外用，常以鲜品捣敷或研末调敷，用于治疗各种疮疡肿毒，如疖、痈、蜂窝织炎、深部脓肿、急性淋巴结炎等。芙蓉叶外敷后局部有清凉舒适之感，早期使用能消肿、止痛，促进炎症和脓肿吸收；中期及晚期使用能加速炎症的局限及溃破排脓，随后硬结而愈。另外还能用于水火烫伤、跌打损伤等症。

平时，丹毒患者在饮食上要多进食凉血清热、解毒化瘀的食物，如鲜芦根、马齿苋、丝瓜、赤小豆等食物。忌吃一切辛辣刺激、油腻荤腥的食物；忌吃鹅肉、猪头肉等民间所说的大发之物；忌烟酒。

## 单选三味中药外敷治丹毒

丹毒虽以"毒"命名，却并不是病毒感染引起的，而是由细菌感染引起的急性化脓性真皮炎症。中医学认为，丹毒的病因以火毒为主，可由风湿热诸邪化火而致。其中发于颜面者，又称抱头火丹或大头瘟；发于下肢者，称为流火；发生于新生儿或小儿的丹毒，称赤游丹或游火。

丹毒的发病类型，依据症状差异和原理的不同可以分为以下几种：

（1）湿热型。此类丹毒常多发于下肢、足背等处，红肿灼热，向上蔓延，腹股沟淋巴结肿大，行走困难。常伴有口渴舌红，苔黄腻等现象。据临床不完全统计，在我国，此类型的丹毒是最为普遍的一种，患病人数也最多，颇具代表性。

（2）肝火型。此类丹毒多发于胸腹、腰背、胁肋、脐周等处，舌红，苔薄黄，脉弦数。治以清肝利湿解热为法，方以柴胡清肝汤加减。

（3）毒热型。一般情况下，一旦出现此类型的丹毒，就属于是丹毒的重证患者了。可见神昏谵语，躁动不安，恶心呕吐等诸逆证。应当马上到医院就诊，一分钟都延误不得，以免出现更可怕的后果。

这里为大家推荐的偏方是用来应对最具代表性的湿热型丹毒的，这类丹毒较为常见。

这个方子是个多项选择方。所谓多项选择方就是不只一味主药。可以在几味备选药中依据自身病情特点择优而用。

因为此类丹毒主要病发于局部，所以主要采用清热解毒之中药外敷，效果较好。病症初期时可选用仙人掌、马齿苋、绿豆三种中的一种，捣烂外敷，汁液发干之后换敷。如果病症减轻，在治疗的中后期红肿消退了，可改用蜜水调敷。对反复发作的丹毒，可服药预防，可取生薏仁米 30 克。每日煎服 1 次。

此外，有两点注意事项需要额外留心。

其一，治疗期间应注意休息，多饮温开水。与健康人隔离，避免接触。忌食辛辣、荤腥、油腻之品，多吃蔬菜、水果。

其二，如果患丹毒的对象不是成人而是婴幼儿，由于婴幼儿皮肤柔嫩，容易造成损伤，故要精心照护，在剂量上可以依照医嘱作出适当的调整，以防止病灶的扩散。

# 第二章

## 五官科老偏方，
## 让你笑面人生

# 牙 痛

## 莲心止牙痛，让心静下来

俗话说："心静自然凉。"其实，对于患者而言，心静神清，病痛感也会随之减轻。这虽然是一种精神作用，但对于减轻病痛而言确实有作用。

对于牙痛而言，轻微的疼痛单纯地使用精神疗法尚且能发挥些作用。但一旦疼痛加剧就很难抵挡了。这时，就需要一种有效的治疗方加以辅助。

有人说，不就是牙痛吗？忍忍就好了。以前生活条件不好的时候，人得了牙痛没办法看医生还不都挺过来了？这种观点是对自己的健康很不负责任的谬论。社会在发展，医疗在进步。既然有治疗的环境和条件而不治疗，这就是愚蠢的做法了。况且，很多牙病能引起牙痛，而放任牙痛又能引发多种其他疾病。

冯莉是一名老师，带的是高中毕业班，每逢学生考试，她都跟着着急上火。常常是白天教学，晚上判卷子，第二天半边脸肿得老高，牙疼得话都不想说。消炎药用了不少，到后来，似乎自己的身体已经产生了抗体，都没什么作用了。

学生们见到她每天肿着脸来上课，心里也难受。有一个叫秦雪的女学生，告诉她一个治牙痛的偏方，说是她姥姥帮家人治牙痛就用这个方法。这个偏方的名字是莲心饮。

冯莉按照方子上说的做，每天带一大杯到学校里当水喝。没几天，牙痛症状明显减轻了，脸部的肿也消了大半。由此可见，莲心在治疗牙痛方面有独到之处。其制作方法简便，具体方法为：取莲心6克，加冰糖10克，加适量水，用文火煮15分钟，稍凉，频频饮用即可。

我国医学著作《本草求真》中记载，"莲子心味苦性寒，能治心热。"莲心可降热、消暑气，具有清心、安抚烦躁、祛火气的功能。从临床应用上看，服用莲心对于轻度失眠、牙痛均有良好效用。

## 胃里起火牙里痛，鲫鱼来当"消防员"

马鸣是某知名发型设计室的资深发型师，平时只接待 VIP 客户。很有个性的他不少生活习惯都与常人不同。比如：从不让自己的睡眠超过 4 个小时，能喝果汁的时候绝不喝水，菜和主食一向都分开吃。虽然平日里收入无忧，职业技术一流，但是他的身体一直不是很好。最近又因为牙痛而请假休息。这次，他发觉自己面红耳赤，还便秘。最后实在挺不住才去看了医生。医生告诉他，他的牙痛是因为胃里有火。那些不科学的习惯统统要改掉，尤其是要多喝水。医生还开了祛火的药给他。

他不得已改掉了自己不良的生活习惯，但是医生开的药方他吃了两次之后出现明显的口干、犯困症状，这也同样会影响他的工作。不得已他自己擅自减少了剂量。剂量少了治疗效果自然不会好。这时，从老家来看望他的姐姐发现了这一情况，便做了豆腐鲫鱼汤给他喝。每晚喝一次，连续喝了一星期，牙痛竟然全好了。

豆腐鲫鱼汤的具体做法是这样的：准备鲫鱼 1 尾（约 500 克），水豆腐250 克，姜丝、精盐、味精、麻油适量。然后将水豆腐切成小方块，放于砂锅中，加入清水 250 毫升，小火煮至成蜂窝状时，再将鲫鱼宰杀并清洗干净和精盐、姜丝一起放入，煮至熟透，下味精，淋上麻油。分 1~2 次趁热食鱼喝汤。此食疗方主治胃火牙痛，牙龈肿痛，小便黄短，大便秘结等症，是流传于民间大厨之间的养生汤品。

要预防胃火牙痛还要注意以下几点：

首先要清除蛀牙。如果病人有蛀牙，那么对于牙痛的来源就容易被混淆。如果正好蛀牙也在痛，那么治疗起来就更加麻烦了。

其次，要尽量减少或消除病原刺激物，改变口腔环境。这里的重要环节是刷牙和漱口。

最后就是调节饮食。针对胃火牙痛，患者应该吃点能够清胃泻火，凉血止痛的食物，如牛奶、贝类、芋头和新鲜的红、黄、绿色蔬菜等。这类牙痛也要忌食辛辣、油炸、坚硬、粗纤维食物。此外，熏烤类食物会直接刺激牙周黏膜，破坏黏膜的上皮细胞，使它充血、水肿，引起疼痛；含糖、脂肪高的甜食对牙龈有刺激，又不易消化，也应忌食。

# 牙周炎

## 喝碗枣粥治牙周，健康吃出来

牙周病症主要发生在牙周韧带、牙龈和牙床部位。因为进程缓慢而容易被人忽略。很多人都是在发现自己牙龈出血严重的时候才开始关心牙周问题。

一般说来，牙龈萎缩或者牙龈出血的主要原因就是牙周炎症。牙周炎症也是口腔内科的常见病、多发病。发病的原因多是因为菌斑、牙结石、食物嵌塞、不良修复体、咬创伤等原因。之所以会出现菌斑和牙结石都是由于清洁不彻底，食物的残渣日积月累形成的。严重时会出现牙龈发炎肿胀，微痛，并由龈上向龈下扩延。

这里，我们为大家推荐一款应对牙周炎症的食疗偏方：枸杞枣肉粥。这个粥取材简单，效果良好，十分适合由于牙齿疏松摇动、牙龈溃烂萎缩、溃烂边缘微红肿等症状的患者。

具体说来，需要准备的材料有枸杞 20 克，枣肉 30 克，粳米 60 克，白糖适量。先将枸杞、枣肉和米煮熟，最后加入白糖食之。

选择枸杞为主要材料是有医学依据的。中医认为："肾主骨，生髓，齿为骨之余""肾衰则齿脱，肾固则齿坚"。而枸杞是补肾佳品，对于牙齿疾病的修复也具有重要意义。

此外，牙周炎患者还要注意补充高蛋白饮食，以增强机体抵抗力及抗炎能力，提供损伤组织修复必需的原料。补充矿物质，注意平衡体内钙、磷、锌的比例。多食豆制品、鸡蛋、牛奶、绿豆、麦片和新鲜蔬菜、瓜果等，时常吃些肉类和全谷物。忌食油炸煎熬油腻食品以及海货、大蒜、韭菜等刺激性食品。少吃糖，因为糖类易导致菌斑形成并阻止白细胞消灭细菌。

预防牙周炎要养成健康的饮食习惯。注意饮食结构营养均衡，多吃富含纤维的耐嚼食物，有效增加唾液分泌，这样做利于牙面及口腔清洁，能将牙周炎症扼杀在摇篮中。

## 一杯鸡蛋酒的神奇疗效

牙周炎是口腔科的常见病，也是一种破坏性疾病。牙周炎的可怕之处就是它可以在不知不觉中使牙周组织遭到严重的、不可逆的破坏，导致多个牙齿不得不被拔除，造成人的牙齿缺失。

梁爽是某俱乐部的调酒师。因为是此行业中难得的技术过人的女性从业员，所以备受老板重视。在来俱乐部玩的客人中，不少人都是因为想看她的花式调酒而来的。这还不是最特别的，最特别的一点是，她不仅能够调制出常见的几款经典酒品，还对养生酒品略知一二，每周五的晚上她都会为客人特别推荐一款养生酒。这和她从小受到中医世家的熏陶有关，她希望自己所传达给客人的饮酒品酒观念是健康、时尚的。在她推荐的养生酒品中人气最高的就是鸡蛋酒。

注意，这里的鸡蛋酒和彝族在节庆期间和嘉宾临门时配制的鸡蛋酒不是同一种东西，也不同于德国人治疗感冒时所制作的鸡蛋酒。虽然此三种酒都具有保健、治疗的功效，却是截然不同的三种饮品。

这种鸡蛋酒的具体做法是：先准备白酒 100 毫升、鸡蛋 1 个。然后将白酒倒入容器内，用火点燃，把鸡蛋打入白酒，不搅动，不加调料，待火熄蛋熟，冷后一次服下。

这款养生酒饮主要用来缓解牙周炎症。每日饮用 2 次，坚持 3 天即可有明显效果。虽然此款养生酒不能算是什么专家秘方，但因为取材天然所以无副作用，牙周患者不妨一试。

## 野山菊泡脚，炎症节节败退

日常生活中人们对牙周炎总是视而不见，根本没拿它当回事，殊不知，无视它的后果往往是比较严重的。牙周疾病，侵犯的不仅仅只是口腔。

"医生，你看我这牙怎么比别人的稀呢？"在某大学的附属医院内，44岁的金女士正在接受牙齿诊断。主治医师在仔细检查过金女士的口腔后告诉她。由于她的牙周炎没有得到及时的治疗，致使牙龈萎缩严重，现在只能将牙齿拔除。这个结果让金女士很吃惊，自己从没在意的"小毛病"却酿成了这样严重的后果。

据不完全统计，我国的牙病患者中牙龈炎、牙周病的发病比例高达90%。看到这样的结果，你是否想起关心自己的牙齿了呢？

想要对付像牙周炎症这样的疾病，光靠吃药显然不是上上之策。药物虽然可以收到立竿见影的效果，但之后对身体的副作用也会逐渐显现出来。尤其是对于上了年纪的中老年人，身体对于副作用的承受力和容纳力都已经很低，所以，吃药治牙周炎对他们而言并不见得是一件好事。

自然疗法是老年人调养疾病的一个正确选择。这里为大家推荐的偏方适用于 40 岁以上的中老年人，即野山菊足浴法。

简单地说，野山菊足浴法是以水为媒介，利用人与水的接触，使水中含有的一些对人体健康有益的成分通过亲和渗透作用进入人体，达到治疗目的。野山菊足浴能有效地祛虚火、寒火，可以治疗口腔溃疡、咽喉肿痛、牙周炎、牙龈炎、中耳炎等头面部反复发作的与虚火、寒火有关的疾病，对提高免疫力，防治和治疗感冒有很好的疗效。长期坚持菊花泡脚可增强机体免疫力，不易生病，亦可延年益寿。

需要注意的是，野菊花性微寒，常人长期使用或者用量过大，可伤脾胃阳气，如出现胃部不适、胃纳欠佳、肠鸣、大便稀烂等胃肠道反应，故脾胃虚寒者及孕妇不宜用。

此外，在野菊花的购买和选择上，也要有基本的鉴别能力。因为菊花容易发霉，长虫，市场上菊花质量参差不齐，有些菊花加工有问题，用的是硫黄熏制。为了方便大家选取质量上乘的野菊，早日治愈牙周疾病，下面为大家介绍一些详细的挑选方法。

（1）颜色太鲜艳、太漂亮的菊花不能选，可能是硫黄熏的。硫黄熏的菊花用滚水冲泡后，有硫黄味。要选有花萼，花萼偏绿色的新鲜菊花。

（2）颜色发暗的菊花也不要选，这种菊花是陈年老菊花，且受潮了，可能还长了霉，这样的菊花吃了对身体有害。

（3）用手摸一摸，松软的、顺滑的菊花比较好，花瓣不零乱，不脱落，即表明是刚开的菊花就采摘了。

（4）菜市场上的菊花质量没有保证，大医院或大药店的菊花有独立包装，周转快，有药师把关，相对来说，质量有保障。

# 牙龈出血

## 酸藤果饮驱赶红色困扰

当你早晨起床刷牙的时候可否在牙刷上以及牙膏的白色泡沫中发现混有殷红的血液？当你在吃水果、咬馒头时是否会在水果及馒头上留下带血的牙印？如果答案都是肯定的，那么很抱歉地告诉你，你牙龈出血的状况已经比较严重了。很多人在发现牙龈出血后，大多数人习惯自己买点药吃，但是有时总是久治不愈怎么办呢？

如果你有足够的时间也可以试试民间流传的治疗牙龈出血的小偏方，或许会对你牙龈出血的症状有所改善。

孙丽娜是某科技公司的前台，毕业之后至今已经在公司效力两年，表现一直不错。可是最近有一件事让她很烦恼。她现在牙龈出血严重，已经到了不碰也可能会出血的程度。一次，有外籍客户来访，她进行前期的接待工作。礼貌接待时，为了给对方留下好的职业印象，笑容一直挂在脸上。可是，没想到几天之后竟然受到了主管的批评。"小娜，你赶紧把牙齿出血的问题解决一下，一笑都能看到齿缝里的血丝，那笑得怪恐怖的。客户看了也不舒服。"几句话，像迎头泼过来的凉水，让她很是难受。

同期进公司的小金，知道了这件事之后建议她试试食疗偏方——酸藤果饮。一开始孙丽娜并不想尝试，她觉得这样做有些幼稚。后来，为了工作上的努力不会因为这样不完美的细节化为泡影，她最终尝试了。没想到，效果真的很不错。

具体的制作方法很简单，就是用新鲜的酸藤果6~9克，以水煎服。每日饮用两次。要问为什么酸藤果能有如此疗效，其实这不是什么秘密，《常用中草药手册》一书中就有记载：酸藤果可治胃酸缺乏，齿龈出血。

此外我们在平时还应保护牙龈，做好预防工作。预防牙龈出血的好办法是早晚有效地刷牙，饭后漱口。习惯早晚刷牙及使用牙线清洁牙缝。正常的牙龈组织为粉红色，紧包牙齿，不出血。而发炎的牙根呈深红色、水肿、一碰就出血。

如果你对自己的牙齿健康状况表示担心，也可以选择定期到专业的口腔科做检查。必要的时候可以采用洗牙的方式保持口腔卫生，防止牙龈出血。

## 郁李酒让牙龈不再出血

每个人都有牙齿，但不是每个人都会得牙病。也许，你和别人吃了一样的东西，生活上也同样不太注意保持口腔卫生，但当你牙痛发作，发炎，牙龈出血的时候，别人却没有任何不良症状。这究竟是为什么呢？

牙病和其他疾病一样也有易感人群这个概念。那么，哪类人易患牙龈出血类的牙病呢？

首先是处于换牙时期的儿童。他们常因乳恒牙替换，牙列出现暂时性排列不齐，易导致牙床发炎，如不注意口腔卫生，易引起萌出性龈炎导致牙龈出血。

其次是处于青春期的少男少女。因易患青春期龈炎，牙龈出血也常见。主要原因是卫生习惯不良，再加之青春期内分泌（性激素）的变化较明显，使牙龈组织对微量局部刺激物，易产生明显的炎症反应，出现牙龈出血。

再次是处于妊娠期的女性。如果妊娠前就已患有慢性龈炎，在妊娠期间孕激素水平升高后，常造成牙龈的自发性出血，妊娠时牙龈乳头可出现瘤样增生称"妊娠性龈瘤"，极易出血，一般在经期和分娩后，龈瘤和出血症状可消失或部分消失。

最后是患某些系统性疾病的中老年人，糖尿病患者由于牙床毛细血管缺氧，抵抗细菌能力下降，易造成牙床感染出血。

了解了易感人群，对于牙病的预防能起到很好的作用，有效地减低牙周疾病、牙龈出血的发生概率。

陈伟非常孝顺母亲。母亲只要有一点小病小灾，他都会挂在心上。最近，为了给母亲寻找治疗牙龈出血的奇效偏方，打听了不少偏方。因为母亲年轻时因为胆结石做过手术，很多东西都吃不了。所以，他不想让母亲吃很多药来加重身体上的负担。终于，功夫不负有心人，让他找到了郁李酒这个偏方。

具体的操作方法为：取郁李根、细辛、椒各半两，槐白皮、柳白皮各一两。先上细锉，每用药一两，酒半斤，然后煎三五成沸，去除渣滓之后用来漱口，热漱冷吐效果较好。主要的功效就是用来治齿风肿痛，牙龈肿赤、出血。

郁李种植广泛取材容易，经济实用，而且虽不是正方，但其基本原理古书中可找，有治疗的依据和可信度。这一偏方有一定的使用忌讳，《本草经疏》中说："津液不足者，慎勿轻用。"《得配本草》说："大便不实者禁用。"

日常保健方面，要想杜绝不必要的牙龈出血现象就要掌握正确的刷牙方法——竖刷法，即刷上牙时刷毛顺着牙缝从上向下刷；刷下牙时顺着牙缝从下向上刷。动作要慢一些，在同一部位上反复数次，让刷毛通过龈与牙的交界区时彻底去除污物，对牙龈也有按摩作用。

## 牙龈出血，多吃维C炒饭

到现在为止，我们了解的牙龈出血的原因有很多，因此必须找出病因，才能进行有效的防治。牙龈是软组织，当缺乏蛋白质、钙、维生素C时易产生牙龈萎缩、出血。

如果是因为缺乏维生素 C 而导致牙龈出血的话，除了在医生的指导下服用维生素 C 片剂外，饮食上也要多注意补充富含维生素 C 的食物，多吃水果蔬菜。在同样的条件下，长期缺乏维生素 C 的人由于牙龈组织的毛细血管脆性增加，渗透性强，比常人遇到上述刺激后更易出现牙龈出血。

汪敏霞家在农村，大学毕业之后留在大城市工作。因为从小养成了节俭的习惯，所以，虽然自己每个月的收入也不算不少，但生活费用开销在她的掌控下却很是有限。为了攒下钱寄回家里，她每个星期都会主动加班，并且午饭也很少在外面吃，总是自己带饭。水果之类更是很少吃一次。加班加点地工作，让她眼底的眼圈严重，牙龈出血，皮肤暗沉。

在她寻找治疗方期间，她的身体出现了精神消退，烦躁不安，做任何工作很容易疲惫，肌肉疼痛的现象。后来与同事闲聊的时候，其他的女同事都对她平时"虐待"自己的行为"不满"，关心地为她出谋划策。最后，她选择采用一种成本较低的食疗偏方治牙龈出血—青辣椒饭，没想到效果很好。这款食疗方可以快速补充维生素 C，下面就和大家分享一下。

准备绿番茄、干香菇、洋葱、红甜椒、青椒、火腿肉、白饭若干，调味用品有咖喱粉和色拉油。

具体的制作方法是将干香菇泡软切细丁、绿番茄、洋葱、火腿切小细丁。青椒、红椒对半去子，一半切细丁另一半内部刮净备用。色拉油起油锅，将全部丁状材料入锅爆香，放入白饭及咖喱粉共拌。拌香之饭置于另一半青、红椒内，入烤箱以 170℃，烤 25 分钟。

青椒、红椒含高量的维生素 C，对牙龈出血舒缓颇有助益。

那么，哪些人群最容易缺乏维生素 C 呢？

（1）工作环境恶劣的人。

（2）喜欢抽烟或者烟龄很长的人。

（3）从事剧烈运动和高强度劳动的人。这些人因流汗过多会损失大量维生素 C，应及时予以补充。

（4）脸上有色素斑的人。维生素 C 有抗氧化作用，补充维生素 C 可抑制色素斑的生成，促进其消退。

（5）对某种药物有依赖的人。服用阿司匹林、安眠药、抗癌变药、钙制品、避孕药、降压药等，都会使人体维生素 C 减少，并可引起其他不良反应，应及时补充维生素 C。

在预防牙龈出血的过程中，还要注意一点：如果遇到原因不明的大范围自发性牙龈出血时，应及早到医院检查，以便确定其是否存在血液系统疾病，尤其是隐蔽的血液病。

# 唇干裂、唇寒

## 爱上保鲜膜，唇色更诱人

由于空气污染和唇膏选择失误，现代女性的嘴唇普遍出现越来越干燥的现象。尤其是进入秋冬季节之后，嘴唇脱皮、干裂问题开始变得很严重。很多女性身边不离润唇膏，但实际上润唇膏只能缓解嘴唇一时的不适，而且，还会导致嘴唇对润唇膏的依赖性。

不停地涂润唇膏既费时费事又可能因误食过多的唇膏，对身体产生不利影响。这里为大家介绍一种保鲜膜润唇法，是个十分好用的小偏方。

具体做法是：用成分单纯的润唇膏（最好是没有果味或者其他特殊添加成分的），涂抹在嘴唇后，用厨房的保鲜膜覆盖在上面，其要领类似于做面膜。一次大约 15 分钟。如此重复两个星期左右，嘴唇自然保持湿润的能力就能恢复。其实道理很简单，即密封促进水分吸收。但是，在操作的时候除了要掌握好使用的时间，更要选择正确的保鲜膜材质。乱用一气，会有中毒的危险。

那么，应当选择哪种类型的保鲜膜呢？

现在市面上最为常见的 PE、PVC、PC 这三种保鲜膜中，PE 和 PC 这两种材料的保鲜膜对人体是安全的，可以放心使用，而 PVC 保鲜膜含有致癌物质，对人体危害较大。

不过，专家提醒，由于用此种方法不能用嘴呼吸，所以在感冒时不能用这个办法。此外，切忌在感到嘴唇干燥时用舌头舔湿它，因为这样只会加快嘴唇表面水分蒸发的速度，令嘴唇越舔越干，直至裂口。

此外，我们还要学会在日常生活中护理唇部。

首先要学会不用舌头湿润双唇。这是因为唾液中含有一些刺激性的分泌物，这些分泌物虽然可以帮我们消除蚊虫叮咬后的瘙痒，却会让娇嫩的双唇承受不起。因为嘴唇的表面不是皮肤，而是一层薄薄的黏膜，所以应当区别对待。

其次，每天涂抹润唇膏的最佳时间不是出门之前而是晚上睡觉以前。

这样可以利用夜间的时间来滋养嘴唇，使它得到充足的水分和营养。注意，这个时候不要用保鲜膜。

再次，注意避免刺激性饮食对唇的伤害。吃过辣的食物会刺激唇部黏膜的溃烂、气泡。不要喝太烫的水或者吃太烫的食物，这样很容易造成外表黏膜烫伤，使唇部容易老化，让嘴唇更容易起死皮，严重的引发溃疡，留下不好的痕迹。

最后，特别提醒爱美的女性朋友们。在买唇部彩妆产品的时候要经过测试。最好不要轻易试用柜台那些口红试用装，很多口红被女性随意试用，滋生细菌，难免会造成交叉感染，所以一定要将使用过的口红用干净的纸巾擦净，用卫生的棉棒，或者准备一些可以隔离口红的唇蜡之类的隔离产品，涂抹隔离产品后再尝试使用口红试用装，试过后一定要及时擦去。

## 天然食物做唇膜防止唇干裂

庞文是某大学大四学生，是个很有时尚感觉的女孩子，在学校里人缘也很好。因为擅长美容保养，所以在大三下半学期的时候就在学校周边的临街租了一个小店面，卖一些护肤保养品和生活日用品。她还经常给去店里的同学朋友传达护养秘诀，其中不少偏方经济又好用，很受欢迎。班上有一个南方来的同学晶晶，因为唇干裂变得沉默寡言。她唇干裂的主要表现为嘴角裂口，出血，疼痛。庞文特意到她宿舍告诉她两款护唇小偏方。晶晶用过之后，干裂症状减轻许多，也不再出血了，安然地度过了干燥难熬的秋季。

这两个奇妙的偏方是以天然食物（橄榄油、牛奶）为主要材料的。

第一款是在睡前将橄榄油涂在嘴唇上吸收 20 分钟以上，然后擦净。每日坚持。5~7 天即可见效。

第二款是将少量奶粉用水调成糊状，厚厚地涂在嘴唇上，充当唇膜。待完全干了之后去除即可。每天一敷，7~10 天即可见效。

此外要注意，已经干裂起皮的嘴唇千万别用手撕扯，如果脱皮严重，可以将润唇膏敷在嘴唇上再盖上保鲜膜，然后用热毛巾轻敷，让唇部充分吸收水分和油分，敷完唇后，用指腹轻轻按摩，这样死皮即可脱去，唇部也会因按摩而促进血液循环，变得润泽。

最后，对于唇干裂患者而言，虽然张口就痛，但也要多饮水，多吃新鲜蔬菜、梨、荸荠等有生津滋阴作用的食物，也可同时服用维生素 A，这些举措都能对缓解唇裂起到积极作用。

# 口　臭

## 菜叶治口臭，人际距离短三米

从病理学的角度讲，口臭的产生是由于机体失调导致口内出气臭秽。从社会关系的角度讲，没有人会愿意和口中有异味的人靠得太近，即使对方是你的朋友。不论是出于礼貌还是出于自身健康考虑，有口臭就应当及时治疗。

口臭还常是某些慢性病变的一种症状，如口腔、鼻咽、呼吸和消化系统及一些全身疾病，在这种情况下，刷牙漱口、含口香糖、使用口气清洁剂等大都治标不治本。下面的事例足以说明这一点。

宁海涛是某政府部门的负责人，因为平日里经常接待相关领导，所以免不了酒席应酬。但最近有饭局的时候，他都不好意思和对方坐太近，说话也时常注意不说近距离的悄悄话。原来是因为他发现自己最近口气不够清新。饭局中间还不忘到洗手间喷点口气清新剂做遮掩。他自己心想，这样下去也不是办法，就去看了医生，医生的诊断结果是，胃部积食，消化不良，体内排毒不畅变成毒素，影响了口气。

医生建议用食疗的方法。具体方法是取新鲜的青菜叶，或萝卜叶、莴笋叶都可以。将菜叶用水冲洗干净，凉开水冲一遍，晾干表面水分，然后切碎，用榨汁机取汁。或是将菜叶放在容器内捣烂，绞汁，再用干净纱布过滤。服用时可加入少许凉开水，每天早晚各饮1杯，坚持2周。让他感觉惊喜的是两周之后，口里的异味完全消除了。空气清新剂、口香糖之类的东西终于可以扔到一边去了。

所以，当发现自己有口臭症状，同时伴随咽干，频发口腔溃疡，胃痛腹胀，消化不良，食欲缺乏时，应及早采取措施。

在平常生活中，要预防口臭应注意以下几点：

（1）保持口腔的清洁和湿润。饭后漱口，睡前刷牙，用含氟的牙膏刷牙，同时仔细地清理牙缝；注意清洗义齿，睡觉前要除去义齿；多喝水，以保持口腔湿润。

（2）定期接受口腔检查。注意预防并及时治疗龋齿。少吃甜食。

（3）饮食要有规律，具体来说，要做到以下几点：

①饮食要相对清淡，避免吃生冷、刺激性、有臭味及不易消化的、油腻的高蛋白、高脂肪食物。

②多吃蔬菜水果，粗细搭配，不挑食，不偏食，不暴饮暴食。进餐不宜过饱。

③睡前不吃零食，特别是甜食。

④进餐时要细嚼慢咽。

（4）少饮酒，戒烟。

（5）防治消化不良。当出现消化不良时，可适当服用一些助消化的药物，保持大便通畅。

## 老丝瓜汤治口臭，简单又好用

正常人口腔中都有一定的气味，但在进食大蒜、葱、韭菜、羊肉、豆腐乳等食物后，口腔中的异常气味就会更加严重，这些异常气味可经过刷牙漱口消除或减轻，因而不能视作病态口臭。

口臭是指口内出气臭秽的一种症状。贪食辛辣食物或暴饮暴食，疲劳过度，感邪热，虚火郁结，或某些口腔疾病，如口腔溃疡、龋齿以及消化系统疾病都可以引起口气不清爽。口臭常给患者造成精神负担，影响社交活动。

由于引发口臭的具体原因有所差别，食疗的选材也应有所不同。常见的病因中，除了上文提及的积食排毒型口臭之外，还有虚火上炎型口臭，这种类型的口臭是由于体内火气的淤积而发生的。

秦桂花是一位普通农民，因为自己没有什么文化，所以特别想让自己的孩子成为一个文化人。多年来，辛苦供儿子读书成了她生活的全部动力。一向成绩优异的儿子在高中第二次模拟考试时发挥欠佳，只考了全年级第22名，以这样的成绩能不能上好大学很难说。秦桂花知道后竟然连发了两天烧，口气难闻，面色微红。她自己也知道这是上火了，但是实在控制不住。儿子看到母亲这个样子十分过意不去。待其他症状都消失之后，只有口气依旧难闻。虽然她自己不在乎，儿子却觉得母亲的病没有好利索，自己要想个法子让母亲彻底好起来。

后来老乡告诉他应该给母亲做点有助于清热降火的食物，并推荐了老丝瓜汤。秦桂花连着喝了几天之后，口气大有好转。

老丝瓜汤的具体做法是准备老丝瓜1条，盐少许。将丝瓜洗净，连皮切断，加水煎煮半小时，放盐再煮半小时即成，每天喝两次。

## 艾草酒汁，清新口气不是梦

张未然是某企业培训机构的讲师，因为每天做得最多的事情就是与人沟通，讲授课程，所以个人形象对他而言是很重要的。虽然自己的专业知识和沟通能力都不差，但是因为有口臭的毛病，与人沟通或者朋友相聚的时候还是难免会感到难堪。有一次回到家乡，邻居的老人与他说话时，突然问他是否有口臭，得到肯定的答复后，老人家说这是小毛病，很好治的。老人家告诉张未然一个治疗口臭的小偏方，这个方子只需要用家乡盛产的艾草（艾蒿）浸酒绞汁，配蜂蜜食用即可。

具体的做法是：在春天当艾草长出新叶时，摘取其新叶洗净，曝晒后备用。将艾草装入事先准备好的一个广口容器，以清酒装满密封泡浸四五天，再开盖将泡浸数天的艾草从容器中取出，绞汁一杯，与少许蜂蜜或等量的白开水兑匀食用。若在睡前服用，隔天即可全除口臭；用法得当的话，还能使口齿之间留有鲜艾草的清香，清新口气。

张未然依照此法，连用了一星期，口臭异味全部消失。

在引发口臭的因素中，幽门螺杆菌感染引起口臭的发生率很高。肠胃火热，在过高酸浓度下，口腔内辅助消化的各种菌和酶，就会表现出"亢进"状态，从而菌类丛生。艾叶不仅取材天然，而且具有抗菌及抗病毒作用，所以是治疗口臭的不二之选。

此外，老人还告诉他艾草的用途很广，还可作"艾叶茶""艾叶汤""艾叶粥"等食谱，以增强人体对疾病的抵抗力。而且，由于艾草具有一种特殊的香味，这些特殊的香味具有驱蚊虫的功效，所以古人常在门前挂艾草，一来避邪，二来驱赶蚊虫。现在，不少乡间屋舍门前，依旧可以看到这样的景象。

当然，中草药偏方疗法也未必适用于每一种口臭。人们患口臭的毛病，有时是因为食用特定食物之故。比如常吃大蒜的人，就带有大蒜异味；喜欢抽烟的人，就会有烟草臭味。有时饮酒过量的人，呼出来的气则带有怪异味或酸腐的酒味。像这些情形，用艾草浸酒绞汁食尚可除去；如果因胃寒引起口臭，可嚼食生姜去除；若因湿热胃积食，甚至因食道反流、胃溃疡、肺有化脓等之故而产生的口臭，则不适用此等家庭中草药疗法，患者须尽早到医院接受治疗。

## 胃热型口臭，需要三穴同治

引发口臭的原因是多样的。但是，最为常见的是上火。上火有着更深层次的意思，有胃火可以伴有胃疼、大便干等症状，肺部有火可有咯血、咳嗽、黄痰等症状，肝中有火会有一些烦躁、失眠等症状，女性会有乳房胀痛等。

一般说来，能引发口臭的上火多是胃火。胃腑积热、胃肠功能紊乱、消化不良、胃肠出血、便秘等引起口气上攻及风火或湿热，口臭也就发生了。而且，胃热引起的口臭，舌质一般是红的、舌苔发黄，这时只要喝用萝卜煮的水，消食化淤，口臭很快就会消除。胃热引起的口臭多是偶尔发生。

胃里的火气运行状况对人体健康，尤其是口腔健康影响明显。比如：胃火上升，胃热化火时，人多出现口腔炎症，如口臭，牙龈肿痛，甚或牙龈出血等。胃失和降时，可见口苦、口渴引饮、大便秘结等症。

金明伟在某生态科技公司做市场销售工作，常常出差到全国各地拜访客户。当他来到重庆的时候，一连三天拜访了三家客户，吃的都是火锅。虽然味道很地道，自己也很喜欢，但是麻烦的是，临回程的前一晚就上火了。吃了祛火的药但是效果不大。回到公司之后，同事们都说他口臭严重，而且脸红扑扑的像喝多了一样。他自己也发现，一连几天他都不太想吃东西。

有多年中医经验的母亲看到儿子这个状况确定他是胃火上延，便用穴位疗法给他降"火"。

因为金明伟不仅有口臭还伴有口干、牙床肿痛、消化不良等现象，所以母亲为他充分按揉足二趾趾面，并按揉足部内庭、冲阳、公孙穴各1分钟；又从小腿向足趾方向推足背及其两侧各30次。这样坚持做了三天，其口臭症状逐渐消失，吃饭也有些胃口了。

母亲在治疗的过程中还嘱咐儿子平时也要注意养成良好的生活习惯。如果再遇到口臭现象不能照搬此方法，而应首先确定是何种原因引发的，此穴位疗法只对由胃热引起的口臭有效。

除此之外，还比较常见的口臭原因是胃寒。这类人多见舌苔普遍发白，口臭时有时无，反复发作。对于这类由胃寒引起的口臭，平时要多喝生姜水，如果怕麻烦，也可以将姜切成薄片，取一片含在嘴里，也会对口气有一定的帮助。

每个人都希望自己口气清新，在社交谈话时给对方良好的印象。那么有口臭的人一定要分清自己的疾患是何种原因引起的，然后对证施治。此外，平时还要注意口腔卫生，定期洗牙，以预防口臭。

此外，若想避免因上火引发口臭，平时还要多吃点"苦"，苦味食物是"火"的天敌！最佳的清热解毒的苦味食物是苦瓜。除了苦瓜，还有杏仁、苦菜、苦丁茶、芹菜、苦荞麦、芥蓝、旱金莲等。用鲜芹菜叶加水煎剂，或用鲜芹菜以开水烫后榨取其汁，食后同样能清热解毒。

吃水果也要注意，有的水果属于热性水果，比如荔枝、橘子、菠萝、桂圆、石榴等，应少吃。另外，葱、姜、蒜、辣椒、酒、胡椒、花椒、熏蒸食品、麻辣烫等都是容易引发上火的。

# 口腔溃疡

## 溃疡又来了，苹果来帮忙

反复发作的口腔溃疡，是内外因相互作用的结果。外因以热毒为主，内因多为情志内伤，饮食不节，房事劳倦所致。因为此前已经有过类似的溃疡病史，所以复发性溃疡多数是发生在原来病痛的区域内，常常疼痛难忍令患者寝食难安。

王萍是某航空公司的乘务员，以前就有过口腔溃疡的病史。最近因为工作需要调整航线，倒时差成为她的家常便饭。工作状态适应了，但是身体状态的适应却需要一段时间。一早起来刷牙时，发现口腔溃疡又回来了。于是，无奈的她想用以前的老办法来对付。谁知，三天过去了，病情没有丝毫好转。这小病一拖，使得她一连几天都没有食欲。说来也巧，赶上妇女节，公司发的节日礼物中有一箱苹果。本来不太爱吃苹果的她，因为听说苹果对溃疡好就坚持每天吃一个。没想到，一周下来，还是没什么效果。后来，她才了解到是自己的方法不对。要想正确发挥苹果的药用功能，就要按照下面的方法去做。

取一个苹果或梨，削成片放到容器内，加入冷水，水必须要没过苹果或梨，加热至沸，待其稍凉后同啤酒一起含在口中片刻再食用。果然，改良了食用方法后收到不错的效果。

在口腔溃疡的急性发作期，由于口腔黏膜变得更薄，而生苹果质地较硬，又加上含有 1.2% 的粗纤维和 0.5% 的有机酸有刺激性，很不利于溃疡面的愈合，且可因机械性的作用刮伤黏膜加重病情，所以应当试用上述软化方法。而且，要注意，这里只能使用啤酒，白酒或者其他酒类都不宜替代。这是因为，啤酒的原料中含有啤酒花多酚。这种物质是口腔溃疡菌、幽门螺旋杆菌的克星，可以降低其对口腔细胞的伤害。

复发性口腔溃疡与免疫有着十分密切的关系。有的患者表现为免疫缺陷，有的患者则表现为自身免疫反应，由于各种因素，使人体正常的免疫系统对自身组织抗原产生免疫反应，引起组织的破坏而发病。

复发性口腔溃疡还与遗传基因有关系。其发病有明显的家族遗传倾向，一般父母一方或双方患有复发性口腔溃疡，那么，他们的子女就比一般人更容易患病。

复发性口腔溃疡的发作还会受到一些疾病或症状的影响，例如十二指肠溃疡、胃溃疡、慢性或迁延性肝炎、结肠炎等。

另外，消化不良、偏食、贫血、发热、腹泻、精神紧张、工作压力大、睡眠不足、过度疲劳、月经周期的改变等因素，一种或多种活跃、交替、重叠出现时，机体免疫力下降，免疫功能紊乱，进而造成复发性口腔溃疡的频繁发作。

## 含大蒜治溃疡，百用百灵

口腔溃疡又称为"口疮"，是发生在口腔黏膜上的表浅性溃疡，大小可从米粒至黄豆不等，成圆形或卵圆形，溃疡面为白色的凹，周围充血，患处有烧灼痛感。溃疡具有周期性、复发性及自限性等特点，好发于唇、颊、舌缘等，病因及致病机制仍不明确，诱因可能是局部创伤、精神紧张、食物、药物、激素水平改变及维生素或微量元素缺乏。

很多人把口腔溃疡当作小病，但是如果溃疡反反复复，那种"吃一口饭疼一下"的痛苦，又让人烦躁不已。怎样才能减轻呢？

郑某是某高中的历史老师，每天为学生们讲课是他最愿意做的事。但是，五年来，口腔溃疡的病痛一直折磨着他。不仅吃饭时感觉疼痛，就连平时说话都觉得很难受。授课之余他也曾到各医院看过多次，但因为没有特效药，病情总是时好时坏。口腔溃疡让他的工作成了"痛并快乐"的过程。夏天到了，他的病情加重，上课时性格活泼的他很少再说活跃课堂气氛的话。这让学生们感到纳闷。无意间，学习委员得知了郑老师的病情，就找大家集思广益，找了一些药方送给了他。郑某很感动，最让他感觉欣慰的是，自己的病竟然被学生们的爱心药方治好了。

其实，这个方子是一款民间小偏方，主要的材料是大蒜。具体的操作方法是：把大蒜去皮，切成小片含在嘴里，同时含化 1~2 片维生素 B 片。含大蒜时，开始不要嚼碎，等到蒜没有辣味时再嚼，以能感觉稍有点辣但不难受为宜。可以每天上午、下午各含 1 次，每次半小时到 1 小时左右即可。

有人可能会问，为什么郑某的病在夏季会加重？

在炎炎夏日来临之际，很多人会因胃口变差而选择酸、辣等偏刺激性的食物。另外，夏季昼长夜短，人们通常晚睡或者熬夜，许多年轻人喜欢在路边吃烧烤、喝啤酒，而不良的饮食习惯最容易造成口疮的发作。对此，口腔科专家建议：多用盐开水、生理盐水、漱口液等漱口，以减少口腔细菌。

其实，口腔溃疡在很大程度上与个人身体素质也有关。因此，要想完全避免其发生，可能性不大，但如果尽量避免诱发因素，仍可降低发生率。

首先，要尽量避免和去除一切局部刺激因素。戒烟、戒酒及忌用辛辣刺激饮食。之所以强调这一点是因为，如果口腔内不小心被咬破，而此时你仍吸烟不止，就很容易长口腔溃疡。因为烟碱中含有的多种有害物质会附着在破损的口腔黏膜处，干扰、破坏黏膜的自我修复，引起溃疡。

其次，要调整生活起居，保证心情舒畅，提高机体抗病力。

再次，合理调配饮食，饮食宜清淡易消化，并富含高热量、高蛋白，多吃新鲜蔬菜及水果；不要吃太咸太油腻的麻辣火锅、烧烤等食物。

最后，还不要忘记做好心理护理工作。因长期反复损害，患者往往会失去治愈的信心，甚至对生活、工作、前途忧虑重重，应鼓励病人树立战胜疾病的决心和信心。同时应定期复查，一旦发现有癌变倾向，应及时积极治疗。

## 一勺绿豆、一颗鸡蛋治溃疡

口腔溃疡是人体阴阳失衡的典型表现，它虽不是什么重病，却会给人的生活带来不便与痛苦。用饮食来治口腔溃疡，效果不错。

付新伟是一名顽固性多发性口腔溃疡患者。他的病情最严重时在口腔黏膜、舌头、齿龈等部位都有多个溃疡点，小的有米粒大，大到蚕豆瓣那么大，有时还有渗血，灼痛难忍，吞咽食物困难，说话也受到很大的影响，且有全身症状，如肤色呈灰黑状，全身乏力，苦不堪言。在他和口腔溃疡

"斗争"的三年间，尝试过多种药物治疗法，中药西药，口服外用药试了一大堆，都未能彻底治愈。然而，在一个偶然的机会，他到儿子读书的学校参加家长会，在和别的家长聊天的过程中，偶然得到了一个偏方，此方的名字是绿豆鸡蛋花。

具体制法为：将鸡蛋打入碗内拌成糊状，取适量绿豆放在陶罐内用冷水浸泡十多分钟，放火上煮沸约15分钟，不宜久煮，这时绿豆未熟，取绿豆水冲鸡蛋花饮用。每日早晚各一次，治疗口腔溃疡效果很好。

医书《本草纲目》中记载："绿豆性凉味甘，有清热解毒、去火的功效，而鸡蛋可以补养。"

对于口腔溃疡，及早辨证和预防非常重要。那么，究竟哪些人更容易患口腔溃疡呢？

第一组：女性、挑食者。

据统计，口腔溃疡的发病率为20%，以复发性口腔溃疡最多见，且男女比例约为2∶3。

挑食很容易造成体内需要的某种营养物质的缺失，从而促发溃疡生成。

第二组：加班、压力、抑郁症患者。

如果一个人经常加班，精神紧张，经常有疲劳感、睡眠不足，就会引起免疫功能紊乱进而诱发口腔溃疡。抑郁症患者更是易发人群。

第三组：生理期、更年期。

女性在月经前后易出现口腔溃疡，并且容易反复发作；更年期妇女也有病损增多的现象。但是不用过于担心，在怀孕后，这种症状会有所好转。

第四组：外伤、贫血。

意外受伤引发溃疡的情形占患者的38%，此类患者多是被做工粗糙的义齿套所害，或者误食了太烫的食物。此外，营养缺乏、贫血，尤其是缺乏铁和B族维生素的人更容易被溃疡缠上。

第五组：父母遗传。

遗传也是一个突出诱因。父母中一方曾患此病，其子女得病的概率是35%~40%。

最后需要提醒大家的是，对口腔溃疡不能轻视。因为口腔内经久不愈的溃疡，由于经常受到咀嚼、说话的刺激，日久会有一定的癌变发生概率。经常罹患口腔溃疡的患者，就更要注意。如有可疑，应及时到医院检查，必要时行病理活检，以明确诊断，及时接受相应的治疗。切不可等闲视之，以免延误治疗良机。

# 鼻　炎

## 辣椒水治鼻炎，收获意外惊喜

鼻炎在生活中非常普遍，一般鼻塞、流清水涕、鼻痒、喉部不适、咳嗽之类的症状，绝大多数都是鼻炎引起的。虽然鼻炎不是致命的病，却非常难缠，发作起来反反复复，很难得到根治。而对治疗鼻炎，民间的一些偏方往往能够出奇制胜，用辣椒水治鼻炎就是其中之一。

辣椒水治鼻炎的方法很简单：取 1~2 个晒干的红辣椒，用开水泡上十分钟，再用干净的棉签蘸水伸进鼻腔内涂抹。如此进行，坚持每日一次。一般而言，症状不是很严重的人，使用此方一个星期，就能收到明显的效果。如果能注重日常保养，一年以后不复发也是可能的。

大家可能会感到奇怪：辣椒不是对感官有刺激的东西吗？吃多了会上火，竟然还能用来治鼻炎？的确，这一招听起来有点怪，却是有科学依据的。研究发现，鼻子鼻腔黏膜出现炎症后，在炎症的产生过程中需要一种 P 物质的支持。这种物质广泛分布于神经纤维内。如果鼻腔里没有这种 P 物质存在，那么鼻炎就不会发作了。辣椒里富含的辣椒素就能消耗 P 物质，使它完全消失，这样再接触可能引发炎症的物质时，鼻炎就不会发作了。这个方法在医学界也得到了认可，它比公认的激素疗法效果更好，甚至有机构专门开发了辣椒素喷鼻气雾剂。

不过，这个方法现阶段还不易被大众接受。众所周知，辣椒有很强的刺激性，刚开始使用时肯定要有一个适应的过程。但用的时间久了、次数多了，辣椒素慢慢消耗掉 P 物质后，刺激反应也就越来越小了。令人惊喜的是，这个疗法可以保证鼻炎在一年内不再发作。这对拿鼻炎束手无策的患者来说是一件天大的好事。有一点需要指出的是，P 物质有再生功能，以后还会重新生长出来。所以，这个小偏方是不能彻底根除鼻炎的。

如果嫌辣椒水麻烦，还有一个简便的方法，那就是用手搓鼻子，方法类似于摩鼻法。简单一些说，你可以用两只手的中指或食指，沿着鼻梁两侧上下反复搓，要遍及眼角内侧到迎香穴（鼻翼根部）的范围，每次搓至发热为止。如果能每天都坚持使用这个方法，会起到不错的效果。

手搓鼻子治鼻炎，是通过刺激鼻部的穴位达到疏通经络的效果。此外，具有相似原理的治疗方法还有刺穴法。这是医院较为常用的一种方法。其实，根本的原理是，如果鼻子经常受到外界刺激，那么那些引发炎症的小刺激就不足挂齿了，鼻子的疾病抵抗力自然会提高。

## 搓脚心，让你告别"鼻涕虫"

春季是未成年人患鼻炎的高发季节。当鼻塞、咽痛、头痛、打喷嚏等症状相继出现时，不少家长以为孩子患了感冒，就将感冒药、消炎药一起用，但效果并不明显，殊不知是鼻炎在作怪。

对于未成年人流鼻涕，应针对不同情况采取相应的办法。平常加强耐寒锻炼，多让未成年人到室外活动，保持室内空气清新，合理饮食，都有助于防止未成年人流鼻涕。

小齐今年 17 岁，是某中学高二的学生。平时他在学校表现突出，深受老师的喜爱，而且因为性格开朗，在同学们的眼中也是当之无愧的"人气王"。正因为这个原因他对自己的要求也越来越高了。这次，他担任了学校校庆的旗手，责任重大。可是，却因为鼻炎而发愁。练习的时候，鼻涕一会儿就流出来，擦干又流，这让他很尴尬，真要到了活动当天，总不能一会儿就擦一下鼻子，而且，全程都有录像。这可难坏了他。一开始以为是感冒，吃了感冒药但是不管用，后来才知道是鼻炎。妈妈知道这个情况后，就在晚上睡觉前为他搓脚心。没想到，第二天就好多了。坚持了两三天之后，到活动当天他的状态特别好，很好地完成了护旗和升旗任务。

如果你身边的朋友也有小齐这样的毛病，我们可在他们临睡前为其搓脚心 50 下，然后搓背部和两手的鱼际穴，直到微微发热为止。如果患者总是反反复复地流浓鼻涕，说明肺热，按摩时应向手掌方向直推患者的肾经。

未成年人经常流清鼻涕，是因为未成年人体内寒重、气虚，家长除了注意不让未成年人受凉外，饮食上也要让未成年人戒掉寒凉之物，多吃性温平的食物。除了从冰箱里拿出来的食物之外，有很多食品，虽然是在常温下食用的，但它的本质却是寒性的，例如西瓜、梨、猪肉、绿豆、冰糖、苦瓜等，即使是加热后，也要分季节、适可而止。

未成年人流浓鼻涕多数是在流清鼻涕后出现的，这一般是未成年人受凉引起流清鼻涕后，没有及时祛寒，或又吃了一些上火的食物，如膨化食品，导致体内有寒又有热，才会出现流浓鼻涕的现象。

由此可见，鼻子的保养应当从生活中入手。鼻子的健康看起来是小事，不足挂齿，但事实上却会对我们的健康和生活带来很大的影响。其实，不管是成年人还是未成年人，在对鼻子健康的保养上都应当做到尽心竭力，譬如，保持室内空气清新，养成良好的饮食习惯，依据环境温度的变化增减衣物等。

## 葱汁塞鼻孔，刺激疗法效果好

作为耳鼻咽喉科的常见病，鼻炎往往会被患者随意处置。自作主张滴呋麻滴鼻液，吃点鼻炎片，而结果却适得其反，有的甚至因为长期滴用血管收缩剂而惹来一种药物性鼻炎，招来更多烦恼。

药物性鼻炎是不恰当的鼻腔用药长期持续作用的结果，也可理解为是一种慢性鼻炎。其致病原因就是不恰当的鼻腔用药，包括使用作用强烈的鼻黏膜血管收缩滴鼻剂、药液浓度过高、用药过量或长期用药等。这些均会损害鼻黏膜纤毛的结构，从而影响鼻黏膜的生理功能，产生临床病症。

魏东是某广告公司的创意人员，虽然年纪轻轻，但是因为经常加班，用脑过度致使其头上已经看得到白发，平时他身体的抵抗力也比较差，经常感冒，偶发鼻炎，所以经常吃药。因为他白天干活，晚上还加班，又容易感冒，所以同事们给他起了一个外号叫"白加黑"。最近一段时间，魏东突然不加班了，原来这次他患上了药物性鼻炎，鼻子里像有一团火在烧，鼻翼肿胀呈暗红色，鼻道中有黏液性或黏液脓性分泌物。后来，在休息一周之后，魏东复工，面对大家的关心，他道出了病情好转的原因——葱汁塞鼻孔。

其具体操作方法是：取新鲜生葱，洗净，取葱白，捣烂，放几小团指甲盖大小的药棉浸葱汁备用。治疗时先用棉签蘸淡盐水清洁鼻孔，然后将浸了葱汁的小棉花团塞入鼻孔内，保持数分钟，一开始感到刺鼻，渐渐会失去刺激性，当效力消失后再换新棉团。

每次如此塞半小时至一小时左右，一天两三次。为求方便可多备些葱汁，用保鲜膜密封，有空就做，治疗同时可做其他事，一点儿也不影响正常的生活，特别方便。这个偏方对药物性鼻炎疗效较好，虽不能确保每位患者都能痊愈，但确实可以有效缓解病情。

说到这里，也许有的朋友对药物性鼻炎还不甚了解，无法确定自身的病症是否属于药物性鼻炎。一般说来，有长期应用鼻血管收缩剂或血管收缩药物的病史，连续应用 10 天以上；自觉使用滴鼻剂的效果越来越差，所需用药量越来越大、滴药次数越来越多，即出现多用减效现象；鼻黏膜外观从充血到苍白水肿不等，鼻腔内有灼烧感，鼻翼两侧红肿的患者就基本可以确定为药物性鼻炎患者了。

# 鼻窦炎

## 妙制葫芦酒，鼻通气畅好舒服

和过敏性鼻炎一样，鼻窦炎也是较为常见的鼻部炎症。鼻窦炎对身体的危害极大，它可引起头疼，头晕脑涨，失眠健忘，心烦意乱，容易发脾气，（学生的）学习成绩逐步下降，困倦淡漠，注意力不集中等，也可成为病灶，影响周围组织发炎，尤其是眼病，如中心性视网膜炎等。

想要治愈鼻窦炎先要了解鼻窦的构成和作用。

简单地说，鼻窦的作用就是保卫呼吸道。鼻窦一旦出了问题就会影响肺、气管等下呼吸道的功能，而且还会影响周围的组织，像大脑、眼睛等，如果病情严重的话，还会引起危害人们生命安全的并发症，而且发病率比较高，尤其是青年人的比例比较大，对患者的日常工作和学习的影响较大，应及早治疗。

伏成辉患鼻窦炎已经快 40 年了，经常鼻塞流涕头痛，感冒时更为严重，口干，睡觉不能平卧，左侧偏头痛，淌黄脓，恶臭异常。夏天好一些，冬季易犯。经医院治疗无效，需手术切除，但是并不保痊愈。他中西药吃了不少，一直时好时坏。就在他几乎已经对此失望的时候，一次和老友聚会时，喝了朋友家自酿的葫芦酒，病情竟然得到了缓解。之后自己照方炮制，两周不到，鼻子就通畅了，晚上睡觉也好多了，而且很少鼻塞，嗅觉也好了。

此方的具体制作方法为：先准备苦葫芦子 30 克。然后将葫芦子捣碎置瓶中，加 150 毫升醇酒浸泡 7 日。去渣后，少量纳入鼻中。每日 2～4 次，一周左右见效。

对于鼻窦炎而言，在治疗的过程中还要注意其诱发症状。鼻窦炎可能诱发牙痛、头痛等症状。春冬季节是鼻窦炎的高发季节，一部分病人呼吸道症状不严重，往往因牙痛或头痛就诊，从而辗转治疗贻误病情。鼻窦炎的表现多种多样，最主要的症状是持续性鼻塞、脓鼻涕增多且不易擦净，一旦向后流入咽部及下呼吸道时，会刺激咽、喉黏膜，引起发干、咳嗽，甚至恶心。所以说，鼻窦炎的诊断和对症治疗一定要准确，否则就会出现治标不治本的尴尬局面。

此外，强有力的预防措施也可以降低鼻窦炎的发生概率。

首先，平时应注意鼻腔卫生，注意擤涕方法。鼻塞多涕者，宜按塞一侧鼻孔，稍稍用力外擤，之后交替而擤。条件允许的时候，可常做鼻部按摩。

其次，急性发作时，应多加休息。卧室应明亮，保持室内空气流通，但要避免直接吹风及阳光直射。

再次，慢性鼻窦炎者，治疗要有信心与恒心，注意加强锻炼以增强体质。以游泳为主要锻炼方式的朋友，要注意游泳时保持姿势正确，尽量做到头部露出水面。

最后，保持性情开朗，精神上避免刺激，严禁烟、酒和辛辣食品。

## 得了鼻窦炎，冷水洗鼻好得快

具体说来，以下几类人群较常人而言更容易被鼻窦炎所困扰：天生体质较弱，全身抵抗力下降的人；过度疲劳、受凉受湿、营养不良的人；变态反应体质，有全身性疾病的人（贫血、内分泌功能不足）；有鼻腔疾病病史的人；有过鼻部外伤的人；游泳或者潜水姿势不当的人；喜爱高空速降运动的人。

钱强是一名摄影师，潜水是他平日里最喜欢的运动项目。但是，他的潜水技术没有经过正规的学习，是在朋友的点拨和自己的摸索中学会的。对于这项运动，他唯一的遗憾就是不能经常进行。因为自身有鼻窦炎，而且有加重的趋势。两天一瓶滴鼻净还不够，一停药，鼻孔立刻不通气，长时间治不好。

终于有一天，他受不了了，找到医生看病。医生了解他的情况之后说："小伙子，你本来就有过鼻炎病史，现在又经常潜水。我敢说你的潜水方式一定有问题，所以加重了你的病情。"

钱强听后恍然大悟。医生除了给他开一些成药之外还推荐给他一个偏方：洗脸不用热水，用冷水，用手心盛自来水管放出来的冷水，捂在鼻子上，把冷水吸进鼻孔里，而后擤出来，再盛水吸进去，再擤出来，连续几次，每天坚持。钱强用这个冷水疗法试了10天，病症明显好转。后来，他依旧坚持使用这个冷水疗法从未间断，一年过去了，鼻窦炎没有再犯。

钱强的鼻窦炎是由于气压发生急骤变化时，鼻窦内外气压不平衡，使得窦腔黏膜肿胀和渗出所致。这种情况常见于航空、潜水等情况，称气压创伤性鼻窦炎，多见于窦口原来就不通畅的患者。

由此可见，了解自己的疾病，找到最关键的致病因素是缓解和治愈病症的关键。鼻窦炎是鼻窦黏膜的炎症性疾病，因呼吸道感染、呼吸道变态反应、鼻腔鼻窦解剖异常等原因引起鼻腔鼻窦黏膜肿胀、各鼻窦口阻塞、鼻窦内分泌物不能正常排出所致。冷水洗鼻能促进血液循环，使鼻甲及鼻腔鼻窦黏膜收缩，以利鼻腔鼻窦的通气和引流，在一定程度上可促进鼻窦炎的康复。

## 慢跑，恢复正常鼻功能

鼻窦炎是一种常见病，可分为急性和慢性两类，急性化脓性鼻窦炎多继发于急性鼻炎，以鼻塞、多脓涕、头痛为主要特征；慢性化脓性鼻窦炎常继发于急性化脓性鼻窦炎，以多脓涕为主要表现，可伴有轻重不一的鼻塞、头痛及嗅觉障碍。

慢性鼻窦炎的病程一般持续时间较长，数月至十数年不等，其症状与慢性鼻炎相似，各鼻窦区无压痛和红肿，无全身不适。对于慢性鼻窦炎，现阶段还没有特效疗法。虽然不是所有的疾病都能从根本上治愈，但是像鼻窦炎一样的很多疾病，我们至少可以采取有效措施来解除症状，使其在较长时间内不会复发，以往之所以反复发作，关键在于没有找到真正适合你的治疗方法。

刘振今年39岁，是某大学经济法讲师。20年前，因一次重感冒落下了鼻窦炎的病根。从此，鼻腔不通，什么味儿都闻不到，还经常头痛。他尝试吃过各类鼻炎药，买过鼻炎治疗仪，还做过穿刺和手术，但由于当时医学水平有限，效果并不如意。后来，一位朋友告诉他跑步能减轻鼻窦炎的痛苦。他便开始每天早晨或傍晚坚持慢跑40分钟，坚持了两个月病情有所好转，又坚持下去，不到两年他的鼻窦炎基本上就全好了。现在，虽然他已改慢跑为快步走。但十几年来一直在坚持，就连上下班都是以步代车。他常和别人说："累点没什么，呼吸顺畅感觉最好。"

为什么慢跑能起到缓解鼻窦炎的作用呢？这是因为慢跑可以促进血液循环，鼻腔内的鼻窦黏膜因此频繁收缩，鼻腔通气和引流运动循环往复，长期坚持可增强体质。但是，这个方法相比其他偏方窍门而言对于患者的决心和毅力是一大考验，一定要长期坚持才可收到好的效果，一旦中途放弃就等于前功尽弃。

值得一提的是，在选择慢跑治疗鼻窦炎之前，患者一定要根据自身的症状到医院进行相关检查以明确诊断，了解自身疾病的性质及其严重程度，综合各方面情况制订一个较好的治疗方案，切勿耽误病情。对龋齿、扁桃腺炎、牙部脓肿、鼻息肉、鼻中隔偏曲等邻近组织的病变要及时治疗，要知道，五官之间的健康有着千丝万缕的联系，关心鼻子周围的其他炎症也能避免累及鼻窦而发生鼻窦炎。

此外，慢性鼻窦炎的并发症也是要留心的方向。鼻腔和鼻窦位于颅脑下面，居于咽喉与口腔上方，坐落于两眼眶之间，它们之间相互为邻，关系密切。鼻腔和鼻窦病变常向附近组织蔓延，因而会引起各种各样的并发症。若延及颅脑，严重的可造成死亡，对咽喉与眼眶的渗透，也会引起各种病变，尤其对未成年人来说，并发症将会影响身体和智力的发育，后果严重。

# 鼻出血

## 一汤一菜，温馨食疗防鼻血

鼻出血俗称流鼻血，是生活中常见症状之一，多因鼻腔病变引起，也可由全身疾病所引起，偶有因鼻腔邻近病变出血经鼻腔流出者。鼻出血多为单侧，亦可为双侧；可间歇反复出血，亦可持续出血；出血量多少不一，轻者仅鼻涕中带血，重者可引起失血性休克；反复出血则可导致贫血。

在诸多的出血情况中，因为上火而流鼻血的情况颇为多见。精神压力过大，饮食不注意，环境温度过高、中暑等因素都可能让人流鼻血。这种情形下的鼻血多可自止。而且，这种鼻腔出血状况属于鼻出血中对人身体伤害最小、最不易反复的情形。

李溪是某中学初二的学生，因为运动细胞发达而担任班里的体育委员，每到校运动会的时候都能大展身手。但是，学校的运动会多在夏末季节，气温还比较高，加上精神兴奋，人很容易中暑。作为一名体育委员，他看到班里成绩落后就着急上火，打定主意要在下个项目上超越别的班。但在男子接力比赛过程中他突然流鼻血，坚持跑完后到校医室处理。医生为他做了简单的清理，除了嘱咐他多喝水，别吃上火的东西之外，还给他开了几支藿香正气水，并给他的家长写了一封短信，上面列有两款防治鼻血的食疗方子，希望家长能协助医生帮助小溪尽早去火。这两个食疗方如下：

1. 芥菜蜜枣汤：准备鲜芥菜 90 克（干品 30 克），蜜枣 5 个。先将芥菜、蜜枣洗净，一同放入锅中，加清水适量，煨汤，烧开后去渣即可食用，饮汤吃枣效果最好，对治愈上火型鼻出血效果良好。

2. 绿豆炖黄鳝：准备黄鳝1条，绿豆30克。将绿豆加水煮烂，取黄鳝割开其尾部，让血滴入滚沸的绿豆汤中，待血流净，把鱼放入共煮至烂熟，剔去鱼刺和内脏。功用同上。

其实，类似这种鼻出血的现象，只要措施到位是完全可以避免的。预防鼻出血要做到以下几点：

平时要多喝开水，多吃新鲜蔬菜、水果，使鼻黏膜保持湿润，增加抵抗力。少进食或忌食酒和辛辣刺激性食品，忌烟。体热者，少食辛热食品，在天气炎热的时候减少室外活动。体育锻炼时，要充分利用缓冲作用，避免鼻部损伤。避免外伤及头部、鼻部的强烈震动和冲撞。

感觉鼻子不舒服的时候不要用手指挖鼻孔，这样会使鼻毛脱落，黏膜受伤，血管破裂，引起出血。正确的方法是用干净柔软的毛巾或棉花蘸温开水轻擦一下，也可以用开水的蒸气熏一熏。

对于以往就有过鼻出血病史的人，尤其为时令性发作的，要注意工作与生活环境，不能过于干燥、高温及有灰尘。

当然，任何时候出现鼻出血的症状都不能简单地凭感觉断定出血原因，以免误判，延误病情。

## 关键穴位按摩，防止鼻血如注

鼻子是人体中非常重要的一个器官，它作为人体与空气打交道的第一关口，外与自然界相通，内与很多重要器官相连接，既是人体新陈代谢的重要器官之一，又是防止致病微生物、灰尘及各种脏物侵入的第一道防线。由此可见，鼻子的保健不容忽视。

平时生活中难免会出现流鼻血的情况，流鼻血时，一般人都习惯于将头向后仰，鼻孔朝上，认为这样做可以有效止血，其实是错误的，这样做只是看不见血往外流，但实际上血还是继续在流，只不过是在往内流。正确的处理方法应该是让头保持正常水平状态或稍向前倾的姿势，使已流出的血液向鼻孔外排出，以免留在鼻腔内干扰到呼吸的气流。与此同时，还可以用凉毛巾敷在额头或鼻部，降低头部和鼻子的温度，以减轻出血症状。

在体育领域里，不少教练员都会教给自己的运动员一些处理紧急状况的小方法，来应对意外的运动伤害，其中也有止鼻血的方法。比如用左手或右手的拇指与食指，夹住鼻根两侧并用力向下拉，由上至下连拉12次。

这样拉动鼻部，可促进鼻黏膜的血液循环，有利于正常分泌鼻黏液。

虽然在常人看来流鼻血不是什么要紧的病症，但是出血这种症状却能从某种程度上反映出身体的健康状况。中医认为，脾统血，流鼻血是脾不统血，气血上逆导致的。鼻子出现病症，一般来说，与肺和肝等部位出现异常也有着很大的关系。当气血上升，特别是肺气较热时，人就会流鼻血。肺气过热时，人的眼底也会带血或出血。上火和流鼻血的原因是一样的，都是气血上逆导致的结果，但上火不是导致鼻子出血的全部原因。在自身出现出血症状时，应该先搞清楚原因，然后再选择适合的治疗方。

像上面所提及的按摩式样的治愈方就是诸多方法中作用较为温和的一种，而且操作起来也比较简单。其实，现实操作中，可选择的鼻部按摩法还有很多，比较常见又有效的主要有以下几种，仅供参考。

1. "印堂"穴按摩

用拇指、食指和中指的指腹点按印堂穴（在两眉中间），也可用两手中指一左一右交替按摩印堂穴。此法可增强鼻黏膜上皮细胞的增生能力，并能刺激嗅觉细胞，使嗅觉灵敏，还能预防感冒和呼吸道疾病。

2. 鼻内按摩

将拇指和食指分别伸入左右鼻腔内，夹住鼻中隔软骨轻轻向下拉若干次。此法既可增加鼻黏膜的抗病能力，预防感冒和鼻炎，又能使鼻腔湿润，保持黏膜正常。在冬春季，还能有效减轻冷空气对肺部的刺激，减少咳嗽之类疾病的发生，增加耐寒能力。拉动鼻中隔软骨，亦有利于防治萎缩性鼻炎。

3. "迎香"穴按摩

以左右手的中指或食指点按迎香穴（在鼻翼旁的鼻唇沟凹陷处）若干次。因为在迎香穴位有面部动、静脉及眶下动、静脉的分支，是面部神经和眼眶下神经的吻合处。按摩此穴既有助于改善局部血液循环，防治鼻病，还能防治面部神经麻痹症。

人们在外界环境中，不可避免地要与被各种废气污染的空气打交道，这些污染物会在鼻腔内留下大量污垢，逐渐侵害鼻腔黏膜的健康。因此，我们要经常给鼻子"洗澡"。在此特别推荐冷水浴鼻，尤其是在早晨洗脸时。用冷水多洗几次鼻子，可改善鼻黏膜的血液循环，增强鼻子对天气变化的适应能力，预防感冒及各种呼吸道疾病。

## 丝瓜加番茄，止血第一方

生活中有些人经常性流鼻血，也有人偶尔流鼻血。不管是哪一种出血的情况，都是在提醒我们，身体健康出现了问题。之所以会有这样的情况，可能是局部的原因，也可能是全身原因。前者以外伤、炎症和肿瘤最为常见。后者多见于全身性原因，主要见于全身性疾病。

冯佳是某手机商城的销售人员，平日里在空调室内工作，可是，到了春天，为了处理往年的旧商品，商城会有促销活动，会在室外临时设立促销点。室外的风沙天气让她们这些适应了凉爽工作环境的人难受极了。因为促销活动进展顺利，场面异常火爆，冯佳全心投入工作，忙得不可开交，正在这时她突然流起了鼻血。她一下子慌了神，左思右想就是不知道自己为什么会无缘无故流鼻血。费了好大的劲才把鼻血止住。后来检查才发现，原来是维生素缺乏，加上又有慢性鼻炎，才导致了流鼻血。

因为她这种情况属于炎症性出血，所以一旦出血，出血量就不小，而且不好止住。因为缺乏维生素已经属于全身性疾病问题，所以在治疗和保养上也不是简单地止血措施可以解决的。要想彻底解决此问题，就要选对适当的治疗方，最好是从食补入手补充维生素。

下面就给大家推荐两个食补偏方，仅供参考。

偏方一：鲜丝瓜1000克，薄荷叶8片，精盐适量。鲜丝瓜加薄荷叶同时熬汤，用精盐调味后饮用。

偏方二：番茄500克，熟鸡蛋黄2个，白糖适量。将番茄洗净，放入沸水锅中再取出放入凉水中，捞出后削去皮，切成半月形块，装在盘中。将蛋黄放在番茄块中央，并将白糖撒在蛋黄和番茄块上。每日一剂。

冯佳选择的是第二个方子。虽然见效较慢，但是自从开始服用就没有再犯过。由此可见，当鼻出血时，不能只从局部找原因，还应当对全身进行必要的检查，以便针对真正的原因进行处理。

有的朋友可能会问，鼻血与季节是否有关联？

答案是肯定的。科学研究表明，在春季发生鼻出血的比例，远远高于其他季节。鼻出血多是突发性的，往往使患儿不知所措，如果救治不及时，会出血太多影响健康。

为什么春天容易发生鼻出血呢？

第一，春季来临，人体内阳气也随之急剧升发，血随气涌，上冲到鼻咽而容易出血。

第二，冬去春来，脱去厚衣重帽的我们，突然获得室外活动的机会，特别兴奋，容易造成鼻外伤出血。

第三，入春转暖，在冬天过久收缩的鼻腔血管扩张，鼻内产生干燥、发痒等不适感，稍一抠挖，即会出血。

也正由于春季是鼻血的高发期，我们建议大家在春季尽量少参加剧烈的活动，避免鼻外伤；饮食要注意清淡，少吃煎炸的食品；预防感冒和其他热性病；如果有春季鼻出血史者，可以服用银花、菊花、麦冬等加以预防。

# 中耳炎

## 核桃油滴一滴，耳朵更聪灵

分泌性中耳炎是以鼓室积液及听力下降为主要特征的中耳非化脓性炎性疾病。中耳积液的性质可为浆液性漏出液或渗出液，亦可为黏液。本病可分为急、慢性两类，慢性分泌性中耳炎可因急性分泌性中耳炎未能及时与恰当地治疗，或由急性分泌性中耳炎反复发作，迁延转化而来。

中耳炎常见症状如下：

耳聋：可于感冒后、乘飞机下降或潜水时，突然出现听力下降，压迫耳屏或头位改变时，听力可有所改善。

耳鸣：多为低音调"轰轰"样耳鸣，打呵欠或擤鼻时可闻及气过水声。

冯卫东是一名环卫工人，虽然在最平凡的岗位上，但是他对待工作一向是一丝不苟。因为直接与脏东西和垃圾接触，所以他对自身的消毒措施一向比较到位。但是，某一年由于天气原因，风沙狂吹，让他有些措手不及。没多久他就发现自己的耳朵发炎了，一开始他用治疗眼部炎症的药膏抹了一点，可惜不起任何作用。后来他偶然间从其他环卫工人那里听到一个核桃仁治疗中耳炎的小偏方。

具体的做法是：取核桃仁适量，冰片少许。将核桃仁捣烂（或蒸熟），用洁净纱布包好加压挤油约15毫升，加入冰片（1~1.5克），不断搅和，使其溶解。用时，先按常规消毒，然后滴入药液2~3滴，再用棉球将外耳孔堵住，每日3次，连用5~10日。

在他按照上述方法和计量连续使用三天后，炎症已经消除了许多，后来为了巩固疗效，就又坚持使用了三天，彻底治愈。

通过以上对中耳炎偏方的介绍，希望有心的患者可以在遵医嘱的情况下，询问医生以后，正确采用，及早脱离中耳炎的困扰。

此外，为了能让治疗方发挥更好的效果，还要经常进行身体锻炼，增强体质，这也是预防风热外袭和中耳炎的关键。

## 胆矾散治疗化脓性中耳炎

中耳发炎，顾名思义，是耳朵里面有了炎症。有的人一发现自己的耳朵有不舒服的情况就胡乱用药，有人甚至把眼药膏抹在耳朵里。这种没搞清楚病因类型就草率治疗的做法十分不可取。

一般说来，中耳炎分为分泌性中耳炎、急性化脓性中耳炎、慢性化脓性中耳炎，还有粘连性中耳炎和气压创伤性中耳炎五种类型，其中化脓性中耳炎最为常见，而且多发于年纪轻的人。因为中耳炎往往是普通感冒或咽喉感染等上呼吸道感染的前兆，所以忽视不得。

一般来说，细菌进入鼓室引起化脓感染，称为急性化脓性中耳炎；凡因急性化脓性中耳炎治疗不当，细菌毒性过强，机体抵抗力过弱或并发了乳突炎，以致持续流脓1~2个月以上者，都称为慢性化脓性中耳炎。

某小学教师何志成，今年45岁，左耳曾患慢性中耳炎多年，并经常复发，久治不愈，时常发生耳鸣、头昏、耳道流脓等症状，听力也随之逐渐下降，他为此感到十分痛苦和烦恼。后来，在一次家访过程中得到一个偏方，连续用药仅4天，耳道内流脓即被止住；用药7天后，耳内完全干燥，因而停药；半个月后耳鸣、头昏等症状也随之消失，后来听力也逐渐恢复，而且至今不曾复发过。

这个偏方的材料和具体操作方法是：取猪胆1个，注意猪胆应是完好无缺的，原胆汁要保留在内，然后在胆上部开一小口，塞入一些明矾，使明矾全部浸没在胆汁里，然后用线在开口处扎牢，再把猪胆挂在通风处阴干。经过一段时间，待胆汁干了后，就把胆内的明矾倒出，研成粉末，即成"明矾散"。使用时，取一段空心麦草秆，在麦草秆中放入少许药粉，叫另一人把麦草管的一头伸进患者的耳道里，另一头用嘴吹，把麦草管内的药粉吹入耳道深处。每天吹药2~3次，直到耳内没有脓液、耳道内干燥为止。

方中用到的明矾在普通的药店就有出售，但一定要在正规的药店购买，以防上当受骗。

中耳炎和体质有一定的关系。体质不一样，感染的风险也不同。反复感染中耳炎的人，自身的免疫力比较弱。另外，中耳炎易发、易反复，与家里有人吸烟、治疗不彻底也有很大关系。所以，在中耳炎反复发作期间，一定要要求家里人禁烟，而且一定要坚持到完全治愈后，经过医生确认才能停止治疗。

此外，为了保证此方的良好效果，生活中要格外留心细菌感染，时刻保持患者外耳道及耳前皮肤的清洁，如果有脓性分泌物，要及时清理。

## 虎耳草对慢性中耳炎有效

一般说来，慢性中耳炎可由急性中耳炎、咽鼓管阻塞、机械性创伤、热灼性和化学性烧伤及冲击波创伤所致。慢性中耳炎虽发作缓慢，但破坏性很大，能够造成永久性伤害，发病时耳中会不时流出灰色或黄色的脓液，严重时患者甚至会丧失一部分听力，感染时间越久，听力损失越多，因此及早发现十分重要。

下面为大家介绍一种在各地老百姓中间流传甚广的民间偏方——虎耳草外敷法。

王敏是某医院的护工，得中耳炎已经有相当长的一段时间。一开始的时候她为了治好中耳炎，几乎每天都去看医生。但是，后来因为效果不好而越来越少去医院了。最后，彻底放弃了。其实，她内心对此病十分惶恐。后来，经过四方打听才获得了用新鲜的虎耳草治疗中耳炎的偏方，而且，同时她也听说不少人用过都有好疗效，所以对此充满希望。果然，在使用后不久，她的中耳炎就好了。

这个偏方的具体做法是将五六片鲜虎耳草的叶子用水洗净后，用力揉搓，将它的汁液滴两三滴到耳孔内，每日早晚各一次即可。一般说来，连续使用三天即可好转，一周后痊愈。

在治疗的过程中，要注意防范中耳炎的并发症，因为这些并发症一旦出现就会给人体带来极大的伤害，不得不防。先让我们依次来了解一下：

1. 面瘫。面神经距中耳腔很近，若损伤它，就会引起口眼歪斜。

2. 迷路炎。如果炎症向内侵犯，进入内耳会引起迷路炎，导致眩晕和恶心、呕吐等。

3. 颅内并发症包括脑膜炎、脑膜外脓肿及脑脓肿。不论出现哪一种情况，都会有生命危险。

各种脓肿，如耳后骨膜下脓肿、颞肌下脓肿、外耳道后壁脓肿等，出现脓肿后，在局部可摸到很软的包块，红肿、疼痛剧烈，并有高烧。

4. 如果处理不及时，脓肿向颈部扩散，引起颈部转动时疼痛，严重时会破坏颈部大血管，导致死亡。

此外，还有一点需要提醒注意的是，急性期后持续有分泌物出现或存在其他症状，可能并发其他疾病，不宜延误，应到医院作进一步检查，以免造成不良后果。

## 扁豆白术粥可治中耳炎

化脓性中耳炎俗称"烂耳朵"，中医学称其为"脓耳"，是中耳道因链球菌、葡萄球菌、肺炎双球菌等化脓性致病菌侵入而引起的炎症性病变，有急性、慢性之分。急性化脓性中耳炎易在全身抵抗力降低时发生，患者中以儿童更为多见。

戒除不良生活习惯是预防中耳炎发生的重要措施。有些家长喜欢为孩子掏耳朵，但所用的工具，如发夹、掏耳勺等不但未经消毒，而且十分尖锐锋利，稍不留神就会刺破皮肤和耳膜，从而导致中耳炎。此外，游泳时若耳内灌了水，应及时用棉签或棉球吸出耳内的污水。

当然，这也只能作为预防中耳炎的一种措施，不能对中耳炎起到实质性的治疗作用。

王志刚是一个自由职业者，虽然收入不算多，但是爱好广泛，对养生健身有自己的一套理论。夏天时他去一处俱乐部游泳，没想到过了不久竟然得了中耳炎。他分析可能是因为水太干净，细菌超标，再加上最近自己身体状态不是很好，才让炎症有机可乘。不过他并不像其他生病的人那样愁眉苦脸的。因为他自己就是一个养生方的研究者，所以，找到适合自己的治疗方对他而言并不是多难的事。果然，没多久他就针对自己的情况找到两种不同的食疗方，用后效果很好。这让他高兴极了。

他所使用的食疗方是白菜薄荷芦根汤和扁豆白术粥。

白菜薄荷芦根汤的制作方法是：准备大白菜根3~4个，芦根10克，薄荷3克。然后以水煎15~20分钟，趁热分2次服下。经过实践证实，此方对辛凉发热、疏风清热、热外侵型中耳炎特别有效。

扁豆白术粥的制作方法是：准备白扁豆20克，山药18克，白术15克，大米50克，苡仁20克。先将白术煎煮后取汁，入其他药共煮粥，日服一剂。此方主治脾虚湿困之化脓性中耳炎。

慢性化脓性中耳炎为肾元亏损及脾虚湿困，上犯耳窍所引起，饮食上要补肾健脾，祛湿排脓，多吃淮山、扁豆、苡米、党参、杞子、杜仲、茯实、核桃、栗子、黑豆、猪羊肾、狗脊骨、甲鱼等。忌吃辛辣刺激性食物，并戒烟酒；少食鱼虾、羊肉、蛋类、豆类制品等易引发邪毒的食物。

# 沙 眼

## 胆矾让你摆脱沙眼的苦恼

沙眼是由沙眼衣原体引起的一种慢性传染性结膜角膜炎，是青少年时期的常见眼病。如果孩子说眼睛不舒服，眼睛内像有沙子的感觉，有强光刺激还会流泪。出现这种情况，多半是患了沙眼。

沙眼急性发作时，眼睛发红，有异物感，怕光，眼部分泌物增多，迎风流泪，眼结膜上可见滤泡及乳头增生。孩子患了沙眼，如果在急性期得不到及时治疗，会逐渐进入慢性期，早上起床时出现眼屎粘住眼睫毛的情况，继续发展成重症，则会出现并发症，如眼睑内翻、倒睫、角膜溃疡，且眼球干燥等症状更加明显，甚至会影响视力。

关于沙眼的治疗，中医分为药物、手术、针灸三大类，其中，手术与针灸都需要专门的医师操作。这里我们只向大家介绍药物治疗沙眼的方法：

胆矾的用法有两种，一种是将胆矾配成1%的溶液点眼，每天点5次，每2小时点1次；第二种方法是，将胆矾配成5%~10%的油膏点眼，每天点3~4次。制法为：先将胆矾在乳钵中研极细，调入制过的白色凡士林油中，必须研匀。

沙眼是常见的慢性传染性眼病。全世界约有4.5亿沙眼患者，约占世界人口的1/10。一般，儿童患沙眼大多由父母或其他家庭成员传染所致。有关资料表明，无沙眼母亲的子女沙眼患病率为37.7%；有沙眼母亲的子女，其沙眼患病率则高达82.5%。

沙眼主要通过接触传染，凡是被沙眼衣原体污染了的手、毛巾、手帕、脸盆、水及其他公用物品都可以传播沙眼。因此，要想有效预防沙眼，必须养成良好的卫生习惯：不用手揉眼，毛巾、手帕要勤洗、晒干；托儿所、学校、工厂等集体单位应分盆分巾或倡导用流水洗脸；加强理发室、浴室、旅馆等服务行业的卫生管理，严格毛巾、脸盆等的消毒制度，注意水源清洁。

沙眼吃哪些食物好？具有明目作用的食物有枸杞、桑葚子及各种水果和蔬菜。

另外，可以多吃含维生素 A 的食物，维生素 A 可以预防和治疗干眼症。如果缺乏维生素 A，会导致眼睛对黑暗环境的适应能力减退，严重时还容易患夜游症。维生素 A 的最好来源是各种动物的肝脏、鱼肝油、奶类和蛋类。

## 大蒜帮你治眼疾

沙眼是一种持续时间长的慢性疾病，我国现在已有 600 万～900 万人因沙眼致盲。相应治疗和改善卫生环境后，沙眼可缓解或症状减轻，避免严重并发症。在流行地区，再度感染常见，需要重复治疗。预防措施和重复治疗应结合进行。应培养良好的卫生习惯，避免接触传染。

陈纱纱得了沙眼，她找了很多偏方自我治疗。在她锲而不舍地研究与试用过程中，她发现大蒜治疗沙眼最有效果。虽然不知道是不是对每个人都有用，但她希望自己的发现能让更多人获益。

具体的治疗方法是：用鲜紫皮大蒜去掉外皮，洗净后捣成泥状，再用消毒纱布绞挤出蒜汁，盛在消毒瓶中密闭备用。另用乌贼骨去壳，磨制成约 3 厘米长鸭嘴形小棒，消毒后备用。治疗方法：先用 0.5% 的丁卡因滴入结膜囊内，1～2 分钟后，用睑钩反转上睑并固定好，使穹窿部结膜完全暴露出来，再以乌贼骨棒轻轻摩擦乳头及滤泡，使其表面微破，摩擦要彻底，又不可伤及深部组织以及正常结膜面。再用消毒盐水棉球把血液及滤泡物拭净，然后在结膜上面涂擦蒜汁，放回眼睑。通常要两眼同时治疗。治疗一周后可复查一下，如果尚未痊愈，可进行第 2 次治疗。

大蒜中富含的硫化合物具有很强的抗菌消炎作用，是目前发现的天然植物中抗菌作用最强的一种。但外用时会引起皮肤发红，或灼热、起泡，故不宜敷过久，皮肤过敏者要慎用。

除此之外，养成良好的卫生习惯，勤洗手、勤剪指甲，不用手或不洁物品擦、揉眼部；最好用流水洗手、洗脸。

眼科专家提醒，沙眼及眼部有感染者切勿佩戴隐形眼镜，否则会导致严重后果。隐形眼镜对环境要求较高，在有灰尘及污染较为严重的环境里都不适合佩戴。因为灰尘等异物一旦进入眼内，隐形眼镜镜片会通过摩擦对角膜产生刺激，引起眼睛疼痛、细菌感染，最终导致眼角膜上皮脱落，严重时可能会导致失明。

为了人们眼睛的健康，建议沙眼及眼病患者佩戴框架式眼镜比较安全可靠。

## 沙眼难受极了，桑叶水洗眼

沙眼是由沙眼衣原体引起的一种慢性传染性结膜角膜炎，是致盲眼病之一。晚期由于受累的睑结膜发生瘢痕，以致眼睑内翻畸形，加重角膜的损害，可严重影响视力甚至造成失明。

一般潜伏期为 5~12 日，通常侵犯双眼。急性发病病人有异物感、畏光、流泪，很多黏液或黏液性分泌物。数周后急性症状消退，进入慢性期，此时可无任何不适或仅觉眼易疲劳。

老刘接单位通知，到北方一座城市出差。由于走得急，连毛巾也忘带了。住进宾馆后，服务员告诉他室内所用物品都是经过严格消毒的。于是，老刘就放心使用了宾馆内的公用毛巾。出差回来后老刘也没觉得有什么异常，但 10 天后他突然觉得眼内有异物感，而且畏光，流泪。眼科医生告诉他，他感染上了沙眼病。老刘说，我平时都带着近视镜，不曾有沙子吹进眼里呀！医生告诉他："沙眼不是由飞沙引起，是由一种肉眼看不见的微生物沙眼衣原体感染所致。"

后来他使用偏方治好了沙眼。这个偏方的具体方法是：取桑叶、菊花各 15 克。制用法是水煎。连熏带洗，每日 3 次。

《本草纲目》中说，桑叶乃手、足阳明之药，治劳热咳嗽，明目长发，止消渴。

现代药理分析表明，菊花里含有丰富的维生素 A，是维护眼睛健康的重要物质。菊花茶能让人头脑清醒、双目明亮，特别对肝火旺、用眼过度导致的双眼干涩有较好的疗效，经常觉得眼睛干涩的人，尤其是常使用电脑的人，多喝些菊花茶很有好处。眼睛近视的人更是经常感到眼睛干涩，常喝菊花茶能改善眼睛的不适感。

此外，菊花茶可消除眼睛水肿及疲劳，睡前喝太多的水后，第二天早上起床眼睛就会水肿像金鱼一样，此时用棉花沾上菊花茶的茶汁，涂抹在眼睛四周，很快就能消除这种水肿现象。平时泡一杯菊花茶来喝，能使眼睛疲劳的症状消除，如果每天喝三到四杯的菊花茶，对恢复视力也有帮助。

菊花的种类很多，不懂门道的人会选择花朵白皙且大朵的菊花。其实又小又丑且颜色泛黄的菊花反而是上选。菊花茶其实是不加茶叶的，只将干燥后的菊花泡水或煮来喝就可以，冬天热饮，夏天冰饮都是很好的饮料。菊花茶中加入枸杞泡出来的茶就是有名的"菊杞茶"，这两种都是中药护眼的药材，尤其适宜学生彻夜温习功课致使眼睛疲劳时饮用。

不少人潜意识里认为非处方药物可以根据自己的需要随意使用，这种想法极端错误。由于不需医师处方就可买到眼药水，许多人就忽视了眼药水的合理使用方法。专家提醒说，使用眼药水须遵照包装说明书的指示，以免引起过敏反应。

# 青光眼

## 菊明汤，青光眼患者的福音

青光眼是指眼内压力或间断或持续升高的一种眼病。眼内压力升高可因其病因的不同而有各种不同的症状表现。持续的高眼压可给眼球各部分组织和视功能带来损害，造成视力下降和视野缩小。如不及时治疗，视野可全部丧失甚至失明。故青光眼是致盲的主要病因之一。

胡玉苹今年已经 72 岁。2009 年 8 月开始她感到头痛、眼痛、乏力，被诊为青光眼。服用西药治疗，效果不佳。右眼已失明，连服菊明汤 6 剂后，诸症均减，又服 36 剂，头痛、目痛消失。

此方的具体使用方法为：木贼草 12 克，牡蛎（先煎）、石决明（先煎）各 15 克，夜明砂 10 克，菊花 30 克。先把药用水浸泡 30 分钟，再放火上煎煮 30 分钟，每剂煎 2 次，将两次煎出的药液混合。每日一剂，早晚分服。

青光眼的发生与日常生活中的许多诱因有关。因此，预防青光眼应多从避免或减少发作诱因着手。

1. 保持愉快的心情。心情郁闷、过度激动均可使眼神经血管调节功能失调，睫状体充血，房水产生过多，瞳孔散大，眼压升高，引起青光眼。

2. 保持良好的睡眠。睡眠不安或失眠，都容易引起眼压升高，诱发青光眼，尤其是眼压较高的人，更要睡好觉。每晚睡前用温水泡脚。不要在短时间内或晚睡前大量饮水，以防眼内房水增多，眼压升高。

3. 避免长时间待在光线暗的环境中。在暗室工作的人，每 1～2 小时要走出暗室或适当开灯照明。不要看光线较暗的电影；关灯看电视时要有一个弱光灯照明。

4. 避免过度劳累。身体过度劳累易使眼压波动，所以要注意生活规律，劳逸结合。

## 向日葵治眼疾，值得一试

青光眼是造成失明的第二大原因。通常，40岁以上的人比较容易患青光眼，而且女性患者又较男性患者常见。青光眼的特征是眼球内部的眼压增加，且眼球表面硬化。此病的症状包括眼睛痛或不舒服（主要发生于早晨）、视线模糊、光源四周有光环、瞳孔无法于黑暗中适度调节放大、徐光（周边视力）的消失等。

56岁的王先生经常头晕，还眼胀、疼痛。起初，他以为高血压犯了，就到医院开了些降压药。几天后，症状非但没缓解，看东西还模糊了，眼睛越发疼痛。到医院一检查，竟患了急性青光眼。

我们经常能看到一些四五十岁的女性，因脾气急躁引发了头痛、呕吐，一查发现竟然是青光眼引起的。她们中的多数人都有不同程度的青光眼性格，即表现为忧虑、紧张、不安、多疑、抑郁、强迫性格、不乐观等。而且这些人比较难沟通、不易交流，经常会出现逃避或拒绝接受压力的情况。

另外，这些患者还常是"老好人"。他们表现出忍气吞声、姑息谦让、自信不足和回避矛盾等行为。这种人在强烈的情绪反应或焦虑状态下，会出现心率加速、血管收缩、肾上腺素分泌增加、瞳孔扩大等状况，从而引起眼压升高。

下面向大家推荐一个用向日葵治青光眼的偏方。具体制法是：向日葵3~4朵，水煎，一半内服，一半熏洗眼部。向日葵一身是药，其种子、花盘、茎叶、茎髓、根、花等均可入药。茎叶可疏风清热、清肝明目。

青光眼患者的膳食中除给予普通食物外，还应注意给予高渗透性食物。如蜂蜜是一种高渗性食品，能够改变血液的渗透压和眼内房水的渗透压，从而降低眼压。急性青光眼可每日食蜂蜜100毫升，慢性青光眼每日150毫升，分三次口服。同时要选择低盐饮食，炒菜不要过咸，口渴时不要饮水过量，防止眼压升高。

膳食中应注意食用赤豆、金针菜、薏米仁、丝瓜、小米、玉米、荞麦、大麦、燕麦、蘑菇、海带、蚕豆、香蕉、萝卜、梨、柑橘、西瓜及绿叶蔬菜，烹调时要用植物油，如花生油、豆油、茶油、麻油等。上述食品含有较多的纤维素，具有健脾和防止便秘的作用。青光眼患者一定要保持排便通畅，防止腹压增加时诱发眼压升高。

### 单味草药治愈眼疾有绝招

如果你的朋友或者家人不小心得了青光眼，千万不能疏忽大意，因为青光眼是一种发病迅速、危害性强、随时可导致失明的常见疑难眼病。如果对其放任不管的话，会使患者眼内压间断或持续性升高最终超过眼睛所能承受的正常范围，给人的视觉功能带来损害。

如果患者的青光眼尚处于急性发作期，很可能会在两天之内就出现恐怖的失明现象。而且，临床的很多病例都显示，一旦得了青光眼，双眼同时发病的可能性很大，一旦失明也是双眼一起失明。

陈晓曦是一名火车站站台导引员，今年 29 岁。因为患了急性充血性青光眼，起病 3 天头痛不止，双眼视力模糊，口干、便秘，三天里一直在家休息。去医院检查发现巩膜充血，瞳孔散大。证属绿障，医生说这是因为肝胆有火气，体内痰湿严重引发的。治疗的主导方向是清热泻火利水湿。在朋友的介绍下，他采取了中草药偏方治疗的方法。服用 2 剂之后，小便增多，大便泻下 2 次，头痛目胀减轻，第三天就能看清东西。后继续服用，瞳孔收缩正常，视力增加。

这个草药方的服用方法很简单，只需要先准备车前子 60 克，然后加水 300 毫升，一次煎服即可。

其实，青光眼难治并不在于病症本身，而在于其发病迅猛让人措手不及。所以说，对于此病，预防胜于治疗。平素必须排除一切可诱发眼压增高的有害因素，预防青光眼发生。

最后特别提醒的是，对于有青光眼遗传史的家庭成员，必须定期复查，一旦有发病征象者，必须积极治疗，防止视功能突然丧失。

# 结膜炎（红眼病）

## 茶叶水洗脸，远离急性结膜炎

急性结膜炎俗称"红眼病"。多发于春季，为季节性传染病，它主要是通过接触传染。往往通过接触病人眼分泌物或与红眼病人握手或用脏手揉眼睛被传染。

汪老师，今年66岁，眼患了结膜炎，且比较严重，全眼已发红而且视力也有所减退。后来用茶叶水治疗，效果不错。

此方操作的具体步骤是：先准备茶叶、烟丝各适量。再用开水浸泡茶叶一小杯，待冷后倒出茶水，然后把烟丝放入茶水中浸渍1小时左右，倒尽茶水取出烟丝轻捏至不滴水为止。睡前用温开水清洗双眼，然后以烟丝敷眼皮，用纱布一小块覆盖，绷带固定。第二日清晨打开绷带，弃烟丝即可。用时要避免烟丝误入眼内。

其实，预防结膜炎，不仅要注意饮食卫生，还要合理调节饮食，多补充维生素A、维生素C和锌，因为维生素A、维生素C和锌能提高免疫能力，对预防病毒性结膜炎尤其重要，但锌不宜补得过多。

富含维生素A的食物有鱼肝油、动物肝脏、胡萝卜、黄绿蔬菜、蛋类、牛奶、奶制品、奶油、黄色水果等。维生素C巩固结缔组织，改善微血管的通透性，使眼睛免于更进一步的发炎，同时起着促进组织复原的作用，富含维生素C的食物有樱桃、番石榴、红椒、黄椒、柿子、青花菜、草莓、橘子、芥蓝、菜花、猕猴桃等。

此外，应多吃些具有清热、利湿、解毒功效的食物，如马兰头、枸杞叶、茭白、冬瓜、苦瓜、绿豆、荸荠、香蕉、西瓜等。豆类、小麦、蛋、鸡肉、猪肉、黄油等含铬丰富的食物也有益于结膜炎的治疗。深海鱼油可以改善视力，延缓视力衰退，维护视网膜。

最后，需要注意的是，结膜炎患者忌吃下列食物：辛辣温热食物，如洋葱、韭菜、芥末、生姜等；腥膻发物，如黄鱼、鳗鱼、鳝鱼、黑鱼、鳊鱼、蟹、虾等；忌饮酒。

## 梧桐濯足治疗慢性红眼病

有的人长期眼红，时轻时重，这很可能是患了慢性结膜炎。慢性结膜炎为一常见病、多发病，常为双侧性，有时非常顽固，久治不愈。慢性结膜炎的主要症状是眼分泌物和结膜充血。病人自觉症状轻微，主要为痒、灼热、异物感、干涩、眼睑沉重感、视力疲劳等，一般晚间或近距离工作时症状明显，但也有无任何不适者。这就是慢性结膜炎。

李某今年22岁，是一名软件工程师，最近常常觉得眼睛附近痒痒的，好像里面有什么东西，一开始也没有在意，一直拖着，后来感到双眼疼痛，且已经出现红肿症状，眼睛也很容易感到疲劳，看东西连续超过半小时就难受得不得了，晚上的时候症状更加明显，所以，连续好几天睡不好觉。

后来去医院，经过诊断是急性结膜炎（红眼病）。用了一些药膏和滴眼液都不见明显效果，之后选择了梧桐濯足的偏方，没想到眼疾竟痊愈了。

有人可能会奇怪了，明明是眼睛出了问题，怎么会从脚上开始治呢？我们先来了解一下这个方子的具体方法再来解答这个问题。

准备梧桐叶 150 克，最好是深秋季节采集来的霜梧桐。加水 3000 毫升，煮至 2000 毫升，倒入盆内，趁热浸泡双足，边浸泡边揉搓按摩，直至水温不热时结束，每次约 30 分钟，依据病情程度，每日进行 1 次或者 2 次皆可。

本方中的梧桐自古以来就被作为一剂药材广泛使用。其花、叶子、种子都可以作为药用，但功效有所不同。这里以梧桐叶为主要药材，是因为其具有补气养阴、明目平肝的作用。经过温热水汽的作用，扩散作用于患者的脚底，刺激足部反射区，从而对眼部疾病起到治疗作用。此方可以治愈眼睑红肿，结膜充血，流泪，异物感等症状。

慢性结膜炎的致病因素主要有以下几点：

1. 感染因素。由于急性结膜炎未经治疗或治疗不彻底而转变为慢性。

2. 药物刺激。由于长期应用某些眼药如肾上腺素、缩瞳药和一些刺激眼药而导致。

3. 刺激因素。这是最常见的原因，如居住或工作环境不良、空气污浊、风沙、烟雾、强光、照明不足、有害气体、过度饮酒和睡眠不足、游泳过程中水污染以及其他疾患引起的刺激。

生活中，应注意避免以上透发因素，保护好眼睛，谨防慢性结膜炎。

# 夜盲症

## 吃羊肝，治愈夜盲症的偏方

现代医学认为，夜盲症是由角膜营养性的病变引起，主要是维生素 A 缺乏，导致角膜上皮干燥变质，亦可由视网膜色素变性引起。临床表现以天明时视觉多正常，入暮或在光线暗淡处即视物不见或昏蒙为特征。

老李和老孙都在机械厂工作。一天夜班时，老李正查岗，见一个人晃晃悠悠爬到废料堆上去了，院子里有灯，可不太亮，那堆废料里有三角铁，有圆钢，还有横七竖八的带钢，大黑天的往那上面爬，出了事故咋办！

老李赶快跑去喊他下来，到近前一看，原来是老孙。老孙出门想上厕所，可是一出去，忽然就什么都看不见了，开始他以为是刚从亮处出来，眼睛不适应的原因，就凭着记忆顺着路走，没想到走到了原料堆。车间里机器轰鸣大家都听不到他的声音，要不是老李及时看到，不知会出什么危险呢。

经检查，老孙是由于营养不良得了夜盲症。老李知道后到处为他打听治疗夜盲症的偏方，知道羊肝芥菜籽能治这病，厂里便买了羊肝，让老孙天天吃，过了一段时间，老孙的夜盲症就好了。

其方法如下：羊肝1个，芥菜籽12克，笋外壳4个，将羊肝洗净切4块，芥菜籽炒黑研细末，分别撒于羊肝上，然后用笋壳包好，上笼蒸熟，1日分2次吃。

预防夜盲症，应从以下几方面入手：

1. 患者应作遗传因子检查，以免影响下一代。

2. 维生素A缺乏是造成夜盲症的主要因素，所以除了注意营养均衡外，治疗"夜盲症"就必须从补充维生素A着手，多吃含有维生素A的食物，如牛奶、鱼类、蔬菜等。而胡萝卜含丰富的胡萝卜素，胡萝卜素在体内可转变成维生素A，也可适当多食。

3. 多喝茶。每100克茶含17~20毫克胡萝卜素，这种含量水平可与胡萝卜和菠菜的含量相比拟。而胡萝卜素被人体吸收后，在肝脏和小肠中可转变为维生素A，维生素A可与赖氨酸作用形成视黄醛，增强视网膜的辨色力。因此，多饮茶，尤其是绿茶，对夜盲症有一定预防效果。

## 多吃黑枣，不再做夜盲人

人们说："眼睛是心灵的窗户。"不言而喻，拥有一双健康、美丽的眼睛，对一个人来说是多么重要。但是类似夜盲症的各种眼病正在威胁、困扰着每一个人，给人们的生活带来了诸多的不便。夜盲症有以下几种情况。

铁屑性夜盲。在生产劳动中，当铁屑弹入眼内时，即刻会产生严重的刺激症状；如果铁屑没有完全取出，在眼内就会慢慢发生化学变化，生成氧化铁，影响视网膜上杆体细胞的功能，使之产生夜盲。

视网膜色素变性。该病是一种具有遗传因素的眼病，通常先累及视网膜上的杆体细胞而使人产生夜盲，夜盲的程度为渐进性。随着病变的发展，可波及锥体细胞，从而白天视力出现下降。因此，视网膜色素变性的患者常首先出现夜盲，病变是双侧性的，容易被发现。

广泛性陈旧性脉络膜炎。脉络膜是紧贴于视网膜上的一种组织，上面布有丰富的血管，以供应视网膜的营养。当脉络膜产生广泛性的陈旧性炎变时，可使之萎缩，影响视网膜的血液供应，不仅可使视网膜上的杆体细胞产生变性、破坏而出现夜盲，还可以因锥体细胞的供血障碍而出现视力下降，在白天患者的视功能也差。

为了能使更多的朋友摆脱夜盲症的侵害，这里为大家推荐的是青葙子黑枣疗法。具体的制作方法是：先准备黑枣 500 克、青葙子 100 克、蜂蜜 500 克，青葙子加水煎煮，每 20 分钟取煎液 1 次，加水再煮，共取 3 次煎液合并，放入黑枣煮烂，余汁将干时，加入蜂蜜调匀，冷后装瓶备用。

青葙子味苦，性微寒，归肝经，具有清泄肝火，明目退翳的功能。生青葙子长于清肝泻火，常用于肝热目赤，肝火眩晕。青葙子，治风热目疾，与决明子功同。"……其治风瘙身痒，皮肤中热，以能散厥阴经中血脉之风热也。"

泡制而成的黑枣是大枣干品，不是真正的黑枣。黑枣含有丰富的维生素，有极强的增强体内免疫力的作用。黑枣性味甘温，能滋补肝肾，润燥生津。而养肝则明目，所以黑枣对眼部疾病也具有一定的治疗作用。

## 多吃红薯，夜晚一样看得清

眼睛让我们可以更加清晰地认识世界。但是，有这样一群人，却只能认清楚一半的世界。他们的视力就像大多数鸟类一样，一到傍晚时分就视力模糊。这种现象就是夜盲。

张奇就是一名患有夜盲症的人。虽然他自己很喜欢跳舞唱歌，但是，自从患病之后就不会和朋友在晚上出去了。因为，这对他而言实在太不方便了。即使是在自己家里，晚上也是经常把手电放在随手可以找得到的地方，生怕一停电就什么都看不到了。为了治疗这个病，他先后尝试过不少方子，但是都收效甚微。去看病的时候，医生说："不管想治什么病，你先要对自己的病有基本的认识，这样才不会在选择方子的时候走弯路，白白浪费时间和精力。"医生说他的症状是由于缺少维生素 A 引起的，所以可以采取食疗的方式加以弥补。试用过推荐的食疗方——多食红薯——后不久，张奇的夜间视力果然有了改善。

一般说来，如因为肝热肾虚引发的患者，多会有头晕目眩，五心烦热，口唇发干，舌红，脉细，且有痒涩的感觉。因为肝经积热或者肾经虚损，故精气不能上承，目失所养，而成此症。有的患者，则是因体内气虚弱在白天还可以借助外在阳气而视物，晚间则大自然中阳气已尽无法借助而生夜盲。

而如果是暂时性夜盲，也就是属于张奇的这种情况，多是由于饮食中缺乏维生素 A 或因某些消化系统疾病影响维生素 A 的吸收，致使视网膜杆状细胞没有合成视紫红质的原料而造成夜盲。这种夜盲是暂时性的，只要多吃猪肝、胡萝卜、鱼肝油等，即可补充维生素 A 的不足，很快就会痊愈。

红薯之所以能够治疗夜盲症是因为其含有蛋白质、维生素、矿物质元素等多种对视力有帮助的成分。如果将其与其他常见的蔬菜比较，元素矿物质与蒜油维生素的含量均属上乘。

因此，亚洲蔬菜研究极高中心营养已将红薯列为高营养蔬菜。现在已经有越来越多的实例证明红薯蔬菜叶有提高人体免疫力、降糖、解毒、防治夜盲等保健功能。经常食用还可以预防便秘，保养皮肤，但有一点需要注意的是，红薯不适合正在减肥的人士。

# 第三章

# 内科老偏方，
# 小病一扫光

# 头　痛

## 吴茱萸饮止头痛

生活中，谁都难保会有头疼脑热的时候。大部分时候，这种疼痛只局限于头颅上半部，也就是我们眉毛和眼眶的边缘部位。

头痛的原因很多，其中有些是可能自愈的小毛病，有的却可能是严重到足以致命的疾患。

徐长文是某外贸公司的高级会计师，因为有长达7年的业内经验以及良好的职业口碑，所以一直很受领导的重视。但是，唯一不太如意的是，徐长文有头疼的毛病，不能经常加班，这也影响了他的工作和生活。每次头疼都是发生在心情比较烦恼或者又遇到季度结算或年度结算的时候。严重的时候还会出现干呕症状。

后来，他刚出嫁不久的妹妹回娘家的时候知道了病情，就告诉他一个治疗紧张性头痛的偏方。连续使用一周后，他发现头痛症状大有缓解。

这个方子就是吴茱萸饮。具体的使用方法是每天使用1~3克吴茱萸，加水200毫升煎煮，煎至水剩下一半量的时候，分3次服用。

吴茱萸属于芸香科的落叶小齐木，其未成熟的果实可以作为药用，果实有特殊的芳香，味道极辣，还带有一点点苦味。一般来说，越辣的品质越好，新鲜的不如陈的效果佳。在中药中，常被用于健胃、镇吐、镇痛，特别对因呕吐引起的头痛症有效。

吴茱萸可温中、止痛、理气、燥湿，治呕逆吞酸、厥阴头痛、脏寒吐泻、脘腹胀痛。现代药理研究证实，吴茱萸有镇痛、镇静的作用，并能用于治疗蛲虫病。此方在使用上的忌讳是不能过量饮用，否则可引起视力障碍错觉等。

此外，还要多注意服用期间的饮食禁忌。头痛的病人是不能经常吃火腿等防腐剂类食品，或者保存过久的野味的。像巧克力、啤酒、咖啡等会对人的精神系统造成一定刺激的食物都不宜食用，尤其是烟、酒和浓茶这三样物品更是大忌。因为它们可导致心率加快、小动脉痉挛，而导致头痛加重。紧张性头痛的患者，要在调养自己的肝脾上下工夫，注重掌握一日三餐的量，以免给肝脾带来额外的负担，加重头痛。

## 老方新解治愈偏头痛

偏头痛是常见的血管性头痛，由于颅血管收缩功能变化，呈现为发作性的搏动性痛或胀痛，伴恶心、呕吐、畏光，发作间歇期正常。头痛发作时，一般都局限于头的一侧，有的患者每次发作时头痛的部位可有变化，有时可见枕部和头顶疼痛，也有的患者表现为面部和颈部疼痛。头痛发作时，疼痛逐渐加重，几分钟到1~2小时头痛达到高峰，可持续几个小时乃至几天，随后头痛逐渐减弱或消失。活动可使头痛加剧，卧床休息可使疼痛减轻，短期睡眠可使疼痛完全消失。并非所有的偏头痛都需要治疗，而且在治疗中，患者自己如果能够掌握科学的方法，便可以减轻痛苦。

外界物理性刺激、精神因素、饮食因素、气候的变化、过度疲劳等为常见的诱发偏头痛的因素，避免这些因素，可预防偏头痛的发作。

方言是一家经纪公司的签约模特，不过，因为没有什么名气所以生活较为拮据。每次遇到商业活动的面试，她就很兴奋，上进心和成功欲望每次都会促使她自觉练习。由于对自己的身材和步法要求严格，所以她每天都练到筋疲力尽，直到面试前一天才休息了半天。很不巧的是，面试当天一早起床她就发现自己右侧的太阳穴头痛难忍。吃了止痛药却未能缓解多少痛感，这让她更加着急。这种程度的头痛让她无法集中精力走台。结果面试当然没有成功。心情沮丧的方言回到家中，一言不发。同居室的好友文文为了让她感觉舒服一些就把学医的姨妈请到家里。在吃过姨妈开的中药方之后，她的头疼果然祛除了，这让方言很惊喜。

这个方子是由辛夷、川芎、细辛、当归、蔓荆子几味药组成。可取辛夷9克，川芎30克，细辛3克，当归30克，蔓荆子6克。将上面的5味药用水浸泡30分钟之后，再用大火煮沸，煮沸后转为文火，再煮20分钟即可。为了使疗效得以较好的发挥。最好不要着急服用，而是将上述做法以新的材料重煮一遍。两遍所得合成一剂，平均分为3部分，每天饮用1部分即可。

本方具有活血行气、祛风止痛作用，常用于治疗偏、正头痛，症见头痛骤作，痛如针刺，或遇风加剧，四肢酸痛，或伴恶寒无汗，舌紫暗或淡，苔薄，脉细涩或浮紧。

川芎活血行气、祛风止痛；当归活血止痛、补血润燥；辛夷芳香开窍、升达肺胃清气、散寒止痛；细辛芳香透达、祛风散寒止痛；蔓荆子祛风止痛、清利头目。该方常用于现代医学的偏头痛等病症，本病可在气候变化、精神紧张、过度疲劳及其他强烈刺激等因素下诱发，呈周期性发作。

据现代药理研究，川芎可使脑血流量增加、血管阻力下降，有明显的镇痛作用；当归有抗炎镇痛及扩张血管、促进血液循环作用；辛夷、细辛有镇静、麻醉作用；蔓荆子有一定的镇静、镇痛、抗凝作用。诸药共同作用可达到镇痛、镇静、麻醉及改善微循环等目的，所以可以治偏头痛等病症。

## 周期性头痛就喝五花饮

周期性头痛有的是因为遗传，有的是病理原因，也有的属于特殊的生理表现。女性经期头痛就属于周期性头痛。女性头痛除了在经期时发作外，其他时间也有发作，临床上把女性在月经前后及月经期发生的头痛称为经期头痛。

这种头痛伴随着女性的生理期而来，每月一次，所以更加烦人。不少女性讨厌生理期的到来不是因为生理期的护理麻烦，而是因为又要头痛了。

曹晶晶今年 38 岁，周期性头痛病史已经有 7 年了。在这 7 年里，每遇月经来潮前四五天都会发生头痛。这种痛苦的到来和经期一样准确，前后不会相差两天，尤其两太阳穴部位更为明显，清晨起床后痛得更加剧烈。情况严重的时候她会感觉两胁疼痛，情绪抑郁。等到生理期过去之后，整个人都蒙蒙的，嗜睡、不想吃饭，总要缓上三天左右，从第四天后才能恢复正常的生活状态。她之前又去医院做脑电图、心电图、脑血流图、CT 扫描均未发现异常。但因最近几个月头痛周期性缩短，不仅月经来潮前四五天疼痛，在月经期间也发作，止痛药吃得都产生了抗性，病情仍不见好转。

后来，她从一位从医的朋友那里了解到，她这种每遇月经随即头痛发作，呈周期性演变的情况属于周期性头痛的一种，应以清肝、柔肝、疏养肝、通五脉、利五脏的治疗原则来治疗才能有效。朋友向她推荐的是一款在民间流传的草药偏方——五花饮。曹晶晶服此方 28 天后，等下次月经来潮，继续服药不中断，头痛未再发作。又服 12 剂，月经前头痛再也没有发作过。

这个方子的使用方法是：先准备菊花 10 克，金银花 15 克，桃花 10 克，月季花 12 克，旋覆花 6 克。然后将上述诸花洗净水煎服。每日服 1 剂，分 2 次服用。以 12 剂为一个疗程。坚持服用，对周期性头痛有良好的治疗效果。

有的朋友可能会好奇，为什么这种头疼容易发生在女性的生理期，但是一旦怀孕就会消失。这是因为体内雌激素的高低变化所致。女性在怀孕期间雌激素的影响力正好被黄体酮所取代。

除了使用此方之外，要想全方位地预防生理期头痛的发生就要注重自我精神的调解。女性朋友在工作中若遇到一些不顺心的事或一些棘手的问题不要给自己过大的压力。现代都市紧张的生活和工作压力，本来就已使我们的大脑神经处于紧张状态，如果自己的情绪不稳定，有时愤怒激动有时又很低落的话，就很容易引发头痛。再加上生活没有规律，饮食不规律更会加重这种情况的产生。

预防生理性的头痛同样离不开营养的补充。研究表明，钙和维生素D都有预防周期性头痛的作用。而钙质的极佳来源是绿色叶菜类和豆荚类。如果服用维生素D，适当的剂量是每天5微克。值得注意的是，为了防止体内钙流失，应避开动物性蛋白、咖啡、烟草和多余的钠和糖。

女性要想预防生理性周期头痛就要适当摄取镁。研究显示，如果体内的镁元素不足或消耗太多，会导致头痛。因此饮食中含有适量的镁元素，发生头痛的概率就会低一些。含有丰富镁元素的食物主要包括：全麦类、稻米；非柑橘类水果如无花果；绿色蔬菜，特别是青花菜、菠菜等。

生活中多做运动，多晒太阳都是预防头疼的好习惯。运动可以帮助人们排解紧张与压力，是预防轻度经期头痛的有效方法之一。但要注意的是，如果经期头痛剧烈，则不宜运动，否则会加剧疼痛。阳光对预防或消除经期头痛有很好的效果。那是因为人体吸收食物中钙质的能力与维生素D有关，而维生素D是皮肤吸收阳光自然形成的。每天晒10分钟的日光浴所产生的维生素D就足够身体所需。和直接服用维生素相比，这种方式对人体健康更有利。

## 头痛了就刮刮痧

头痛是一种常见病，祖国医学历代医家认为，头部经络为诸阳经交会之处，凡五脏精华之血，六腑清阳之气，都上会于此。若六淫外侵，七情内伤，升降失调，郁于清窍，清阳不运，皆能致头痛。新感为头痛，久病为头风。大抵外感多实证，治宜疏风祛邪为主；内伤头痛，多属虚证，治宜平肝、滋阴、补气、养血、化痰、祛淤等为主。但由痰饮，淤血所致者，为虚中有实，应当分别施治。头痛可分偏正、左右、前后、寒热，如痛在脑后，上至巅顶，下连于项，多太阳经风郁。

无论哪种情况引起的头痛，均与循行于头部的经脉气血失调，气滞血淤有关。因此刮拭寻找并疏通头部和头部对应的疼痛区域都可以缓解头痛的症状。

刮拭方法如下：

用水牛角刮痧梳子以面刮法刮拭全头，先刮侧头部，将刮痧板竖放在发际头维穴至耳上处，从前向后刮至侧头部下面发际边缘处。

用平面按揉法刮拭双侧经外奇穴太阳穴。

感冒头痛可用平面按揉法刮拭手背部双侧大肠经原穴合谷，及与其相表里的肺经络穴列缺。

内伤头痛可用面刮法或平面按揉法刮拭腕部外侧外关，及腕部内侧对应穴位内关。

偏头痛者用垂直按揉法按揉足拇指与次趾缝后肝经太冲穴，力度要重，每按压 15 秒钟放松 1 次，直到头痛缓解为止。

# 咳　嗽

## 毛刷洗刷刷，经肺止咳效果好

中医和西医对于咳嗽的起因说法不一，前者认为是外邪，后者则认为是受细菌、病毒等病原微生物或是过敏源的影响。其实，咳嗽的形成与反复发病，常是许多复杂因素综合作用的结果。

石磊是某单位的司机，工作一向认真负责，但是，有段时间由于总是咳嗽，还有痰，在给领导开车的时候感觉很别扭。不少人都嘱咐他好好去把咳嗽治一治。一开始他没有往心里去，心想多喝点水应该就会好了，谁知水是喝了不少，可是只是增加了跑厕所的次数，咳嗽的症状却没见有什么好转。他只得去了医院，医生说，他这是风热咳嗽，光喝水是不够的。风热咳嗽症见咳嗽，痰多黄色，口渴欲饮，咽疼咽痒，头疼乏力，脉搏加快，每分钟超过 90 次。其因在风热袭肺，肺失清肃，热熬津液为痰，口渴咽疼。说得直白一点就是肺中有热火。

医生建议其做针灸来治疗，说效果比较好。但是石磊从小就晕针，只好改为毛刷疗法。没想到效果很不错，而且操作简单方便。

这个方法的具体操作步骤是：先保持手臂伸平、手掌向上的姿势，然后从肩胛处开始，用软刷沿着手臂内侧的上方，一直刷到大拇指，适应以后逐渐过渡到用硬毛刷，由上向下刷，一定要注意方向，不要反了，刷至皮肤微红就可以了。每天 1 次，每次 5 分钟。

其实，这个疗法是由针灸疗法演变而来的。对于普通人来说，针灸疗法比较有难度，毛刷疗法则比较适合家庭使用，效果也可以跟针灸相媲美。

施行毛刷疗法时，用常见的毛刷或牙刷就可以，八成新为宜。皮肤比较细嫩的，可以用软性的猪鬃毛刷或尼龙毛刷。毛刷疗法对很多常见疾病都有疗效。在上面的例子中，毛刷走过的正是肺经的循行路线，可以促进肺部经络的经气流通，对于肺部的不适，如感冒、咳嗽、哮喘等都有缓解作用。一般肺部疾病都可以用这个方法治疗。

对于风热咳嗽，并同时伴有咽痛、扁桃体发炎的人还可以采用脚底按摩的方法。先上下来回搓脚心，每只脚搓 30 下。然后每个脚趾都上下按摩 20~40 下。重点按摩脚面大脚趾根部两侧的部位，若是扁桃体发炎，这个部位就会很疼，每只脚按摩 5 分钟即可。坚持按摩，患者咽喉肿痛的症状会逐渐减轻。按摩后要多喝水，也可以喝淡盐开水。每天坚持按摩两次，再配合食疗，病很快就会好转。

## 沏上一壶紫苏酒，咳止痰消

风寒咳嗽多由风寒之邪侵袭，内郁肺气，肺卫失宣而引起，可以通过食疗的方法缓解咳嗽症状。很多人不相信民间偏方，认为其取材过于一般，殊不知，很多病症的根源源自自然之中，所以，用自然的偏方疗法效果反而更好。

王萍的父亲是一名研究中草药的老专家。虽然已经上了年纪不再为别人看病，但是只要有机会，还是经常向自己的家人朋友传授一些保健养生的小偏方。每年一到秋冬寒冷季节，儿女们都会收到父亲亲自泡制的紫苏酒。

一开始的时候，孩子们都不愿意喝。后来，王萍的爱人从外地出差回来的时候感冒了，咳嗽不止，口舌干渴，无意间喝了几口紫苏酒，竟觉得喉咙里舒服多了。后来一问才知道这是老父亲专为儿女们制作的，专门用来止咳平喘的。

紫苏酒的具体制作方法是：摘紫苏叶洗净，常用量是 5~10 克。沥干水分后放入广口玻璃瓶中，加入蜂蜜和 40 度以上的烧酒浸泡，最好能让酒没过紫苏叶。天冷时或者气温骤降的时候喝上一小杯。自从喝紫苏酒后，王萍爱人的咳嗽没几天就全好了。现在全家人都想向父亲学做紫苏酒，每当伤风咳嗽时，便喝上一小杯。

对此酒的制作还有以下几点需要注意的地方：

首先，紫苏泡浸的时间不宜过长，以半日为限最好。紫苏叶的量和酒、蜂蜜的比例应相对应。

其次，如果是想给小孩子止咳，不要喝得太多。如果孩子不愿意喝，也可以让他把酒含在嘴里片刻，然后吐出来，这样也能达到一定的止咳效果。

紫苏性味辛温、气辛香，归肺、脾经，有解表散寒，行气和胃之效。所以主要用于风寒感冒，咳嗽气喘，但也有一定的御寒效果。

患风热咳嗽时，还可以吃些冬瓜煨汤、炒丝瓜、炒藕片、炒苦瓜，这同样起到消内热、祛火、止咳的作用。辛辣、容易上火的食物禁止食用，如羊肉、狗肉、乌骨鸡、鱼、虾、枣、桂圆肉、荔枝、核桃仁、辣椒、樱桃、蚕蛹。

## 口含生姜一小块，先止痒后止咳

刘灿然是某小学的数学教师，做老师不到四年，但是毛病却落了一身，如静脉曲张、咳嗽。他的咳嗽是一咳就要好长时间，非常苦恼。而且，因为给学生上课必须要讲话，边咳边讲很是难受。后来，有亲戚告诉他晚上睡觉时嘴里含片生姜就能止咳嗽。

怎么可能这么简单呢？他半信半疑地试用起来，晚上睡觉时含2片生姜。说也奇怪，连含了两三天以后，咳嗽就基本上好了。为了巩固这意想不到的效果，他又含了两三天，咳嗽完全好了。

其具体方法是：其将生姜洗干净，先切去一小块，使生姜有个平面的切口，然后再切1~2毫米厚的薄片，晚上睡觉时将1~2片姜片含在嘴里腮帮的一侧或两侧，开始嘴里会感到有些麻辣，过一会儿就适应了。第二天起床时吐出。在含的过程中，如果嗓子发痒要咳嗽，可用牙齿轻轻一咬生姜，使姜汁与唾液一起慢慢咽下。姜汁通过喉部时能抑制嗓子发痒，可以减少咳嗽。如果条件许可，白天也含含姜片，治咳嗽的效果会更好。

生姜味辛辣，是一种散发风寒的药物。一般的咳嗽，大多是由于受了风寒，生姜正好能散发寒气，祛痰解毒。

《名医别录》中说："生姜，微温，辛，归五藏。去淡，下气，止呕吐，除风邪寒热。"

绝大部分咳嗽是由于呼吸道疾病引起的，因此预防呼吸道疾病是防止咳嗽的关键。预防措施应做到如下几点：

1. 加强锻炼，多进行户外活动，提高机体抗病能力。

2. 气候转变时及时增减衣服，防止过冷或过热。

3. 少去拥挤的公共场所，减少感染机会。

4. 经常开窗，流通新鲜空气。家人患感冒时，室内可用醋熏蒸消毒，防止病毒感染。

5. 及时接受预防注射，减少传染病发生。

# 哮 喘

## 常背热水袋也可治好气管炎哮喘

根据有无过敏源和发病年龄的不同，临床上将哮喘分为外源性哮喘和内源性哮喘。外源性哮喘常在童年、青少年时发病，多有家族过敏史。内源性哮喘则多无已知过敏源，在成年期发病，无明显季节性，少有过敏史，可能由体内感染灶引起。无论何种哮喘，轻症可以逐渐自行缓解，缓解期无任何症状或异常体征。

某年春节高雷明坐火车回家探亲，由于卧铺车厢只有一床毛毯不能抗寒，使他患了感冒。探亲1个月，吃药打针有10天左右，最后还是落下了后遗症。一受凉就咳嗽不停，一感冒就上不来气，经常半夜坐起来往嘴里喷药。后来发展到马路上的尘土，春天树上飘落的花絮，甚至张嘴大笑都会引发他不停地咳嗽，上不来气，在单位他成了有名的"病包"。经过诊断，他知道自己的病属于外源性哮喘。

俗话说有病乱求医，高雷明知道这种病在人老了以后会带来什么样的严重后果，便不惜财力想治好这种病，中药、西药都尝试过，结果钱没少花，可病却是老样子。自己泄气了，心想这讨厌的病要折磨自己一辈子了，可又无可奈何。

后来，高雷明听家乡的老人说用热水袋热敷可治哮喘，试用之后，发现病情减轻许多。连续热敷了几天，咳嗽减轻了，从此高雷明每天晚上睡觉背上都背着热水袋，这样坚持了一个冬天。也许是热水袋由烫到温热的整个过程使背部血液流通，驱除了肺部长期积存的寒气，他现在连续运动都不累，咳嗽、气喘的感觉都没有了，自我感觉良好。热水袋使高雷明过了一个轻松愉快的冬季。

除了偏方疗法之外，哮喘患者在饮食上应当多注意。许多食物如鱼虾（海鱼）、芝麻、贝壳类、坚果类（腰果、花生等）、奶制品甚至小麦制品等，可作为过敏源引起哮喘发作。对此，在明确过敏源后，可以通过饮食调控来尽量避免进食相应的食品，或高度可疑为过敏源的食品。此外，如哮喘患者常有痰浊内伏之病机，此时不宜食用猪肉、鱼肉或肥甘油腻之品，因其可助湿生痰，可多进食萝卜、丝瓜、薏米、柑橘、银杏等化痰利湿之品；对素体有内热或痰热的患者，不宜吃辣椒、花椒、芥末、茴香等辛辣刺激性食品，因其性温化热，可进食绿豆、油菜、苦瓜、柚子等清热之物。

## 防哮喘有高招，巧洗鼻子就能好

如果你在街上遇到一位老人，手捂着脖子，呼吸困难的样子，相信你也会惊慌失措，不知道应当怎样应对。依据我们所了解到的常识，这位老人很可能是得了哮喘。一旦得了这个病，很可能会长期遭受其折磨，每次发病都会让家人为其提心吊胆。

邓军是一名中医院的医生，最近接诊了一位老太太，得哮喘病好几年了。老太太平常喜欢搬张椅子坐在家门口晒太阳，看着满街跑的小孩子们或逗他们玩。有一次她和孩子们玩耍的时候，突然哮喘病发作，"呼呼"地大声喘气，把孩子们吓得大哭。自此之后，孩子们见到她都躲着走，不敢再接近她了。村民们以为她有什么传染性的怪病，也不准孩子们找她玩，怕她把病传染给孩子。更过分的是，要是见她拿东西给小孩吃，父母还会把孩子狠骂一通。

邓军很同情老人的遭遇，邓军想要尽量治好老太太的病，让她的晚年生活少一些痛苦，多一些温情。邓军给她检查完，发现她不但有哮喘的毛病，还有过敏性鼻炎。她说自己时不时就会鼻子痒和流鼻涕，但她并没把这些情况当回事，以为只是普通的感冒症状。邓军给她介绍了一个既安全又无副作用的偏方：每日在洗脸的时候清洗鼻腔，这个方法很简便，容易长期坚持。

此后，老太太每年都会来找他一两次，主要是做体检，看看身体有没有什么问题。邓军问起她的哮喘和过敏性鼻炎，得知她自从治好之后，两年来只发作过一次，治疗效果非常不错。

这里给大家推荐的洗鼻子的方法，目的是为了保障鼻腔发挥正常的功能，它的功能正常了，就不会再出现上述现象，从而减少了哮喘的发病概率。

## 一推一拿，顽固哮喘不复发

哮喘症是一种顽固难治的疾患。对于哮喘病人而言最痛苦的不是病情发作时候的痛苦而是病情没完没了地纠缠。治好又发，发了再治，治好再发。

现在，哮喘的高发人群以中青年人更为多见。多数在年幼的时候就已经有苗头。每遇气候变化、疲劳过度、饮食不当、起居失宜的时候患者就会感到胸闷难受、呼吸困难。有的人还伴有耳鸣、多痰的现象。

李曼曼是一名射击的业余爱好者，经常和朋友一起到射击场比赛，也曾多次参加业余组的比赛，成绩不错。今年已经年近四十的她，一直有个心病，那就是哮喘。她每年春天的时候都会休赛一阵子，因为在这个季节中，她哮喘的发病率增高，如果在比赛时发病，一切就会前功尽弃。所以，在她患哮喘的十几年里，一直都在寻找更有效的治疗方。因为患病多年了，所以医院不知道去过多少次，取药买药，各种治疗哮喘的药她都有所了解。她很明白自己的哮喘类型属于热哮。这类哮喘常见于夏季温度升高时或者剧烈运动后。其特点为：在持续 5 分钟以上的剧烈运动后出现胸闷、喘息、呼吸困难等症，并可听到哮鸣音。症状多在运动停止后 5~10 分钟出现，但也可在运动过程中出现，持续 0.5~1 小时可逐渐缓解。

有一天，她来到射击场的门口正好遇到一个病友，两人交流了治疗哮喘的经验。对方说自己现在正在尝试推拿疗法，虽然哮喘还偶有发生，但是就频率和感受而言都已经减轻不少，建议她也试一下。李曼曼听后觉得推拿是古法，应该比较靠谱，就开始试用，一段时间后她的病情明显好转了。

这个推拿治疗法主要有八个基本步骤，其具体操作方法是：

1. 清肺经。用拇指螺纹面着力，自环指指尖直推向指根 100 次。

2. 清大肠。用右手拇指桡侧面着力，先自虎口直推至示指指尖 200 次。

3. 清天河水。用拇指螺纹面着力，沿前臂正中，自腕横纹推向肘横纹 300 次。

4. 推掌小横纹。用拇指桡侧缘着力，沿掌小横纹从小指侧直推至拇指侧 100 次。

5. 推下七节骨。用拇指或示、中两指指腹，自腰部命门穴向下推至长强穴 50 次。

6. 运内八卦。在手掌内八卦穴处以拇指螺纹面顺时针施运法 100 次。

7. 分推膻中。用两手拇指螺纹面着力，自胸部膻中穴向两旁分推至乳头 100~200 次。

8. 搓摩胁肋。用双掌在两腋下胁肋处，自上而下搓摩 50~100 次。

发作期每日按摩 2 次，同时配合药物治疗。10 次为一个疗程，坚持 3~5 个疗程。

此推拿疗法虽然只针对热哮而治，但对于没有疾病的人也同样能起到一定的健身保健作用。

此外，哮喘患者在日常生活中应注意以下几点以免加重病情：

首先，患者的家人要帮助患者营造良好的生活环境，尽量不在家中饲养宠物、花草等可能包含过敏源的动植物。

其次，要避免患者接触刺激性气体、烟雾、灰尘和油烟等，必须戒烟。

再次，避免受凉和上呼吸道感染。

最后，不管外出时间长短，距离远近，都必须在出门之前为患者备上快速有效的止喘药物，以防出现意外情况。

## 三物一补，哮喘难发

哮喘在老年人中是很常见的疾病，一些医学调查研究结果发现，老年期是仅次于儿童期的第二个哮喘发病高峰期。但是由于老年性哮喘患者常常同时合并其他的症状，使诊断比较困难，如果不经有经验的呼吸专科医生仔细检查，往往容易误诊。

王翠萍是某地的中学教师，教书四十余年，桃李遍天下，在退休之后也没有完全脱离自己的岗位，有时间还会到学校去参加老干部的活动，给年轻教师上几堂课。虽然老伴已经去世，但是逢年过节的时候家里却很热闹，有亲戚朋友也有以前的学生，大家都来看望她。

一次聚会中，她突然感觉胸口窒闷，呼吸困难，那情景把大家吓坏了。一开始大家还以为是肺气肿，后来去医院检查才发现是哮喘。因为以前没有这种情况，所以大家都有点不知所措。

幸好，她以前教过的学生中有一名正在从事医务工作的。虽然她已经喊不出这个学生的名字但是学生却总是来看望她。有一次学生特意到王老师家中为她做饭，临走时还做了一个叫薏米猪肺汤的汤品，并说这个对哮喘病人很好。因为是学生的一片心意，王翠萍就吃完了。因为口感不错，之后又吃了几次，她惊喜地发现，自己的哮喘真的好多了。

这款薏米猪肺汤的做法是这样的：先准备猪肺 1 个，薏米 150 克，萝卜

150 克。然后将猪肺洗净切块，萝卜洗净切块，和薏米一起放入砂锅，加水文火炖煮 1 小时，加调料即可食用。

《本草纲目》谓薏仁"健脾益胃，补肺清热，祛风胜湿，养颜驻容，轻身延年"。东北红萝卜性微温，入肺、胃二经，具有清热、解毒、利湿、散淤、健胃消食、化痰止咳、顺气、利便、生津止渴、补中、安五脏等功能。三者结合有润肺，止咳平喘的功效，适用于支气管哮喘、慢性支气管炎、哮喘等症。

对于年老体弱的哮喘病人来说，宜食补肺益肾、降气平喘的食物，如老母鸡、乌骨鸡、猪肺、甲鱼、菠菜、南瓜、栗子、白果、枇杷等。也可以适当选用冬虫夏草蒸肉，白果炖猪肺，或山药、萝卜煮粥，都可减轻症状，增强体质。

# 气管炎、支气管炎

## 枇杷叶熬粥，气管通畅心情好

老慢支是老年慢性支气管炎的简称，也是很多老年患者对自己的调侃。作为老年人的多发病，慢性支气管在秋冬寒冷季节常常发作并不是一件好事，它给老年人的生活蒙上了一层阴影。

慢性支气管炎多数起病很隐蔽，开始症状除轻咳之外并无特殊情况，故不易被病人所注意。部分患者起病之前先有急性上呼吸道感染如急性咽喉炎、感冒、急性支气管炎等病史，且起初多在寒冷季节发病，以后症状即持续，反复发作。

白秋里是某税务机构退休老干部，年轻的时候是个文艺积极分子，上了年纪还是很喜欢唱歌。每次老干部组织活动他都会一展歌喉。但是，因为慢性支气管炎的原因，让他经常出现干咳、咽痒、咽喉疼痛的症状，而且在天气寒凉的时候加重。有时甚至还会出现鼻唇干燥、鼻塞寒热等症状。每当这时，家人就跟着操心。

后来，他的老伴在一次妇女活动交流会中得知了枇杷粥的偏方，便煮了给他吃，结果确实管用。此后他便坚持食用此粥，多年的老慢支渐渐好了起来。

这个食疗偏方很简单，只需要准备枇杷叶 10～15 克（视症状轻重而定），粳米 50 克，冰糖适量。先用布将枇杷叶包起来水煎，然后去渣取浓汁，再加入粳米和水煮粥，粥将成时加入冰糖稍煮，每天当早餐和晚餐吃。

枇杷树是一种常绿乔木或灌木，其叶味微苦，性微寒，归肺、胃经，可清肺止咳，降逆止呕，主要用于肺热咳嗽、气逆喘急、胃热呕逆、烦热口渴等。

有支气管扩张、肺心痛、肺结核以及糖尿病的患者最好在医师的指导下服用此偏方。若服用一周后病症仍无改善，应立即停止服用，并去医院确诊。

此外，对于慢性支气管炎患者而言，良好的居住环境十分重要。居室内因采暖而闷热、空气流通不畅、内外温差加大，是导致支气管炎加重的重要原因。因此，建议大家，冬季居室不宜太热，空调、暖气开放要适当，并注意通过使用排风扇或开窗等适时调节温度，使室内空气保持新鲜，室内外温差不致太大。同时，进出房间要及时加减衣服，适应环境变化，防止引发疾病。

## 两款香粥帮你治愈急性支气管炎

急性支气管炎是由于病毒、细菌感染，物理和化学性刺激或过敏反应等影响支气管黏膜造成的急性炎症。本病多发于寒冷季节，受凉和过度疲劳均可削弱上呼吸道的生理性防御机能，给感染得以发展的机会。

张瑞是某科技公司的物流管理员，最近，因为得了急性支气管炎，他每天都流鼻涕、喉咙也疼得很，声音嘶哑，甚至不想开口说话。全身症状较轻微，仅有头痛、发热、肌肉酸痛等主要症状。刚开始生病的一两天他都没有请假，一直挺着上班，后来发现自己咳出来的痰都是脓痰，就有点着急了。晚上睡觉也睡不安慰，常常咳醒。

张瑞的妈妈听说儿子生病了便过来照顾。连着好几天都为儿子煮粥吃，两种粥品轮换着做。一开始张瑞并没在意，后来发现自己的气管炎好像好了不少，没有痰了，也不经常咳嗽了。原来，妈妈的粥是药粥，是她从朋友那里打听来的食疗秘方。

这两款粥品分别是南瓜大枣粥和大葱糯米粥。具体的制作方法如下：

1. 南瓜大枣粥。首先准备南瓜 300 克，大枣 15 枚，大米 150 克，蜂蜜 60 克。然后将南瓜洗净，切成小块，大枣、大米洗净备用。锅内加水适量，放入大枣、大米煮粥，五成熟时，加入南瓜，再煮至粥熟，调入蜂蜜即成。因为南瓜有消炎止痛、补中益气、解毒杀虫等功效，所以特别适用于急性支气管炎咳嗽痰喘。

2. 大葱糯米粥。首先准备大葱白5段（长3厘米），糯米60克，生姜5片。将这些食品一同下锅煮粥，粥成后加米醋5毫升，趁热食用。

预防急性支气管炎主要依靠食物建构坚固的人体免疫系统。在感冒高发季节多吃些富含锌的食品有助于机体抵抗感冒病毒，如肉类、海产品和家禽含锌最为丰富。此外，各种豆类、硬果类以及各种种子亦是较好的含锌食品，可以取得很好的治疗效果。各类新鲜绿叶蔬菜和各种水果都是补充维生素的佳品。

此外，患者要依据病情的寒热选择不同的食物。如体寒者用生姜、芥末等；体热者用茼蒿、萝卜、竹笋、柿子、梨子等。体虚者可用枇杷、百合、胡桃仁、蜂蜜、猪肺等。饮食宜清淡，低钠，能起到止咳平喘，化痰的功效。

不管是哪一种体质的患者都不能食用腥发及肥腻之物，特别是带鱼、黄鱼、虾、蟹等海产品，以及油炸排骨、烤羊肉串、肥肉、动物内脏、动物油等食品。这些东西吃多了难免损伤脾胃，助湿生痰，引发炎症。

## 调治气管炎的高招：海蜇牡蛎丸

吴鸾是某IT公司的工作人员，是一名被气管炎困扰多年的患者。他病情的基本状况是干咳，常伴胸骨后闷胀或疼痛，偶有发热现象但多能在两天之内恢复正常。但是，由于多喘，使其运动受限，平时基本不敢跑步。跑一小会儿就要休息半天。每次难受发病的时候，病程都可以用拖泥带水来形容，病程长而且易反复。

后来，一位老友为他推荐了海蜇牡蛎丸疗法。因为好奇也出于尝试的心理用了三次，效果还不错。

具体的做法是先取海蜇30克，牡蛎5克，蛤壳5克，蜂蜜3克，然后将海蜇煎成膏后烤干磨粉，把牡蛎、蛤壳炸后磨粉，把海蜇粉、牡蛎粉、蛤壳粉与蜂蜜混合后搓成丸（为1日用量），分3次，饭后服。10天为一疗程。

因为海蜇有清热解毒、化痰软坚、降压消肿的功效，所以称为此方的主药。在《归砚录》中是这样描述其药用功效的："海蜇、妙药也。宣气化痰、消炎行食而不伤正气。故哮喘、胸痛、症痕、胀满、便秘、带下、疝、疸等病，皆可食用。"所以，海蜇牡蛎丸对气管炎、支气管炎患者疗效显著。此方值得一试。

预防气管炎要避免引发该病的不利因素，这样就可以大大降低反复发病和患病的概率了。那么哪些条件下容易患气管炎呢？

首先是营养条件差。蛋白质（肉、蛋、鱼、豆制品）摄入不足，会使血液中的蛋白质（包括白蛋白，球蛋白）含量低，结果造成抵抗微生物的抗体形成少，对微生物的抵抗能力低。也就是说免疫力会降低，容易得气管炎。

其次是居住条件差。如果在冬天没有必要的取暖措施，又很少开窗通风的话，就很容易患上气管炎。而且，如果同一房间内的一个人患了感冒、上呼吸道感染或慢性支气管炎急性发作、肺炎，这个人在咳嗽时，致病的微生物可能通过飞沫污染空气，传染给周围的人。这是居室拥挤、开窗通气较少的居民易患气管炎的原因。

再次是衰老因素。随着年龄增长，与致病因子（如吸烟、微生物感染和空气污染物）的接触时间也越长；年龄越大，肺功能越日益减退，气管、支气管、细支气管等呼吸道的防御功能也逐渐减弱，全身对微生物的免疫力也日渐降低，这种情况下易诱发气管炎。

为了有效防止上述不利条件的产生，我们应当养成良好的生活习惯。比如有吸烟习惯的首先要戒烟。这是因为吸烟者比不吸烟者气管炎发病率高出许多倍。

应尽量多参加锻炼，增强机体的抵抗力。运动量要根据自己的身体情况而定。每天早晨可散步、打拳、慢跑等，这样能呼吸新鲜空气，促进血液循环，冬季锻炼能提高呼吸道黏膜对冷空气的适应能力，让你的气管不那么弱不禁风。

在室内的时候也要注意合理调节室温。冬季室内温度不宜过高，若与室外温差大，则易患感冒。夏天不宜贪凉，使用空调温度要适中，否则外出易患"热伤风"诱发气管炎。最后应记得，经常通风换气是预防慢性支气管炎复发的重要措施。

# 咽 炎

## 萝卜饮加物理疗法，咽炎这就好了

很多人经常会有这样的感觉：没吃什么特别的东西，但总感觉嗓子像有东西卡着一样，吐又吐不出来，咽又咽不下去，只感觉喉咙部位发痒、发干、灼热、微痛、想咳又咳不出来等。致使起床刷牙都是一件头痛的事，因为一闻到牙膏的味道就恶心。其实，这些都是慢性咽炎的典型症状，只是很多人不在意，以为这不是什么病，只是早晨口干造成的。

这种误解使很多慢性咽炎患者延误治疗，错过了最好的治疗时机。慢性咽炎如不及时治疗，会引发急性肾炎、风湿病、心肌炎等全身性并发症，不容轻视。

金强是一名临时演员，经常在各个大小剧组里跑龙套。这次他要扮演的是一个正在接受拔牙治疗的患者。不用真的拔牙，只是把嘴巴张大一些让扮演医生的演员做个动作。只有五六秒的镜头一扫而过，按理说对于有多次临时出演经验的他而言基本没什么难度，但是这次却真的让他犯了难。一张嘴他才想起来自己有慢性咽炎，只要有东西伸到嘴巴里待一会就想呕。结果，果然不出他所料，拍摄时，因为自己自然的呕吐反应让导演很生气，两条没过就被替换下场了。

为治好这烦人的慢性咽炎，他试过各种利咽药、润喉膏，但大多只能起到暂时缓解的作用，不能彻底治愈咽炎。后来他听说吃萝卜能治咽炎，就试用了一段时间，效果很好，其具体方法是将生萝卜洗净，捣烂取汁400克，和生姜汁50克拌匀，然后用白糖50克，水煎后频频服。

与此同时，以正确的物理疗法加以辅助，相信不久之后咽炎就不再是麻烦事。这里所指的物理疗法不是全身运动，而是针对咽喉部位的外敷方：鸡蛋清沫润喉。

具体做法是：将一个鸡蛋打破，只取蛋清，放入碗内加入冰糖碎粒。用筷子快速搅拌成泡沫状。当喉咙发痒或声音沙哑时，可一次取3勺蛋清沫含在口中，慢慢吞咽，对止咳润喉非常有效。如果声音严重沙哑，也可将1勺绿茶叶，加500毫升煮滚后，小火续煮10分钟。再用一个鸡蛋，取出蛋清，加点冰糖打成泡沫后，将煮沸的茶水冲入蛋清沫中，然后睡前趁热喝完，蛋清沫要全部吃下。因为蛋清沫会一直在喉咙处滋润，第二天清晨，喉咙干燥和声音沙哑的症状就会得到明显的改善。

此外，慢性咽炎患者还要注意以下生活习惯和禁忌，才能保证病情不反复，不加重：平日里忌食辛辣食物；戒烟并避免吸入二手烟；睡前4小时不要吃东西，防止胃酸反流进入食管导致咽喉灼痛；保持口腔卫生，多增加锻炼。

## 防治咽炎，小鹌鹑有大功效

一般说来，容易受到下列因素影响的人更容易得咽炎：长期生活在寒冷干燥的环境内，或者工作环境的空气被粉尘、化学气体污染，或者咽喉长期受烟酒、辛辣食物的刺激；由于工作需要频繁用嗓子的人，如教师、演员等，因长期用嗓较多，可刺激咽部，引起慢性充血而致病；经常加班，吸烟或者嗜酒的人也容易得咽炎。因为过度疲劳，烟酒过度会导致全身及局部抵抗力下降，病原微生物乘虚而入而引发本病。

孟丽丽是某图书出版公司的编辑，因为工作原因，经常加班。遇到工作量繁重的季度，还会有偶尔熬夜的情况。每次加班之后的第二天早晨，她都会发现自己的慢性咽炎症状加重。感觉自己咽喉疼痛、灼热加重，咽部发痒，引起阵阵刺激性咳嗽，如果不频繁喝水的话，会感觉讲话和咽唾液也很费劲。为了让自己好受一些，她不得不半夜起床喝水，但也只能暂时缓解症状，很快就又感咽干。因为吞咽困难所以在饮食上也受到了限制，基本以柔软的流食为主。

在服用药物未见好转的情况下她开始打听食疗的办法。后来，一位对养生饮食颇有研究的朋友向她推荐了冬笋炒鹌鹑片。按方服用几日之后，效果显著，喉咙不痛了，咽部的异物感也不那么明显了，饮食恢复了正常，生活重新上了正常的轨道。

冬笋炒鹌鹑片的具体做法如下：准备鹌鹑肉 500 克，鸡蛋 1000 克，冬笋 120 克，清鸡汤 60 克，水发冬菇 15 克，以及调料。然后将鹌鹑肉切薄片，用料酒、盐、鸡蛋清、湿淀粉拌匀。把锅加油烧热后，将鹌鹑片过油、捞出，锅内放入姜、葱、冬笋片、冬菇片，稍煸炒，最后再将鹌鹑片倒下去，用料酒炝锅，以酱油、白糖、盐、胡椒面、清鸡汤、湿淀粉调成汁，顺锅边倒入，待烧开后用勺推动，加味精和少量猪油即可食用。这个方子的好处在于治疗有效又不失美味，可谓一举两得。

其实，上述事例中孟丽丽的咽炎加重很大程度上与她熬夜加班，不注意日常护理有关。要知道，这种行为等于在耗费自身的精气神，说的再通俗一些就是伤元气。

此外，某些全身性疾病的局部表现也可能出现咽炎症状，如心脏病、支气管炎、哮喘、肝脏病变、糖尿病及慢性肾炎等。如果是这种情况的咽炎，不要用任何偏方疗法，请尽快就医。

## 胖大海里"珍藏"的治咽秘方

据调查发现，慢性咽炎在城市居民中发病率占咽喉疾病的 10%～20%。之所以会有这样高的比例，与城市环境，人们的生活方式、居住环境等多方面的因素有关。

马爽患有慢性咽炎已经四五年了，从上中学的时候开始就经常会感觉到咽部不适，有异物感，但是又没有任何东西咳得出来。因为是小毛病一直没有当回事，后来高考前期，咽炎加重，影响了她的饮食和生活。紧张的备考阶段竟然吃也吃不好，睡也睡不踏实，加上精神紧张，清晨起床第一件事就是干呕。这让家人很担心，怕因此影响考试。就在他们束手无策的时候，班主任在家长交流会上了解了情况。

班主任向马爽推荐了一款茶疗方，老师说自己之前也得过慢性咽炎，后来咨询了中医专家才知道，慢性咽炎相当于中医的"虚火喉痹"，其病因病机为肺肾阴虚导致的虚火上升、咽喉失养，治宜滋养肺肾、清热化痰、润喉利咽。马爽试用此茶疗方半月之后，咽喉的不适症状全部消失，安心地走进了高考考场。

这款茶疗方的名字是大海生地茶。具体制作方法是：取胖大海 5 枚，生地 12 克，冰糖 30 克，茶适量。上药共置热水瓶中，沸水冲泡半瓶，盖闷 15 分钟左右，不拘次数，频频代茶饮。根据患者的饮量，每日 2～3 剂，可清肺利咽，滋阴生津。此方对慢性咽炎有奇效。对咽炎期间伴随大便干燥者疗效更为显著。

胖大海还可以和板蓝根、甘草等物相配，这款茶的名字是双根大海茶。具体制作方法是：取板蓝根 15 克，山豆根 10 克，甘草 10 克，胖大海 5 克。共置保温瓶中，用沸水冲泡，盖闷 20 分钟后即可当茶水饮用。也可加水煎煮后，倒保温瓶中慢慢饮用，每天 1 剂。此方有清热、解毒、利咽的作用，适用于慢性咽炎咽喉疼痛明显的人。

咽炎患者要想从根本上治疗本病，除了要找对治疗方，还要注意调整自己的生活习惯。一些不良的生活习惯是导致慢性咽炎的主要"帮凶"。比如不良的饮食习惯。

这里所指的不良饮食习惯包括吃饭不准时，不注重质量，或者饥一顿饱一顿，暴饮暴食等，这些行为会导致胃肠功能紊乱，影响消化和吸收，造成体质衰弱，容易感冒，加重咽炎。

有的人偏食或者挑食，因为害怕身材走样而只吃蔬菜不吃主食。长期下去，可导致体内营养失去平衡，造成维生素、蛋白质等成分缺乏，体质下降。还有些人喜欢吃过热、过冷或辛辣性刺激性食物，或嗜饮烈酒、浓茶，使咽部黏膜经常处于充血状态，加重咽部不适症状。另外，进食过快，食物未经细嚼就吞咽，粗糙食团会使咽部负担加重，使炎症难以消除。

此外，还有些不良习惯，如张口呼吸（尤其是睡觉时），或不由自主地干咳，也会诱发慢性咽炎。

# 呃　逆（打嗝）

## 推足背，让呃逆立即消失

因为每个人都有过打嗝（呃逆）的经历，绝大多数人都是过一会儿就好，所以，大都不会去深究。一般说来，可能引发呃逆的原因有很多，比如进食过快、过饱、精神刺激或大笑、咳嗽、体位改变，肋间肌或膈肌承受的压力突然改变等都可能引发这种现象。

如果呃逆的症状已经持续 48 小时以上，即可称为顽固性呃逆。引起顽固性呃逆的原因也有很多，其中较为危险的是胃癌。注意，这绝对不是耸人听闻，而是临床实践中确实会出现的情况。这是因为胃癌可致消化不良、上腹胀满，进而引起嗝声不断；或者是肿瘤引起胃扩张，刺激迷走神经而引发打嗝；再者就是癌肿直接侵犯迷走神经或膈肌引起打嗝。因此，如果你频频打嗝应提高警惕，尽快到医院做相关检查，以尽早发现胃癌。

由此可见，对于长时间的呃逆症状绝对不能视而不见。它就好比身体的警报系统，是向你发出的危险信号。

徐大爷是某机关的离休干部，最近因为身体不适住在所在市的中医院。其具体症状为呃逆不停，甚至吵得同病房的病人不能正常休息。到最后，同屋的病友实在忍受不了，都闹着要调整病房。徐大爷为此精神负担加重，整天唉声叹气的。

后来医院新来的副主任医师看了徐大爷的病情后表示，他的呃逆完全没必要待在医院里，不用吃药也不用针灸。虽然是顽固性呃逆，但是可以通过较为温和的推背法加以调理和治疗。

医师在徐大爷的足背部推搓了一阵，效果正如他所说的，呃逆症状消失了，足足有半个多月都没有再出现打嗝的现象。后来复发了一次，就又按照此法治疗了一次，之后就再也没有复发过。徐大爷的呃逆就这样治好了，他的精神头又回来了，还特意到医院去感谢医师的治疗。

推足背法的具体方法为：在脚背的横隔膜反射区横着推 100 下。然后一口气喝 13 口水，连续地、小口地喝。然后再按照从上往下，从下到上的顺序连续推背从 15 分钟即可。

在这里还提醒大家注意两点：

如果发生呃逆的是儿童，也可以采用此法，但是在力度和次数上可以依据需要稍减，尽量在孩子可以承受的力度范围之内进行。

如果持续性的呃逆症状是在其他急慢性病的严重阶段出现，更应加以注意，在选择治疗方之前，一定要先去医院确定患者身上所患病症的确切情况，以免操作失误加重病情。

## 三穴齐下治呃逆，效果不同凡响

呃逆以气逆上冲，喉间呃呃连声，声短而烦，令人不能自制为主症。它可单独发生，又常继发于多种急慢性疾病。呃逆常在受凉，进食过急、过快、过烫、过冷的情况下突然发生，辛辣食物尤易引起。

一般说来，常人的呃逆都会在短时间内自行痊愈。时间过长的话，当事人就会担心，心情也会越来越烦躁。下面就向大家介绍一种中医治疗呃逆的小偏方，以帮助大家快速止呃。

这个偏方源于传统医学的穴位疗法。按压穴位止呃逆，并不是多稀奇的事，只是因为平日里大家对一些保健穴位的不了解而不能得到广泛的推广。事实上，穴位疗法是所有疗法中最为安全的一种，而且几乎无需成本，只要肯学习，都能使自身获利。

首先要找到内关穴、天突穴和膻中穴这三个穴位的位置。然后，先从内关穴开始，用拇指使劲点掐按压、捻转，约 5 分钟。之后，帮助患者治疗的人可以站在患者一侧，一手扶住患者头部，让患者头稍后仰，另一手拇指压住天突穴，10 ~ 16 秒即可。可反复按压 3 ~ 5 次。最后，让患者仰卧，全身放松，医者用拇指指腹对准膻中穴按压，约 2 分钟。

这种穴位疗法，做法简单，效果明显，经济方便，而且应用对象上没有什么限制，年轻人、老年人都可以使用。所以说，如果您正在忍受呃逆的困扰，不妨一试。

除此之外，生活中有不少人都会利用精神转移的办法治疗呃逆。很多人有过这样的经验，不知道什么原因打嗝不止，突然被背后的人拍了一下，心跳惊慌的空当里却发现呃逆停止了，这就是因为你的注意力被转移了。只不过，这个方法未必屡试屡灵，存在一定的失败概率。

## 呃逆连声，喝点八角茴香汤就好

大部分单纯性的呃逆多是由于患者的胃部出现了问题。胃气不降，上冲咽喉会导致喉间呃呃连声，声短而频不能自制，虽然呃逆不止但是没有其他明显症状，不会头晕也不会呕吐。此种情况下的呃逆患者不仅要注意选择治疗方，也要在治愈之后调养自己的胃。

一般说来，人到老年阶段，正气虚衰，脏腑功能衰退，病久常气血阴阳耗伤，常伴痰浊、呃逆等症状。此时如果频繁出现呃逆反复不愈的症状，很有可能是由于机体的虚衰不足影响了胃的和降功能所致。因为上了年纪之后，人的脏腑功能进入加速衰老的阶段，以往不易出现的小毛病都可能会因为很轻微的刺激而出现，所以，中老年人一定要学会如何养胃。

王善琪是某丝绸厂的老厂长，虽然已经年过六旬，但是精神矍铄，干劲十足，每天都会到厂里转转。除了肠胃虚弱之外，他平时很少生病。只是，因为肠胃的原因，饮食不太规律。快到年底的时候，有那么几天，经常打嗝。不过这也难不倒他，因为他平时就有剪报贴报的习惯，里面有不少从健康养生报纸上剪下来的治病小偏方。其中有个偏方说八角茴香汤可以止呃逆症。他就按照上面的方法尝试了一下，效果果然很好。

这一偏方的具体做法是：将约二两重的生八角洗净，捶碎，放入锅中加两碗水煎煮，水煎得剩下一半时，即可服用。

如果患者同时肠胃虚弱，或者胃寒较严重，除了煎八角茴香外，还可以在其中掺入少量蜂蜜。持续喝一个月左右，呃逆症状就会全部消失，胃口也应该会比以前好得多。

八角茴香主要分布于我国的福建、广东、广西、贵州等省区。其果实与种子均可作调料，也可入药。它具有强烈香味，有驱虫、温中理气、健胃止呕、祛寒、兴奋神经等作用。

八角茴香的主要成分是茴香油。茴香油能刺激胃肠神经血管，促进消化液的分泌，增加胃肠蠕动力，有健胃、行气的功效，有助于缓解胃痉挛、止呃逆，减轻疼痛。

除此之外，八角茴香治疗呃逆不仅可以内服也可以外敷。具体的做法是：先准备八角茴香20克，然后将其炒热，趁热装进20厘米长的正方形纱布袋子中。平卧之后将药袋敷于脐腹部，并将茴香摊匀，上面盖上一层塑料薄膜，再放上水温 50 度左右的热水袋，盖被静卧，每次热敷 40 分钟，1 天敷 2 次。

一般说来，第一次敷的时候，大概 20 分钟左右会有肠鸣声，随之呃逆次数递减，半小时之后停止。为了巩固疗效，晚上可以用原来的茴香倒出炒热，像第一次那样再敷一次，即可见效。

最后，为了大家使用上的安全，特别提醒注意，这里所选用的八角茴香应选人工栽培的品种，而不是野生的种类。因为，野生八角的果实含有剧毒物质，一旦误采误用，后果严重。

## 打嗝怎么办，指压少商穴

生活中，我们经常会连续不断地打嗝。其实，引起打嗝的原因有多种，包括胃、食管功能或器质性改变。也可能由外界物质，生化、物理刺激引起，比如：进入胃内的空气过多而自口腔溢出，精神神经因素（如迷走神经兴奋、幽门痉挛）、饮食习惯不良（如进食、饮水过急）、吞咽动作过多（如口涎过多或过少时）等，而胃肠神经官能症、胃肠道慢性疾病引起胃蠕动减弱所致时则发病率频繁且治疗时不易改善。

打嗝虽然不是什么大毛病，但在有些场合，打嗝是很尴尬的，但往往又很难控制。这时候，我们不妨用一用手指的少商穴。方法很简单：用指压少商穴，同时配合用意念把上逆之气往下引，至下腹丹田处，再由下吞咽口水，如此数次即可止住，少商穴在大拇指侧距指甲一分处，按压以有酸痛感为度，持续 15 秒到 1 分钟即能生效。也可以用右手作剑指，指喉头处，从上往下导引，同时意念配合往下吞，只三两下即止，大家不妨一试。

除此之外，我们还应当注意，发生打嗝时不要心焦气躁，不要在打嗝时服冷饮，也不要做剧烈运动。

# 贫　血

## 贫血时，莲藕连着你的健康

贫血多为天生，平时生活中少有明显的症状表现，除了肤色偏白之外，看起来与常人无异。因为现在美白技术的推广，皮肤偏白已经是很普遍的现象，所以有贫血症状的人在不发病的情况下，几乎是辨识不出的。

有贫血症状的人常常会感觉自身软弱无力、疲乏、困倦，这是因为肌肉缺氧所致，也是贫血最常见和最早出现的症状。有的人还会出现头晕、头痛、耳鸣、眼花、注意力不集中、嗜睡等症状。最严重的贫血患者会出现呼吸困难，晕厥甚至神志模糊，中老年患者尤甚。此外，消化系统也会受到影响，食欲减退、腹部胀气、恶心、便秘等均为常见的症状。

下面为大家介绍一道用鲜藕做的鲜藕茶疗方。

这个鲜藕茶的具体制作方法是：准备鲜莲藕 250 克、红糖 20 克。然后把洗净的莲藕切成薄片，放入锅中，加适量的水，以中火煨煮半小时左右，再加入红糖拌匀即可。这个治疗方有养胃益血的效果，可防治贫血、疲劳、慢性胃炎、腹泻等症状。

莲藕微甜而脆，十分爽口，是老幼妇孺、体弱多病者的上好食品和滋补佳品。在清朝咸丰年间，它被定为御膳贡品。莲藕的花、叶、柄、莲蓬的莲房、荷花的莲须都有很好的保健作用，可做药材。古代医学著作中对莲藕养血生津、散淤止血、清热除湿、健脾开胃的功效多有记载。从现代医学的角度说，莲藕中含有维生素 B12，对防治贫血病颇有效。

生莲藕对于吐血、咯血、口鼻出血、尿血、血友病、高血压、糖尿病、肝病、肠燥便秘的患者都很适合；熟藕适宜脾胃气虚、食欲缺乏、缺铁性贫血及营养不良等患者食用。

但是，莲藕虽好也不是人人可用，任意而用的。由于藕性偏凉，所以产妇不宜过早食用，一般在产后 1~2 周后再吃藕可以逐淤。另外，在烹制莲藕时忌用铁器，以免引起食物发黑。凡便溏腹泻及妇女寒性痛经者均忌食生藕；胃溃疡、十二指肠溃疡者也应少食。

## 南方圣果龙眼的奇方妙用

王东是农村走出来的大学生。家里有一个腿脚不利索的母亲和一个身体孱弱的妹妹。为了更好地照顾家人，在大学毕业之后他回到家乡创业，就近照顾家里。妹妹的贫血一直是他的一个心病，她试过很多方法都没有什么改善。

后来，一次偶然的机会他遇到一个老中医，求教贫血症的治愈方。老中医已经年过八旬，在他学医的时候还没有什么行医执照那一说，又一直没离开家，所以就当了一辈子的乡医。老人告诉王东一个民间偏方，让他回家后买一些龙眼种子，然后再按照他说的方法调治。王东以前在老大夫这里治过病信得过他的医术和人品，所以回家后一一照做了。没过多久，妹妹的贫血症状有所缓解，半年之后，彻底治愈了。

这个方子的具体内容为：取龙眼种子30粒，加两碗水倒入锅内，煮滚5分钟即可，最好掺入少许白砂糖，这样可以清肝火，在上午10点左右饮用，此为熟食法；龙眼30粒，在下午四点左右吃，果渣不下咽，此为生吃法。

这里需要注意的是，龙眼在下午4点左右吃才能生效，许多人只知吃龙眼有益，但不知吃法。在不恰当的时间食用，往往吃下龙眼后会肝火上升，以致引起流鼻血等不良反应。上午10点左右先饮龙眼种子茶，才能于下午4点左右吃龙眼。对于素食的人来讲，龙眼是最好不过的补品了。

如果想在服用时有更好的味觉口感，可以按照下列方法制成药粥，这就是龙眼枸杞粥。

具体做法是：用龙眼肉、枸杞子、血糯米、粳米各15克。将龙眼肉、枸杞子、血糯米分别洗净，同入锅，加水适量，大火煮沸后改小火煨煮，至米烂汤稠即可。每日1剂，分早、晚2次吃完。经常食用有效。此方益气补虚，养肝益血，补血生血，主治小儿营养不良性贫血，口唇、黏膜苍白，面色欠红润，食欲不佳。

为什么要选择龙眼为主要的治疗成分呢？

这是因为龙眼肉除了含丰富的铁质外还含有维生素A、B族维生素和葡萄糖、蔗糖等。补血的同时还能治疗健忘、心悸、神经衰弱和失眠症。龙眼汤、龙眼胶、龙眼酒之类也是很好的补血食物。

## 上了年纪常吃点菠菜，身血双赢

随着年龄的增长，贫血发病率也会上升，在人群调查中，老年人贫血的检出率为10%~20%，住院老人贫血检出率为20%~30%。老年人贫血有些是生理老化、造血功能减退引起的，但更多的原因为老年人慢性疾病引起的继发性贫血。老年人的贫血长期得不到治疗，不但可加速衰老，而且会使原发病加重。因此，应当重视老年期贫血，并及时予以治疗。而且还要记住营养不足仅仅是导致贫血的原因之一。临床中，不少中老年患者起初就医是因为贫血，经过系列检查，最后诊断结果却是肿瘤。

今年已经55岁的纪少云，脸色一直不太好，她自己也发现近半年来脸色越来越苍白。单位体检发现贫血，血色素较低，后去医院再次查血常规，结果诊断为贫血。她自己觉得除了身体有少许疲倦外没什么症状，后来除了脸色难看之外，她胃口差、体重下降，此时才引起了她的警惕，她觉得自己的贫血不治疗的话可能会有恶化的可能。但是因为自身是过敏体质，很多药物治疗都不能采用。她便向一位老中医求教。这个大夫是她家的邻居，也见过她发病的状态，对她的病情较为了解。老中医说，她这种情况可以采取食疗的方法进行先期的调养。于是，推荐了猪肝菠菜汤给她。她按照指示服用，并在生活中加以注意，过了大概三个月左右，她发现自己的贫血症状明显减轻，头不晕了，胃口也变好了，体重也在逐渐恢复正常。

这款食疗方的做法很简单，具体说来是：先取菠菜 50 克，猪肝 50 克，熟猪油、生姜、葱白、清汤、食盐、水豆粉、味精适量。再将菠菜洗净，在沸水中烫片刻，脱去涩味，切段；猪肝切成薄片，与食盐、水豆粉、味精拌匀；然后将清汤烧沸，加入洗净拍破的生姜、切成短节的葱白、熟猪油等，几分钟后，放入拌好的猪肝片及菠菜，煮熟即可。佐餐常服，可生血养血，主治血虚症。

这个治疗方告诉我们，贫血的人应该特别注意日常的饮食保养，这对改善贫血会有所帮助。平时应注意膳食的均衡，食物中应有充足的新鲜蔬菜、肉类及蛋类制品。比如：菠菜、芥蓝菜、黑木耳、桂圆、红枣、海带、猪肝等富含铁质的食物，都对预防贫血有较好作用。同时对已查明正在治疗原发病的贫血老人有辅助配合治疗的效果。

此外，因为年纪越大的人越容易感觉孤独。所以，对老年期贫血患者要及时进行心理护理，解除患者的各种不良情绪反应及精神负担，增强其战胜疾病的信心。

对老年人来讲，许多急性、慢性疾病，特别是常见的感染性疾病都可引起贫血，如肿瘤、慢性支气管炎、结核、胆囊炎、肾盂肾炎、前列腺肥大、尿路感染、糖尿病及慢性肝炎或肝硬化等。因此，应积极有效地预防这些疾病，一旦患有疾病应及时进行治疗，不让疾病长期不愈，就可减少继发性贫血的发生率。有研究发现，消化道肿瘤患者约有 45% 的首发症状就是贫血。而老年人由于消化吸收功能变弱，也很容易出现贫血，确诊为贫血后，仍需查找贫血的原因，警惕肿瘤的可能性。

## 养生粥，贫血的首选食疗方

贫血是指血液中缺少红细胞或红细胞的主要成分血红蛋白。造成贫血的原因主要有红细胞过度破坏，造血不良和失血。我国是世界上缺铁性贫血发生率较高的国家之一，发生率达到 15%～20%，其中妇女儿童贫血率高达 20% 以上。由此可见，除了老年人之外，还有一个贫血的高发群体，就是女性，尤其是处于 18~40 岁的成年女性。

女性的生理特点决定了女性易发生贫血现象，贫血严重威胁妇女健康。而女性贫血者的贫血类型多为缺铁性贫血。

这是因为，处于青春期的女孩生长发育旺盛，机体对铁的需求量大，加上月经来潮，容易出现缺铁性贫血。妊娠哺乳期女性要供给胎儿、婴儿营养物质，铁的需要量大为提高，如不额外补充，贫血几乎无可避免。中年女性受宫内节育环、子宫肌瘤等影响，月经量较多，铁的流失已成必然。老年妇女胃肠道吸收功能减退，造血功能衰弱，贫血的发生也有增无减。

季梦怡是某外企的文员，收入稳定，爱情美满，但是唯一让她感觉头痛的就是自己的贫血。为此她用过不少药，但是效果都不是很好。后来，为了日后能成为一名好太太，她开始学习做饭。男友建议她先从简单的汤粥开始学起，她便开始四处搜集菜谱。在此过程中，她找到两道对治贫血有益的粥品，于是就经常煮点粥来吃。没想到，不知不觉中，自己的贫血症状竟然大大减轻。她一开始有点纳闷，后来又重新拿着粥的制作方法让学医的姐姐来分析。姐姐看后说："行啊你，都会自己给自己做养生粥了。这里面的不少材料都有补血健胃的功效，怪不得你的病好很多了。"

季梦怡选用的两道养生粥品治疗方分别是八味粥和芝麻粳米粥。

八味粥的具体做法是：用糯米 300 克，薏仁米 50 克，赤小豆 30 克，大红枣 20 枚，莲子 20 克，芡实米 20 克，生山药 30 克，白扁豆 30 克。先将薏仁米、赤小豆、芡实米、白扁豆入锅煮烂，再入糯米、山药、大枣、莲子同煮，每日早晚当点心食。此方健脾胃、生气血，主治经期贫血，纳差夜惊，大便溏泻，腹胀腹痛，四肢无力，舌质淡者。

芝麻粳米粥的具体做法是：取黑芝麻 15 克，粳米 30 克。将黑芝麻洗净，晒干炒熟，研粉，同粳米煮粥食。此方补气生血，主治产后血虚，面色无华，四肢无力，爪甲不荣者。

除了选择合适的食疗方之外，还应避免出现下列情形：

1. 月经失血过多。青春期少女多已月经来潮，每次月经周期失血 30~50 毫升，失铁量 15~25 毫克。由于人体有代偿功能，能保持体内铁质的相对平衡，一般不会因为月经而出现贫血。但有些少女患有"青春期功能性子宫出血"后，每次经量大或淋漓不尽，就会造成贫血。

2. 盲目减肥。少女对铁质的需求量本来就较高，但如果为了追求苗条身材而盲目减肥，不适当地节制饮食，吃富铁食物较少，甚至挑食、偏食，很容易引起贫血。

3. 生活无规律。学习压力大，精神疲劳，体力消耗过度，睡眠得不到保证，使健康受到影响，也可促使贫血发生。但是，除了自身的生理特点以外，女性在饮食方面存在一些认识误区和行为习惯，也是导致缺铁性贫血的重要原因。

# 失 眠

## 若要一夜安眠，煮粥加白莲

失眠，已经成为困扰现代人的常见病。

人一旦失眠，就会出现入睡困难、时睡时醒、晨醒过早等症状。这些症状会引起人的疲劳感，让人一天都无精打采的。感觉器官反应迟缓、头痛、记忆力不集中等现象也属于其引发的连带反应。由此可见，失眠对人体最大的健康影响是精神方面的，严重一点会导致精神分裂。

如何有效地改善睡眠质量，一直是困扰当代人的心理难题。如果长期睡眠不足而又得不到有效改善的话，势必会对我们的生活、工作以及健康带来意想不到的影响。那么，到底该如何有效地改善睡眠质量呢？

民间流传着一个关于莲子治疗失眠的故事：古时有一位夫人，因长期失眠束手无策，便向一位精通医术的道姑求教，道姑随手一指水中荷花，称那形如睡莲，可治不眠之症。于是，失眠者在荷花中找到莲蓬，剥出莲子并食用，终得安眠。

关于莲子的功效，中医认为：莲子性平，味甘、涩，具有养心安神、健脾补肾、固精止遗、涩肠止泻之功效，可以治疗脾虚泄泻，肾亏遗精、妇女崩漏与白带过多、心肾不交之心悸失眠、虚烦消渴及尿血等症。现代研究证明，莲子除含有多种维生素、微量元素外，还含有荷叶碱、金丝草苷等物质，对治疗神经衰弱、慢性胃炎、消化不良、高血压等病症有效。

因此，如果你正被失眠困扰，可多吃一些莲子，也可以用小米加莲子熬粥，效果会更加明显。

此外，莲子为睡莲科植物莲成熟的种子，有很好的滋补作用，你可以用来做冰糖莲子汤、银耳莲子羹，或用它做八宝粥；古人认为经常服食，百病可除。

　　我们还可以选择做一些有助于睡眠的事。譬如洗个热水澡、阅读情节温馨的书籍、听些轻松的音乐等。充分放松，享受睡前时光，可以帮助你尽快入睡。

　　最后，需要提醒你的是失眠，患者往往是由心理压力大、情绪紧张所致，因此，进行适当的心理调节有助于改善睡眠质量。此外，如果经过一段时间的自我调理而无效者，此时，专业医生的介入也许会对你摆脱失眠症状有良好的帮助。

## 干炒酸枣仁治疗顽固性失眠

　　顽固性失眠是失眠病症中很常见的一种，也是最令人头痛的一种。当人们被顽固性失眠纠缠上的时候，精神就会慢慢被吞噬，被洗脑，认为失眠已经成为了自己的一种生活"习惯"。这才是最可怕的，一旦被动地接受了这种"习惯"，就意味着将生活在亚健康的状态之下。

　　与一般的失眠症状相比，顽固性失眠的治疗难度确实大一些，但绝对不是无法治愈的。顽固性失眠往往由心理因素引起，临床主要表现为入睡困难及维持睡眠困难，日间疲倦感，夜晚越想尽快入睡越难以入睡，加重心理冲突，产生紧张焦虑、情绪不稳、过度担心，自觉痛苦更导致失眠，形成恶性循环。

　　王爱是某法律机关的公务员，今年 38 岁。平素因工作繁忙，需要用脑的地方很多，常常是晚上睡觉之前还在想事情，天长日久之后，入睡困难就成为了她的难题，每夜仅睡 4~5 小时。白天为了不打瞌睡就喝咖啡，晚上为了能睡觉却要服"安定"，这样才能勉强入睡。近半年由于工作量骤然增多，个人的精神压力越来越大，更加睡不着了。每天的平均睡眠时间在 3 小时，还伴有头晕、心悸、食欲缺乏的症状。她求治于当地诊所，头晕心慌似有好转，睡眠仍未改善。后来，尝试了一个民间偏方后，才逐渐改善了睡眠质量。

　　这个方子的主要成分是酸枣仁。制作方法是：用炒枣仁 30 克为主药，再加当归、炒白术、党参、黄芪、茯神、远志、龙眼肉等补气血、养心神之品调治，7 剂后自诉有效。再诊时适当随症加减药物，2 个月后自觉睡眠质量明显提高。如果觉得上述方法有些繁琐，也可以选用下面的简易方，对症状较轻者可有相似疗效。具体的做法是：准备酸枣仁（炒令香熟）30 克。将其捣细为散，以竹叶汤冲服，每次服用 6 克，每日 2 次，早晚各一次。

方中炒酸枣仁养心益肝、安神定志；竹叶清心利尿除烦。该方常用于现代医学的失眠等病。根据现代药理研究：酸枣仁有镇静催眠及抗心律失常、抗心肌缺血作用，可以治疗胆虚睡卧不宁等病症。

另外，有类似于王爱这样顽固性失眠症状的朋友，一定要认识到咖啡的坏处。咖啡中含有咖啡因，如果服食咖啡过量的话，也会出现失眠、颤抖、神经紧张、烦躁不安、心悸、恶心、眩晕等现象。如果每日服食咖啡因超过600毫克（大约7杯咖啡或可乐，或数片含咖啡因的药片）就会出现上述症状。

此外，咖啡因不单是咖啡中才有，其他如茶、巧克力、汽水、可乐、甚至头痛药、感冒药、提神剂、利尿剂、减肥药等也会有这种物质。

如果尚不能确定自己的顽固性失眠是否因为咖啡因而起，而自己平素又有饮用咖啡因类饮品的习惯，那么你所要做的第一件事就是把它们收到抽屉里，不要再去碰它。可尝试在一个星期内完全不吃不喝含这种物质的东西。最初两天可能感到有点不适，但一星期过后，你便会感到精神舒畅，这时你就应该考虑以后避免进食含咖啡因的食物了。如果你不能完全割舍含咖啡因的美食，可以逐渐减少吸收量。如喝茶时，把第一杯茶倒去，喝第二杯，因第一杯茶含咖啡因较多。或者考虑饮用无咖啡因的咖啡、茶或者改饮果汁、白开水。

## 老年失眠，关键在于养肝肾

老年性失眠症与年轻人的失眠相比有自身的特点。在病因病机方面与精神思想因素关系不大，不像年轻人那样主要由精神负担沉重、思虑过度、心血耗伤所致。所以，如果用前面的治疗方治疗老年人的失眠往往收不到应有的效果。其实，老年失眠症是由年老带来的全身和大脑皮质生理变化所导致的，所以，治疗应从改善老年人全身和大脑生理衰退状况为主。

中医学认为，人的发育成长和衰老是由肾气的盛衰所支配的，故老年人全身和大脑的构造形态和生理功能都会受到肾气衰退的影响，老年性失眠不过是其中的一种表现而已。由于"肾藏精生髓，通于脑"，肾精不足则致脑髓失养，生理功能紊乱而致失眠，故补肾填精应是老年失眠症的基本治疗原则。

孙有成是某税务机构的退休干部，今年63岁了。老人自从退休以来，心情起伏很大，一时间接受不了过于闲暇的生活状态，觉得自己的生活失去了重心，再加上家庭琐事较多而变得忧郁寡欢，急躁易怒。这些还都是小问题，最大的问题是睡不着觉。有的时候只睡 2~3 个小时，晨起口干舌燥，腰背酸楚，大便常干结难下。这样的情况持续了近一个月，老人家撑不住了，就买了些安定片，勉强入睡。后来，安定没少吃，可是似乎效果越来越弱了，又不敢轻易加量，老人知道，这类药副作用大，能不吃就不吃。左右为难的时候，儿子从外地为他请来一名老中医，因为两人年纪相仿，所以很是聊得来。只是，老医生神清气爽，精神头十足的样子让孙有成很是羡慕。请教之后得到一个草药方，按方服用一个疗程之后，不用借助安定也能入睡了，睡眠的质量也在慢慢改善中。

此方的具体操作方法是：准备桑葚 30 克，生地、丹参、酸枣仁各 15 克，首乌 12 克，灵磁石 15 克（先煎），灯芯草 1 尺。水煎服，每日 1 剂，10 天为一个疗程。一般患者一个疗程即可痊愈。

此方中材料多对治因肾精肝血不足，肾水亏乏，阴虚火旺引发的老年性失眠。故用桑葚、丹参、首乌、生地等滋补肾水，润肠通便，养心阴以壮水制火，使水火相济；用酸枣仁以宁心安神，合灵磁石重镇安神定志；灯芯草淡渗清心，引热下行，邪有出路。诸药合用，相辅相成，水火相济，心肾相交。

有的老同志和案例中的孙老一样，由于顽固性失眠不得不靠安定来催眠，久而久之与安定就成了"好朋友"。这种现象在中老年朋友中十分普遍，觉得安定多服点没关系，其实，长期使用可形成依赖，甚至上瘾。由于老年人肝肾功能减弱，药物的不良残留会给老人的肝脏带来沉重的负担，产生耐药性，引起精神障碍，诱发其他疾病，比如肝脏肿大、肝区疼痛、黄疸、水肿、蛋白尿、血尿及恶心、腹胀、食欲缺乏、便秘等。因此，老年人应用安定类药物时更应小心。不到万不得已的时候尽量不要服用此类药品。而且要注意，在治疗期间应绝对禁止使用此类药品，以免药性冲突，得不偿失。

## 鹅卵石泡脚，时尚又健康

冬天在睡前用热水泡脚有助于睡眠。现在，为了满足年轻人时尚养生的需求，不少高级宾馆会为入住的客人提供新型的养生服务，如比较流行的有"鹅卵石泡脚法"。这种服务是为了客人能睡得好睡得香，对有轻症失眠的患者很有助益。

其实，这也是我国古代医学智慧的现代演变。

在泡脚盆里加入鹅卵石，高低不平的石头表面可以刺激脚底的穴位

（涌泉、然谷、太溪等）或脚底反射区，起到类似足底按摩和针刺穴位的作用，从而促进人体脉络贯通，达到交通心肾、疏肝理气、健脾益气、宁心安神的功效，更好地改善睡眠。

对于泡脚用的鹅卵石并没有什么特别的要求，选择圆滑、大小相近的为佳。泡脚用的水应该保持在 45℃，水深至少要高过踝关节，脚在鹅卵石上均衡地踩踏，浸泡 20~30 分钟。有心脑血管病和糖尿病的患者用热水泡脚时，要特别注意水温和时间的控制，以免出现头晕、头痛、乏力、心慌等情况。

此外，使用鹅卵石揉搓双脚时要注意力度和水温，要避免擦破或烫伤皮肤。脚部有损伤（包括关节胀痛、拉伤、扭伤等）、炎症还未痊愈的人，不宜进行鹅卵石热水泡脚。

这种泡脚方法对于有轻度失眠的患者而言，几次就可以有效改善睡眠质量。对于没有失眠症的朋友，也能起到安神的作用。

# 神经衰弱

## 食疗妙用猴头菇，健康气色好

神经衰弱属于慢性功能性疾病，由于症状复杂，病情可随着时间的推移发生迁移，所以治疗起来，往往要花费比一般病症更长的时间。也正是由于这个原因，很多患者都失去了治疗的信心。

其实，对于像精神衰弱这样的病症，只一味地依靠传统治疗方式是不够的。必要的时候可以选择在民间偏方中寻找精华方。这里为大家推荐的是猴头菇食疗方。

具体方法如下：猴头菇 150 克，黄芪 30 克，鸡肉 250 克，料酒、精盐、姜、葱白、胡椒粉各适量；猴头菇冲洗后放入盆内，用温水发胀约 30 分钟，洗净后捞出切成薄片，发猴头菇的水用纱布过滤杂质后待用；鸡肉洗净后剁成约 3 厘米长、1.5 厘米宽的长方块，黄芪用湿毛巾揩净后切成薄片，生姜、葱白切成细节。锅烧热后放入猪油，再放入黄芪、姜、葱、鸡块煸炒后，放入盐、料酒、发猴头菇的水和少量清汤，用大火烧沸后，再用文火烧炖约 1 小时，然后放入猴头菇片，再煮半小时，撒入胡椒粉；先将鸡块放在碗底，再捞猴头菇片盖在上面用汤加盐调好味盛入即成。

这款食疗方子既可以当做治疗方也可以算作高级滋补品，有助消化、利五脏的功用。其中发挥主要效用的猴头菇与具有补中益气、养血生津的黄芪与鸡肉合用，针对治疗神经衰弱症，效果显著。

## 百合入药，找回你的精、气、神

王浩是某高校化学系的学生，大学的第一个暑假，他是在网络游戏中度过的。王浩说今年暑假是他第一个没有成堆作业的清闲假期，一定要玩个够。这个暑假，王浩每天的上网时间平均在 10 小时以上。

最开始，王妈妈并没在意，觉得孩子放假了轻松一下也未尝不可。直到有一天，王妈妈深夜 3 点多起来，看到王浩仍坐在电脑前酣战，王妈妈推门进房对着王浩就是一顿臭骂。但是，王浩仍背着家人偷偷上网打游戏，还要时时关注到母亲房间的动静，精神高度紧张。

最近，王妈妈发现儿子的脸色十分难看，将其带到医院就医，检查发现儿子患上了神经衰弱。医院神经内科的医生告诉王妈妈，适当玩虚拟游戏是释放压力的一种方式，但一定要掌握好度。如果沉迷其中反而会加重精神负担，导致失眠和精神衰弱的发生。

为了儿子能健康成长，王妈妈听取医生的意见，尽量选取温和的治疗方，而不是单纯的精神性药物。

费尽周折之后，王妈妈找到了一个据说传世已久的偏方，对于精神衰弱十分有效。在给儿子做过思想工作之后，让他试用了几次，效果还不错。

这个方子的具体制作方法是：准备百合 24 克，青龙齿 9 克，生龙骨 11 克，琥珀粉 3 克（分冲），炙甘草 6 克，淮小麦 15 克，红枣 5 枚。以水煎服，每日 1 剂，早晚各一次。7 天为一个疗程。

由于神经衰弱多因患者长期受有精神创伤或突然受到某种精神刺激而造成的一种神经官能性疾病，不可能一下子就完全恢复，所以患者及家属都应该有一定的耐心，同时不能以强硬的手段戒掉患者的精神依赖品，这样反而会适得其反。对于年纪尚轻的患者，一定要循序渐进地控制，逐步帮其走出精神衰弱的阴影。

## 柴胡，摆脱精神衰弱的良药

苏某，女，30 岁，家庭主妇，平素性格内向，因婚后无子而致婆媳不和，精神抑郁，对食物无兴趣，每夜睡至 4~5 点即醒，两胁交替胀痛不适，食欲缺乏，且食后胃胀，暖气后才感觉舒服。患者曾于附近门诊部就诊，诊断为"自主神经功能紊乱"，予地西泮、谷维素、复合维生素 B 等口服，效果不明显。平素月经先后不定期，量少色黑，于是以下面所讲的方子为基础加川芎、红花以活血调经，旋覆花以降气和胃，2 周后痛止眠安。继服 1 个月，诸症皆除。

此方的具体制作方法是：先准备白芍 60 克，柴胡 6 克，甘草 3 克，白芥子 9 克，白术 15 克，当归 15 克，陈皮 6 克，茯苓 15 克。然后将上面 8 种药放到水里泡半小时以上，再将其煮沸。像传统的中药熬煮方法一样，保留第一次煮好的药剂，暂且不用。如法炮制再煮沸一锅。两锅并一锅，分剂量服用。每日一剂，坚持三天就会初见成效。一般说来，以专门煎煮草药的小药壶为标准，每次使用的剂量大约为其 1/3 即可。

方中白芍养血柔肝止痛；当归补血和血；白术益气健脾燥湿；茯苓渗湿健脾；陈皮理气健脾、燥湿化痰；柴胡疏肝解郁；白芥子利气豁痰；甘草缓急止痛、调和诸药。该方常用于现代医学的神经症等病，还可用于情感障碍、精神分裂症等。现代医药研究结果表明，白芍、甘草有明显镇痛效果；白芍还有镇静作用；甘草还有祛痰作用；柴胡有镇静、安定、镇痛作用；白术、茯苓有镇静作用；陈皮有刺激性祛痰作用；白芥子有恶心性祛痰作用。诸药共用达到镇静、镇痛及祛痰目的，可以治疗神经症等病症。

这一偏方虽经实践验证，但因为每个人的体质差异，所以不见得人人都适用。因此，患者在选用治疗偏方的时候，最好先咨询医生，遵循医嘱服用，才能保证疗效。

# 水 肿

## 四步按摩小动作，解决坐班水肿

凡是有过办公室工作经验的人都知道，如果一坐就很长时间的话，中午过后，双脚就会有紧绷肿胀的感觉，用手指按下去，还会有凹下去的痕迹。这就是坐出来的水肿，是"坐班族"难以避免的职业病。既然是病就不能忽视，要知道，放任和忽视任何病症细节都可能导致今后更大的健康困扰。

若你是"坐班族"中的一员，且双脚都有水肿现象，但只要稍事休息，睡一觉起来就会消失。那么，无需过于担心。这种水肿属于生理性水肿，多半因为饮食失调、久坐或久站引起循环不良，或生理周期、服用避孕药导致的。再者，也可能是因为过度疲劳，致使身体水分运行受阻。不管是哪一种原因的生理性水肿，只要改善生活作息和饮食习惯就可以有效缓解。相比起来，病理性水肿治疗起来就比较困难了，不是一两个简单的治疗方可以治愈的。最好到医院做检查，看看病理症结究竟在哪里，是否有其他部位的疾病。

"坐班族"们在办公室坐了一天之后，由于血液循环受阻出现的水肿现象可以依靠四步快速按摩消肿法来解决。

这个四步快速按摩消肿法的具体操作方法如下：

1. 按摩小腿的腿肚子上的肌肉。用两手一边捏小腿腿肚子上的肌肉，一边从中间向上下按摩，不断变化按捏的肌肉，重复 5 次。

2. 拧小腿腿肚的肌肉。像拧抹布一样左右拧小腿腿肚的肌肉，从脚踝到膝盖不断改变拧的地方，重复 5 次。

3. 按摩小腿前面的腿骨肌肉。两手握住小腿，大拇指按住小腿前面的腿骨，从下往上按摩，重复 3 次。除了拇指，其他手指也要相应加大力度按摩肌肉。

4. 按摩大腿肌肉。把拇指放在膝盖上面，两手握住大腿的肌肉边按压边按摩，重复 5 次。

除此之外，平时生活中的保健注意事项也同样不可忽视：白天避免劳累和情绪激动；饮食上保持低盐饮食，晚餐不吃得太饱；睡觉时可以把头部的床脚抬高 10~15 厘米，以减少下肢血液的回心血量。如果是孕妇，又要坚持上班，准妈妈们可以在脚下垫个矮凳。工作间隙要适当走动，以增加下肢血流。在躺着休息时，尽量平躺或左侧卧。平常坐着时，不要跷二郎腿，要常常伸展腿部，动动脚跟、脚趾、旋转脚踝关节，伸展小腿肌肉。不要穿会压迫到脚踝及小腿的过紧的袜子，以免影响血液回流。如想穿可预防或治疗水肿的弹性袜时，应选择高腰式，并在早晨醒来离开床之前先穿好。若健康情况允许，可以进行适当的体育锻炼，如游泳对减轻水肿有一定好处。

## 葡萄，消除泛溢肌肤的肿

想知道自己是否水肿，有一个最简单的方法：早上起床后双手握拳，如果感到手指与手指之间有肿胀感或是肌肉阻碍，那么很不幸，你今天水肿了。

水肿对于爱美的女性来说无疑是一种折磨。尤其在夏天，超短裙、迷你裤都会因为水肿而变得不好看。而且，长期持续这种状态，势必会给自己的健康带来隐患。

这里为大家推荐的消除肌肤水肿的办法是多吃葡萄干。葡萄含有蛋白质、脂肪、碳水化合物、葡萄糖、果糖、蔗糖及铁、钙、磷、钾、硼、胡萝卜素、维生素 $B_1$、维生素 $B_2$、烟酸、维生素 C、酒石酸、草酸、柠檬酸、苹果酸等营养成分，营养异常丰富。

中医认为，葡萄性平味甘酸，能滋肝肾、生津液、强筋骨、有补益气血、通利小便的作用，可用于脾虚气弱、气短乏力、水肿、小便不利等病症的辅助治疗。

这里需要注意的是，和其他偏方一样，并不是所有的人都适合以多吃葡萄干的方法来治疗水肿的。比如，糖尿病患者就不适宜，体型肥胖者也不适宜。相对的，有轻微贫血症状的人，有高血压病史的人，或者体质偏弱，容易感觉疲劳的人都适合使用此方。

此外，如果采用此方把葡萄干当零食吃的话，吃葡萄后不能立刻喝水，否则很容易发生腹泻。这个葡萄干偏方严格地讲在使用上有不少的局限。它也只能对生理性水肿起到一定的缓解和治疗作用，对于病理性的却一点办法也没有。所以，使用此方之前一定要看清楚自己水肿属于什么类型。

对于生理性水肿，除了可以选用上述方法之外，还可以采取以下措施来进行防治。

保持乐观情绪，长期坚持适当锻炼，如散步、慢跑、健身器械锻炼等，以增强体质，提高适应能力。

选择食物，应以含有丰富的蛋白质、维生素及无机盐，低脂肪、低胆固醇，少盐为原则，芹菜、萝卜、菠菜、西红柿、大豆、蘑菇、大蒜、水果以及豆制品等食物可多吃一些。

避免久坐久站，经常活动下肢，并注意经常上抬两下脚。

保证良好的睡眠，起居有规律。

# 高（低）血压

## 传统草药方，治疗低血压有奇效

高血压是老年人的常见病，而实际上，低血压对老年人的危害同样严重。

低血压病人由于血管内压力过低，导致血液循环缓慢，远端毛细血管缺血，以致影响组织细胞氧气和营养的供应，二氧化碳及代谢废物的排泄。由于血压下降影响了大脑和心脏的血液供应，因此使机体功能大大下降。

王大爷长期受眩晕、乏力的困扰，一开始不知道是怎么回事，后来在一次常规体检中发现是低血压。医生告诉王大爷，这样下去有诱发中风和心肌梗死的可能。虽然发病率并不太高，但是仍旧属于危险状态，于是医生为他介绍了一个偏方。为了尽快治好自己的病，他听取了医生的建议，照方治疗，目前，血压已经趋近于正常值范围。

王大爷使用的这款中草药偏方便是参补法。

具体的操作方法是：准备人参 6 克，麦冬 15 克，五味子 9 克，然后以水煎服，每日 1 剂，连服 1 周。方中人参以野山参或高丽参为佳，也可用生晒参、红参。气阴虚损者，则可用西洋参代之。

人参中的蛋白质因子能抑制脂肪分解，加重血管壁脂质沉积，故有冠心病、高血压、脑血管硬化、糖尿病者应慎服人参。人参有促进红细胞生长的作用，红细胞增多，血液黏稠度会更高。

那么，为什么老年人低血压会诱发中风与心肌梗死？

这是因为，随年龄增大，人的血管硬化程度会不断加重，特别是脑血管硬化与心脏冠状动脉硬化，可使它们调节血流量的功能逐渐减弱或丧失，这时只有靠一定的血压才能维持适当的血流量。当血压过低时，血流缓慢，脑血管和冠状动脉的血流量减少，造成供血、供氧不足。同时，血流变缓还容易引致栓塞，从而诱发中风或心肌梗死。

中医认为，低血压多与先天不足、后天失养、劳倦伤正、失血耗气等有关。平时可多吃山药、苡仁、桂圆、荔枝、枸杞子、栗子、核桃、红枣、人参、黄芪等；在肉食中，要多吃瘦猪肉、羊肉及鸡肉、鸽子肉；蔬菜和水果含维生素、微量元素丰富，平时也应多吃一点；黄豆、黑豆、红豆等豆类食品，对控制血压也有很大的好处。

要重视体位性低血压的预防，这一点对于低血压患者而言也是十分重要的，注意放缓自己变换体位的动作速度，比如起床时不要突然坐起，蹲下时不要突然站立。

如果发生急性的低血压，应该首先停止正在做的事情，缓慢躺下，或找地方扶稳，一般在休息后会好转。如不能好转，再急送医院。

## 按摩百会穴，降压美容两不误

中医认为，头为精明之府、百脉之宗，人体的十二经脉都会聚在此，是全身的主宰。百会穴位于头顶部正中央，是人体众多经脉会聚的地方，是头部保健的重要大穴，它能够通达全身的阴阳脉络，连贯所有的大小经穴，是人体阳气汇聚的地方，有开窍醒脑、固阳固脱、升阳举陷的功效。

根据中医"平肝息风"的理论，对人体上的太阳、百会、风池等穴位进行按摩，会对血压产生作用。现代医学已经证明，对以上三个穴位进行按摩不仅可以调整微血管的舒缩作用，解除小动脉痉挛，还能疏通气血，调和阴阳，对预防和治疗高血压病有着十分明显的作用。

百会穴既是长寿穴又是保健穴，此穴经过锻炼，可开发人体潜能，增加体内的真气，调节心脑血管系统功能，益智开慧，澄心明性，轻身延年，能治疗头痛、眩晕、脱肛、昏厥、低血压、失眠、耳鸣、鼻塞、神经衰弱、中风失语等症。

有效降低血压是百会穴的一大妙用。具体的操作方法是：手掌紧贴百会穴呈顺时针旋转，每次做 36 圈，可以宁神清脑，降低血压。

百会穴同时又是长寿穴，经常按压此穴，可激发人体潜能，增强体内的正气和抵抗力，调节心、脑血管系统功能，延年益寿。不过，该穴位疗法主要适用于原发高血压病，对其他原因引起的高血压效果不佳。

## 三穴合一，血压速降

高血压是一种世界性的常见疾病，世界各国的患病率高达 10%～20%，并可导致脑血管、心脏、肾脏的病变，是危害人类健康的主要疾病。

现在我国高血压患者大约有 1 亿多，大多都在服用降压药。其实，高血压最可怕的是它带来的隐患，比如，心、脑、肾最容易受到波及，危害性最大的还是心脑血管病。所以，得了高血压之后，最重要的是从日常生活入手，防止疾病的进一步发展，控制好血压。这样的话，即使血压没有降到正常值，身体的各个器官也会适应这种状态，重新达到一种新的平衡，人一样能够健康地生活。

周军年纪不大，但是却患有高血压。为此他十分苦恼。觉得自己人到中年，事业有成，家庭美满一切都很美好，却只有这个高血压让他心里有疙瘩。用过的降压药很多，自己也快成为半个医生了，可就是未能将血压稳定下来。后来他放弃了药物治疗，选择用传统的穴位疗法治疗，每过多久，血压降下来了。他心中很是兴奋。把这个方法介绍给自己的亲朋好友，希望更多的人可以从中受益。

这个穴位疗法中主要运用的是太冲穴、太溪穴和曲池。高血压一般分为肝阳上亢和肝肾阴虚两种证型。肝阳上亢的人经常脸色发红，脾气也相对比较暴躁，特别容易着急，这种人血压的波动比较大。肝肾阴虚的人经常会觉得口渴、腰酸腿软、头晕耳鸣等，一般血压波动不大。其实，不管什么类型的高血压患者，都要好好地利用人体自身快速降血压的三个关键穴位——太冲、太溪和曲池。

太冲穴可以疏肝理气，平肝降逆，不让肝气升发太过；肾经上的太溪穴可补肾阴；大肠经上的曲池穴可以扑灭火气，降压效果最好。如果坚持每天按揉这3个穴位3~5分钟，每次不低于200下，两个月就会有效果。

以下人群易患高血压，平时应多加以防范：父母、兄弟、姐妹等直系家属有高血压病史的人；过度肥胖的人；饮食偏咸，过分摄取盐分的人；过度饮酒的人。

在饮食上，高血压患者一定要戒掉一切寒凉的食物，多吃补肾、补肝的食品。平时保持心情舒畅、豁达，也能让心经、心包经畅通，有助于血压的控制。

## 降血压药膳，芹菜粥最有效

艾静的父亲一直都有高血压，而且属于持续偏高的类型。吃过许多降压药。有些药还是很管用的，很能够稳定病情。不过病情稳定往往只是暂时的，不久之后，血压就又上去了。这种周而复始、原地转圈的结果让艾静和家人都感到很疲惫。希望疗效能够得到巩固也许是每个高血压家庭的心声。后来，一位故友来拜访，推荐尝试药物治疗之外的办法，他介绍了一个芹菜粥食疗法。艾静的父亲试过之后感觉味道不错，治疗效果也不错，关键在于坚持。

芹菜粥的具体制作方法是：准备连根芹菜120克，粳米250克，食盐、味精各少许。先将芹菜一同放入锅内加水适量，用大火煮沸，再改用文火熬至米烂成粥。加入适量调味品食用。芹菜粥现煮现吃，不可久放。每天早晚餐各食用一次，连服7~8天为一疗程。

经现代药理研究表明，芹菜具有降血压、降血脂的作用。由于它的根、茎、叶和籽都可以当药用，故有"厨房里的药物""药芹"之称。

在食用此方的时候可以同时食用与芹菜相宜的食物，比如：西红柿、牛肉、羊肉、核桃、虾米、豆腐、莲藕等，这些食物不会抵消芹菜粥的功效。

与此同时也要注意不要食用可能会影响药效发挥的食物，比较常见的有：海米、醋、黄瓜、南瓜、蛤蜊、鸡肉、兔肉、鳖肉、黄豆、菊花、螃蟹等。

其实，利用芹菜降压不只可以做成粥品，也可以依据自身的饮食喜好选择不同的菜方。比较常见的有以下几种：

黑木耳炒芹菜。这款粥的具体制作方法是：先处理黑木耳，用清水泡发去根撕块，芹菜洗净切段，姜切片，葱切段，蒜去皮切片；将炒锅置大火上烧热，加入油，待油烧热至六成时，放入姜片、葱段、蒜片爆香；随即放入芹菜、木耳炒至芹菜断生，加盐、味精调味即成。这道菜肴能补肝肾、降血压。

凉拌芹菜叶。这是平时家庭菜肴中比较常见的一道菜。但是，很多人都不曾想到它有凉血降压的功效。具体的制作方法是：芹菜叶洗净沥干水分，姜、蒜切末；鸡蛋打散后摊成薄饼状，再切成小块；将芹菜叶在开水中焯一下；将芹菜叶和鸡蛋片放在一起，放入姜末、蒜末、辣椒油、盐、生抽、醋、香油等调味料拌匀即可。此芹菜降血压菜能增进食欲、平肝清热、健脑镇静。

# 糖尿病

## 黑豆、黄豆可治糖尿病

某工厂退休职工宋淑珍患糖尿病长达9年之久，病情一直时好时坏，吃了很多药都不见好转。后来应用一种治糖尿病的偏方，医治不到半年，她的病情便大有好转。她所使用的偏方其实就是黄豆和黑豆。具体的制作方法如下：

每天空腹状态时，用鸡蛋两个与黄豆7粒，黑豆7粒，花生仁7粒，红枣7个，核桃仁2个，共六样32粒（个）放在一起，用砂锅熬煮，当鸡蛋熟后，用勺捞出，去皮吃掉。锅内余下的五样东西多煮会儿，待烂熟后吃完。煮熬时切忌使用铁、铝、搪瓷等类锅，以免降低治疗效果。此方没有副作用，长期服用疗效明显。

血糖与进食量的大小和食物种类密切相关，故而控制饮食是糖尿病治疗的首要原则。糖尿病患者要根据自身体质和工作性质选择适合的饮食。

一般说来，轻体力劳动者每千克体重每日消耗 30~35 千卡热量；中等体力劳动者每千克体重每天消耗 35~40 千卡热量；重体力劳动者每千克体重每天需 40 千卡热量。如果发现食疗过后仍旧没有显著效果，那么，一定要及早就医，不要再尝试其他方剂。

## 醋豆降糖真有效，经济简单实用

某邮电局职工莫西泽，今年刚满 30 岁。他的邻居是一位患糖尿病已有 5 年的老人，因为老人膝下无子，所以平日对他照顾有加，所以他一直想帮老人解除疾病痛楚，曾多次陪伴老人去各大医院治疗，钱没少花，就是没能治好病。后来，一次偶然的机会听说醋豆可以治疗糖尿病而且效果显著，就建议老人治疗一段时间，结果老人的糖尿病由 4 个加号转为只有 2 个加号。又坚持治疗一段时间，不久就痊愈了。

醋豆的具体制作方法是：先泡制。将买的黑豆洗净、晾干，并挑出杂质后，装入玻璃容器中，每 250 克豆加入 500 毫升米醋（9 度），然后将瓶口封严放在阴凉处，待 1 个月后服用。酷热的夏季要 1 周或 10 天开瓶检查一次，用无油腻的筷子或棍条搅拌几下，以防沉积变质。当米醋淹没不了黑豆时，可增添些米醋。

在服用时，没有胃病者可每早起床后空腹服用，有胃病者饭后服用。每日 1 次，病重的 25~30 粒，病轻的 20~25 粒。只吃豆不喝醋水。

醋豆可以按 3 个月一疗程吃，也可以长期吃，以巩固疗效。

需要注意的一点是，因为醋豆很酸，所以在吃前最好先喝口凉开水，以不呛嗓子。服后再喝口凉开水，将豆漱净咽下。同时，常吃醋豆牙齿容易变黑，而漱口可防止牙黑。另外，也可调拌蜂蜜水喝。

## 菠菜根，给血糖打的"镇静剂"

糖尿病本身并不可怕，可怕的是它的并发症，糖尿病带来的危害几乎都来自它的并发症。

有一位患者，患糖尿病好几年了，但是因为在饮食上一直保持着良好的习惯，并且配合医生治疗，所以从检查出糖尿病直到现在，他的病情不仅没有加重，反而比以前减轻了许多。他的精神很好，完全看不出是一个曾经患有严重糖尿病的人。这一切都归功于他在饮食上下的工夫，一本《本草纲目》都快被他翻烂了，他还把这几年从各种中医书上摘抄下来的食疗方送给别人，下面就是他提供的食疗方：菠菜根汤饮。

这个汤的具体制作方法是：先准备鲜菠菜根 60~120 克，干鸡内金 15克，然后以水煎服。每日 1 剂，2~3 次分服。此方具有敛阴润燥、止渴的功效，适用于糖尿病、消渴饮水无度。

此外，糖尿病患者一定要牢记以下饮食禁忌，以免前功尽弃。

1. 减少食盐的摄入。人体不能缺食盐，否则会出现乏力、头痛、厌食、恶心、嗜睡甚至昏迷。但并不是食盐越多越好，食盐过多对身体有害，如导致高血压或对抗治疗高血压药物疗效，发生水肿，甚至心、肾衰竭。食盐摄入过多还可能增加食欲，不利于糖尿病的饮食控制。对于糖尿病患者来说，其本身患高血压的机会比正常人高 2 倍，因此限制食盐摄入就非常必要了。

2. 减少精制糖的摄入。不用蔗糖烹调食物，在茶、咖啡等饮料中不加蔗糖，不喝富含蔗糖的饮料，可买一些无糖罐头或人工甜味剂制品代替糖制品。

3. 禁食含碳水化合物过高的甜食，如葡萄糖、蔗糖、麦芽糖、蜂蜜、甜点心、红糖、冰糖、冰淇淋、糖果、甜饼干、糕点、蜜饯、杏仁茶等含纯糖食品。

4. 糖尿病患者应少吃动物内脏、鱼子、肥肉、猪油、牛油、羊油等。少吃油炸食物，因高温可破坏不饱和脂肪酸。

5. 糖尿病患者不宜多吃水果。水果中含有较多的果糖和葡萄糖，而且能被机体迅速吸收，引起血糖增高。香蕉、葡萄、柿子、橘子等最好不吃。

6. 糖尿病患者不可饮酒。酒精对机体代谢的影响是多方面的，对于糖尿病患者来说，饮酒的后果是十分严重的。在执行糖尿病饮食控制的患者中，非饮酒者 60% 可见血糖控制改善，而饮酒者只能达到 40%，在不实行饮食治疗的患者中，病情大多会发生恶化，如果再加上饮酒，则后果更严重。在饮食方面多加控制，再加上一些其他治疗手段，相信你的血糖就会慢慢调整到一个比较正常的水平。

## 三七妙用，解除甜蜜的"病咒"

糖尿病是一种由遗传基因决定的全身慢性代谢性疾病，由体内胰岛素的相对或绝对不足而引起糖、脂肪和蛋白质代谢的紊乱，典型的症状是多尿、多饮、多食，重者会影响到生活，轻者却可以毫无察觉。

糖尿病发病初期，有时很难发现，很多人常常是糖尿病的并发症出现后，才知道已患上糖尿病。例如，因贫血、水肿就诊于内科的病人，经检查发现为糖尿病性肾病；还有病人因视力模糊到眼科就医，眼底检查发现糖尿病性视网膜病变，证实为糖尿病，其时糖尿病早已存在。

应对很"黏人"的糖尿病，传统的药物治疗也许未必对每个患者都有用。在此同时，不妨尝试民间经典的食疗方。相信可以对病情起到辅助治疗的作用。这里为大家推荐的是三七山药粥。这是一款在民间广泛流传的食疗方，不少人都有食用的经历，且对糖尿病的治疗确实有效。

三七山药粥的具体制作方法是：准备三七5克，生山药60克，粳米60克，酥油适量，粳米加水如常法煮粥。将山药去皮为糊后用酥油炒，用匙揉碎，放入粥内拌匀，可作早点食用。此方有润肺健脾、益气、抑制糖尿病恶化的功用，适用于气阴两虚或阴阳两虚型糖尿病。尤其对于神疲乏力，口干咽干，食欲减退，腰膝酸软，大便郁结或泄泻与便秘交替出现，或兼见心悸自汗，或眩晕耳鸣，或肢体麻痛，或视物模糊的患者特别有效。

三七花对糖尿病有保健作用的。在使用此方的同时，糖尿病轻者需要从饮食上进行调节，控制主食及淀粉类、脂肪类食品，加强运动等，如果血糖控制不理想可以适当服降血糖药，如二甲双胍等，也可以找中医辨证用中药治疗。

## 自我按摩四穴齐下，血糖跟着下

降糖的方法有很多种，其中按摩也是一种不错的方法。适当的按摩可以增加胰岛素的分泌，通过按摩加速糖的利用，使糖的吸收降低，并调整中枢系统，使糖尿病的代谢区域正常及改善微循环，从而预防并发症的发生。

牛连成是一名卡车司机，2010年9月，去医院检查血糖，在空腹状态下，其血糖高达7.6。医生说属糖尿病初期，并嘱咐治疗以食疗、运动为主，不可盲目服降糖药。后来他采取穴位按摩加偏方的方法，使自己的血糖得到了明显的控制，三个月之后再次去医院检查，血糖已经降到5.4，第二年年初再检查，血糖降到4.2，之后检查血糖也稳定在4.9以下，保持正常。

其具体的原理和操作方法如下：

揉血海穴（屈膝，在髌骨底内侧缘上2寸，当股四头肌内侧头的隆起处）。用手指按揉每侧血海穴1分钟左右。

揉梁丘穴（屈膝，在髂前上棘与髌骨外上缘连线上，髌骨外上缘上 3 寸）。用手指按摩每侧梁丘穴 1 分钟左右。

揉承山穴（在小腿后面正中，委中穴与昆仑穴之间，当伸直小腿和足跟上提时腓肠肌肌腹下出现凹陷处）。用手指按揉每侧承山穴 1 分钟左右。

按摩劳宫穴。该穴定位于第二、三掌骨之间，握拳，中指尖下。按摩手法采用按压、揉擦等方法，左右手交叉进行，每穴各操作 10 分钟，每天 2~3 次，不受时间、地点限制。也可借助小木棒、笔套等钝性的物体进行按摩。

按摩涌泉穴。该穴定位于足底（去趾）前 1/3 处，足趾跖屈时呈凹陷处。按摩手法采用按压、揉擦等方法，左右手交叉进行，每穴各操作 10 分钟，每天早晚各 1 次。也可借助足按摩器或钝性的物体进行自我按摩。

双手自然交叉，两个手掌的掌根按在双侧大横穴（位于肚脐两侧的一个横掌处）上，双手小拇指按在关元穴上（位于肚脐下方四个手指处），双手手指抵住中脘穴（位于肚脐上方一横掌处），位置找好后，轻轻下压腹部 5 分钟左右。

糖尿病有一个较常见的并发症，就是周围神经的病变，表现为下肢麻木疼痛，感觉障碍，用上述按摩的方法进行治疗，效果也非常不错。这组动作要做 10 分钟左右，按到有酸胀感为宜。

# 脂肪肝

## 玉米须做汤，对治脂肪肝有疗效

脂肪肝的发病率近几年在欧美和我国迅速上升，成为仅次于病毒性肝炎的第二大肝病。在某些职业人群中（白领人士、出租车司机、职业经理人、个体业主、政府官员、高级知识分子等）脂肪肝的平均发病率为 25%；肥胖人群与 Ⅱ 型糖尿病患者中脂肪肝的发病率为 50%；嗜酒和酗酒者脂肪肝的发病率为 58%；在经常失眠、疲劳、不思茶饭、胃肠功能失调的亚健康人群中脂肪肝的发病率约为 60%。

脂肪肝的形成常有以下几类原因：

长期饮酒；长期摄入高脂饮食或长期大量吃糖、淀粉等碳水化合物，使肝脏脂肪合成过多；肥胖，缺乏运动，使肝内脂肪输入过多；糖尿病，一半的糖尿病患者可能发生脂肪肝（他们发生脂肪肝既与肥胖程度有关，又与进食脂肪或糖过多有关。这类病人一方面要积极治疗糖尿病，另一方面要注意选择低糖、低脂肪、低热量及高蛋白饮食；肝炎）；某些药物引起的急性或慢性肝损害，这也就是我们常说的药物性脂肪肝（具体说来是由于某些药物或化学毒物会抑制蛋白质的合成，从而导致脂肪肝）。

下面为大家推荐一道对治脂肪肝十分有益的食疗方——玉米须冬葵子赤豆汤。它的具体制作方法是：取玉米须 60 克，冬葵子 15 克，赤小豆 100 克，白糖适量。然后将玉米须、冬葵子煎水取汁，入赤小豆煮成汤，加白糖调味。分 2 次饮服，吃豆，饮汤。此方具有舒和肝气、消痰化浊之功。

用玉米须煮汤，有一种淡淡的清甜味道，可滋养身心。中医认为，玉米味甘性平，具有调中开胃、益肺宁心、清湿热、利肝胆、延缓衰老等功能。玉米须对肾病、糖尿病有很好的治疗效果，是中医常用的一味药材。

那么，脂肪肝患者平时应该少吃或者不吃哪些食物呢？

具体来说，应少食刺激性食物，如葱、姜、蒜、辣椒、胡椒等；严禁喝酒、咖啡和含酒精的饮料；少用油煎、炸等烹饪方法；不吃蔗糖、果糖等纯糖食品；不吃蛋黄、甲鱼、葵花子；少食动物内脏、肥肉、鱼子、脑髓等高脂肪、高胆固醇的食物；少吃甜食，每天盐的摄入量控制在 5 克之内；晚餐不宜吃得过饱，睡前不要加餐；忌用动物油；不吃动物内脏、鸡皮、肥肉、鱼子、蟹黄等。

## 动动手动动脚，勤做肝脏减肥操

脂肪肝不仅是次于病毒性肝炎的第二位常见肝病，也是一种慢性进展性的肝病，如果任其发展，就会导致肝纤维化，最终发展成肝硬化或肝癌。为此，脂肪肝患者切不可将体检报告视为摆设而掉以轻心，应积极进行诊断和防治，做到一定要早发现，早逆转。

在许多治疗措施中，需要特别强调运动疗法。这是因为，一方面运动疗法在脂肪肝治疗中的作用和意义尚不完全为患者所了解，容易忽略甚至不敢运动锻炼；另一方面缺少运动疗法而单靠饮食调理来降低体重和治疗脂肪肝，常因难以坚持或效果不理想而告失败。因此，针对脂肪肝的治疗，必须将运动疗法摆在重要位置上，认真对待，持之以恒。

正所谓生命在于运动，这里为大家推荐一些简单的运动疗法，虽然看起来很简单，但已经经过不少患者的证实确实有效。我们按照下面的方法进行：

1. 体侧屈运动。盘腿端坐在床上，双手自然下垂于体侧。左手向左侧方伸出,上体随之左侧弯曲,右臂同时上举,随身体向左侧摆动,反复向左侧曲摆4次,然后还原。接着右手向右侧伸,上体随之右侧屈,左手向右侧屈摆4次。注意侧屈时臀部不动,动作要慢而有节奏。

2. 划船运动。自然端坐在床边,两腿屈膝分开,两足掌着地,双臂向前平举,掌心向下。上体向前屈,头向下低俯至两膝间,双手向上前屈而前伸,保持这一姿势5秒钟,然后还原。每间隔6秒钟做1次,反复做24次。腰背挺直时收腹吸气,上体前屈时呼气。

掌握适当的运动量、运动时间和频率。运动量以中等强度为适宜,即运动时呼吸、心率增快,并感轻度疲劳,轻微出汗,但不应感到头昏、呼吸困难或呕吐等。而在运动后疲劳感可很快消失,精力、体力和食欲均保持良好。运动时间每次不少于30分钟,每周运动3次。如果为急性脂肪肝或脂肪性肝炎活动期,或伴有肝肾心功能不全等情况时,应适当控制和减少运动量,以休息为主。

## 乌龙茶不乌龙,甩掉恼人脂肪肝

脂肪肝是一种可逆性疾病,如能及时发现,早期治疗是完全可以治愈的。发生脂肪肝最常见也最重要的原因,是营养过剩,即脂肪和糖摄取过量。因此,治疗脂肪肝仍须由控制饮食入手,以减轻体重为原则,注意饮食营养的合理搭配,并兼顾适当的药膳食疗。

减轻体重对因病态性肥胖和高脂血症引起的脂肪肝患者尤为适宜。首先要控制总热量,将每天的进食量限制到最低限度,一般可按标准体重每千克20~25千卡供应。通过减少热量供应,就会促使肥胖者体内多余的脂肪氧化消耗,有助于纠正脂肪肝。

王正明今年55岁,是某工程公司的负责人,逐渐从一线工作岗位上退下来之后,他发现自己的身体反而越来越虚了。单位组织体检的时候查出有脂肪肝,医生建议他选用尽量温和的方法治疗。他四处寻找之后,发现喝乌龙茶对身体很有好处。但是这里所说的乌龙茶是真正意义上的乌龙茶,而不是市面上卖的乌龙茶饮料。

具体的操作方法如下:准备乌龙茶3克,冬瓜皮10克,山楂10克。然后将山楂和冬瓜皮煎汤,去渣,用汤冲泡乌龙茶饮用。此茶能消脂减肥,对肥胖型脂肪肝患者有良效。

因为肝病患者多急躁易怒,因此在调理过程中,还要重视舒缓情志,心身并治,保持一颗平常心。因为在正常的生理情况下,如果肝的疏泄功能正常，既不亢奋也不抑郁，那么人体就能很好地协调自身的精神情志，表现为精神愉快，心情舒畅。反之就会表现为抑郁寡欢、急躁易怒等。

合理积极的预防方式，对治愈脂肪肝有良好效果。这里的预防主要从以下几个方面入手：

1. 合理膳食。每日三餐膳食要调配合理，做到粗细搭配营养平衡，足量的蛋白质能清除肝内脂肪。

2. 适当运动。每天坚持体育锻炼，可视自己体质选择适宜的运动项目，如慢跑、打乒乓球、打羽毛球等。要从小运动量开始循序渐进逐步达到适当的运动量，以加强体内脂肪的消耗。

3. 慎用药物。肝脏是人体的化工厂，任何药物进入体内都要经过肝脏解毒，所以平时不要动不动就吃药。对出现症状的脂肪肝患者，在选用药物时更要慎重谨防药物的毒副作用，特别是对肝脏有损害的药物绝对不能用，避免进一步加重肝脏的损害。

## 让佛"手"帮你"抚"走脂肪肝

正常人在摄入结构合理的膳食时，肝脏的脂肪含量约占肝脏重量的3%~5%，但在某些异常情况下，肝脏的脂肪量则明显增加。当肝脏的脂肪含量超过肝脏重量10%时，就称脂肪肝。肥胖是造成脂肪肝的重要原因，营养素摄入不足也会引起脂肪肝，还包括酗酒、糖尿病、肝炎病人吃糖过多等原因。脂肪肝前期症状隐蔽，往往在体检时因无触痛性肝大而被发现，但也可因右上腹痛、触痛及黄疸而被发现。常有肝区疼痛或不适，食欲减退，脘腹痞胀，便溏，少数可有轻度黄疸。

这里为大家推荐一个治疗脂肪肝的中药疗法小偏方——佛手香橼汤。

这个汤剂的具体使用方法是：准备佛手、香橼各6克，白糖适量。然后以佛手、香橼加水煎，去渣取汁加白糖调匀，每日2次。此方具有疏肝解郁、理气化痰的功效，适用于肝郁气滞型脂肪肝。

此外，多饮茶可降低血脂和胆固醇水平，增强微血管壁的韧性，抑制动脉粥样硬化。牛奶、燕麦、玉米、鱼类、菊花茶等也能很好地预防脂肪肝生成。

脂肪肝多与进食不当有关，如摄取过多脂肪、胆固醇或甜食以及长期饮酒等。供给适当热量，控制热量会使体重逐渐下降，有利于肝功能恢复。忌用肉汤、鱼汤、鸡汤等。

# 肝 炎

## 草药新组合，巧妙治肝炎

由于肝炎初期并没有明显症状，所以很多得了肝炎的患者都是在自己感觉不好的时候才去看病。一般最初的症状有点像消化不良。还有不少人会判断失误，按胃病治疗很长时间，吃了许多药不见好，才下决心做胃镜查一下，检查胃镜前一般需常规抽血化验肝功能，这时才发现胃口不好是肝炎的过错。

吴卓文今年40岁，是某中学的生物老师。10年前因分娩时出血过多而在当地医院输血治疗，出院后不久即出现面目色黄，呕恶厌油，右胁胀痛，疲乏无力，诊断为"急性黄疸性肝炎"。经过一段时间治疗后，恶心、胁痛症状有所减轻，但黄疸始终未能退净。且此后面目皮肤一直发黄，时深时浅，食欲缺乏。来医院就诊时见舌红苔少，脉象细弱。后来，医生诊断为黄疸日久，在治疗时必须兼顾气血阴液，扶正主要以健脾、养肝、益肾为主，于是向她推荐了有助于健脾利湿的中草药偏方。如法调治3个月后诸症皆除。

这个偏方的具体使用方法是：准备熟地30克，山茱萸、山药各12克，白芍、当归各15克，甘草3克。将上面的6种药材用清水浸泡30分钟以上，然后开火煮沸，再小火煎煮20分钟，取出待用。再重复一遍上述操作，取出。和刚才留用的第一锅混合在一起。将药分两份或者三份，饭后半小时温热服用。每日1剂。

本方具有滋补阴血作用，常用于治疗肝炎日久，反复不愈，肝区隐痛，头晕目眩，两目干涩，腰酸膝软，神疲乏力，不任劳作，饮食乏味，口干咽燥，舌淡苔薄或少苔，脉弦细弱。

方中熟地滋补阴血、填精益髓；当归补血和血润燥；白芍养血和营、敛阴柔肝；山药益气养阴、固肾益精；山茱萸补益肝肾；甘草补中、调药。该方常用于现代医学的慢性肝炎，以及肝硬化、原发性肝癌、慢性胆囊炎及慢性肾衰竭等病症。根据现代药理研究证实：熟地能显著抑制肝脏出血性坏死灶及单纯性坏死，能改善肾功能；当归能保护肝细胞、恢复肝脏某些功能、减轻肝变程度，并有利胆及抗炎镇痛、抗损伤、抗肿瘤作用；熟地、当归还能抗贫血；白芍有保肝、解毒、镇痛及抗诱变、抗肿瘤作用；

甘草能增强肝脏中自然杀伤细胞的活性。诸药共同作用达到保护肝细胞，恢复肝功能等目的，可以治疗慢性肝炎等病症。

## 慢性肝炎，就用"六味饮"

肝炎，顾名思义，即是肝脏的炎症。导致肝炎的原因可能不同，如自身免疫失常、酗酒等，但最常见的是病毒造成的。从流行病学来看，病毒性肝炎包括甲、乙、丙、丁、戊五种类型，根据病程的长短又可分为急性肝炎和慢性肝炎。慢性肝炎反复难愈，而且很容易引起肝硬化，其症状表现为：胁痛、胁部不适、头晕失眠、倦怠乏力、食欲缺乏、肢体困重、恶心呕吐、腹胀便溏等症。

事实上，肝炎的病位不单在于肝，更重要的则在于脾，从脏腑辨证而论，属于肝脾同病而以脾病为主。如果患者湿热邪气外袭内蕴于脾胃和肝胆，就会引发为急性肝炎；如果患者脾气本虚，或邪郁日久伤脾气，或肝郁日久横逆犯脾，或在治疗急性肝炎的过程中寒凉清利太过伤及中阳，都可能导致脾气亏虚，从而转变成慢性肝炎。因此，应当采用切实有效的方剂加以治疗。

这里为大家推荐的是以党参和白术等中药为主要制剂的方剂。具体制法是：准备党参（或太子参）15~30克，云苓15克，白术12~15克，甘草5克，川草薢10克，黄皮树叶15~30克。然后以水煎服。如脾虚较严重，可加黄芪15~25克；如兼湿浊中阻，可加薏苡仁15克、白蔻仁6克；如兼湿浊上泛，可加法半夏10克、砂仁3克，有和胃降浊之功；如兼湿郁化热，加金钱草25克、田基黄（或鸡骨草）25克、土茵陈25克，并以18克太子参替换党参；如兼血淤阻络，加丹参15克、茜草根12克、桃仁12克、土鳖虫10克，以活血化瘀。

《黄帝内经》说："肝者，罢极之本"，具有藏血的功能。如果劳累过度，极易耗伤肝血，不利于疾病的恢复。故慢性肝炎患者必须注意适当休息，同时也要注意调摄情志和调理饮食，适量锻炼。

## 偏方食谱，肝炎乖乖投降

疲乏无力是肝炎病人发病的早期表现之一。不同病人表现不同，轻者不爱活动，重者卧床不起，连洗脸、吃饭都不爱做。而且经充分休息，疲劳感仍不能消除，严重者好像四肢与身体分离似的。其原因主要因为病人食欲缺乏和消化吸收障碍，导致人体摄入能量不足；其次是由于肝细胞被破坏，使肝脏制造和储存糖原减少；而糖原是人体进行各种活动的主要能量来源。另外缺乏维生素、电解质紊乱及肝细胞破坏引起血中胆碱酯酶减少，影响了神经、肌肉正常功能，也会出现全身乏力。

这里我们为大家推荐两款偏方食谱，即田鸡煲鸡蛋和枸杞蒸鸡，以帮助肝炎病人缓解乏力症状，早日康复。

田鸡煲鸡蛋的制作方法是：准备田鸡 30~60 克，鸡蛋 2 个，然后将二者一起入锅同煲，饮汤吃蛋。此方具有清热利湿、滋阴润燥、扶正化邪等功效。

枸杞蒸鸡的制作法是：准备枸杞子 15 克，母鸡 1 只（约重 1250 克）。将母鸡在鸡肛门部开膛，挖去内脏，去毛洗净。枸杞洗去浮灰，装入鸡腹内，然后放入钵内（腹部向上），摆上姜、葱，注入清汤，加盐、料酒、胡椒面，隔水蒸 2 小时取出，拣去姜、葱，调好口味即成。食用枸杞子和肉，多喝鸡汤。每日 2 次，分 4~6 次吃完。此方的功效是补脾益肾，养肝明目，主治慢性肝炎肝肾阴虚、脾失健运。症状为肝区隐痛、头晕目眩、视物昏花、食欲缺乏、腿膝酸软无力。

要预防肝炎，人们首先要注意饮食及饮水卫生，不抽烟、喝酒，少吃臭豆腐、豆豉等发酵食物，少吃油腻食物，多吃新鲜水果和蔬菜，以有效维护肝脏的健康，抵御肝炎的袭击。

饮食调养肝炎的目的在于减轻肝脏负担，促进肝组织和肝细胞的修复，同时可纠正营养不良的症状，预防肝性脑病的发生。但饮食调养的时候也要注意营养的适量摄入，防止能量不足和能量过剩，尤其是能量过剩可能加重肝脏负担，容易引发脂肪肝、糖尿病和肥胖等其他疾病。

## 柴胡，美丽传说中的养肝妙方

邓萍萍是某研究院的研究员。在 2009 年单位体检时，查出患了肝炎。还好发现得比较早，医生也说只要选择对治疗方，配合治疗，想要彻底治愈不是很难的事。虽然如此她也有些紧张。不过，在尝试使用了婆婆推荐的柴胡治疗方之后，她对自己的病有信心了。

下面，我们为大家推荐的这款就是邓萍萍使用的食疗偏方：柴胡粥。这款粥的做法是，准备柴胡 10 克，大米 100 克，白糖 2 汤匙。然后将柴胡洗干净之后放到锅里，加清水适量，水煎取汁，加大米煮粥，等到米都熟透之后再放入两汤匙左右的白糖，再煮一会儿，待第二次煮沸之后盛出来，每天喝一小碗，连续一周即可见效。

此方可和解退热，疏肝解郁，升举阳气，适用于外感发热，少阳寒热往来，肝郁气滞所致的胸胁乳房胀痛，月经不调等。

关于"柴胡"名称的由来，还有个民间传说。

从前，一地主家有两个长工，一姓柴，一姓胡。有一天姓胡的病了，发热后又发冷。地主把姓胡的赶出家，姓柴的一气之下也出走了。他扶着姓胡的逃荒，到了一山中，姓胡的躺在地上走不动了。姓柴的去找吃的。姓胡的肚子饿了，无意中拔了身边的一种叶似竹叶子的草的根入口咀嚼，不久感到身体轻松些了。待姓柴的回来，便以实相告。姓柴的认为此草肯定有治病效能。于是再拔一些让胡食之，胡居然好了。他们二人便用此草为人治病，并以此草起名"柴胡"。

中医认为，柴胡性凉味苦，微寒，入肝、胆二经，具有和解退热、疏肝解郁、升举阳气的作用，常用以治疗肝经郁火、内伤胁痛、疟疾、寒热往来、口苦目眩、月经不调、子宫脱垂、脱肛等症。

值得一提的是，现代研究表明，方中柴胡有抗肝炎病毒引起的细胞病变、促进机体免疫、利胆、保肝等作用。目前，中医治疗传染性肝炎的肝气郁滞型所用的柴胡疏肝散，其主药就是柴胡。

另外，柴胡还组成许多复方，如小柴胡汤为和解少阳之要药；逍遥散能治疗肝气郁结所致的胸胁胀痛、头晕目眩、耳鸣及月经不调；补中益气汤的主药有柴胡、升麻、党参、黄芪等，能治疗气虚下陷所致的气短、倦怠、脱肛等症；柴胡疏肝散还能治疗乳腺小叶增生症。但值得注意的是，肝阳上亢、肝风内动、阴虚火旺及气机上逆者应忌用或慎用。

# 肝硬化

## 丹参对肝硬化，经得起时间考验

肝硬化由一种或几种病因长期或反复作用引起，是一种常见的慢性、进行性、弥漫性的肝病。特点主要表现为肝细胞变性坏死、肝细胞结节性再生、结缔组织增生及纤维化，导致正常肝小叶结构破坏和假小叶形成，肝逐渐变形，变硬而发展为肝硬化。晚期常出现消化道出血、肝性脑病、继发感染等严重并发症。20 ~ 50 岁男性为肝硬化的高发人群，发病多与病毒性肝炎、嗜酒、某些寄生虫感染有关。传染性肝炎是形成肝硬化的重要原因。肝硬化患者常有肝区不适、疼痛、全身虚弱、倦怠和体重减轻，也可以多年无症状显示。还会引起黄疸、厌食等并发症状。

这里为大家推荐的丹参治疗方，是已经被时间证明的验证方，有着久远的治疗史。具体说来，它的使用方法是：准备丹参 30 克，鳖甲（醋炙）30 克，白芍 15 克，枳壳 9 克，甘草 9 克。先把上面 5 种药材依次清洗干净，然后放在清水中浸泡一会儿，在 30~40 分钟，泡好之后开大火将其煮沸，煮沸之后再改为小火。这样，再次煮沸之后得到的才是完整的药。将此药平均分为三部分，每天喝其中的一部分。饭后半小时，用温开水送服即可。

本方具有祛淤软坚，益阴柔肝作用，常用于治疗阴虚型肝硬化，症见胁肋隐痛，劳累后加重，脘腹微胀，两眼干涩，腰酸腿软，手足心热或低热，口燥咽干，舌红少苔，脉弦细。

现代药理证明，丹参具有多方面的药理作用，如改善微循环障碍、改变血液流变状况、抗凝、抗炎、耐缺氧、提高免疫功能等，适用于气滞血淤兼有血热的患者（主要表现为肝硬化、脾大、兼有低热、烦躁、失眠、胁痛、痈肿疮毒等）。现代医学已经证明，丹参能保护肝细胞，促进肝细胞再生；鳖甲能抑制结缔组织增生，可消散肿块；白芍、甘草合用有协同镇痛、保肝及免疫调节作用，甘草还能抗乙肝病毒、降酶、减少肝脏胶原沉积。诸药共同作用可达到保肝、抗纤、镇痛及抗病毒、免疫调节等目的。

## 海带水饮，让肝脏柔软如初

肝硬化是慢性弥漫性肝脏病变，可由多种疾病所引起。由于种种原因，肝细胞破坏后，得不到修复，形成纤维组织增生，造成肝硬化。早期表现与肝炎相似，此时若不注意治疗调养，可发展到肝脾肿大，腹水，甚或吐血、昏迷等。

肝硬化的早期症状并不明显，在发生轻微病变的时候，大部分健康的组织尚能够应付日常代谢活动的需要，所以不容易发生不适的症状。很多肝病患者正是忽视了肝病的早期表现，所以肝硬化病情加重。最新的医疗权威统计显示，50%的肝硬化患者发现时都是在晚期肝硬化或者肝癌，这也是肝硬化死亡率高的原因之一。

张杰是一名肝硬化患者。尚且处于早期，医生告诉他要保持良好的精神状态。因为他的体质较为特殊所以不适合大量用药，所以，医生建议他选取合适的食疗方进行调养，并为他推荐了一款海带水饮的食疗方。

具体的使用步骤是：取海带 30 克，牵牛子 15 克，将上 2 味放入砂锅，加水煎煮，取汁去渣。每日 1 剂，分 2 次服，有软坚散结，清热利水的功效。

海带中含有大量的甘露醇，而甘露醇具有利尿消肿的作用，可防治肾衰竭、老年性水肿、药物中毒等。甘露醇与碘、钾、烟酸等协同作用，对防治动脉硬化、高血压、慢性气管炎、慢性肝炎、贫血、水肿等疾病，都有较好的效果。海带中的优质蛋白质和不饱和脂肪酸，对心脏病、糖尿病、高血压有一定的防治作用。

张杰在尝试了此方之后，感觉自己的身体状态有明显好转，肝区疼痛也减轻了很多。虽然尚未完全治愈，但确实为他减轻了不少病痛。

这则偏方在使用时，因为海带自身也有饮食禁忌，所以有两类人不适宜大量食用海带。一类是孕妇，第二个是海带本身按中医讲是偏寒的，所以脾胃虚寒的人忌食。

前者不宜是因为，一方面海带有催生的作用，另一方面海带含碘量非常高，过多的食用可以影响胎儿甲状腺的发育，所以孕妇吃要慎重一些。

后者不宜是因为，海带不宜一次吃太多，如果不搭配暖性食物，很容易引起胃脘不舒服。

## 元蘑鸭汤，帮你消除腹水大肚

肝腹水一般来说都是由肝硬化疾病转化而来的，它是肝硬化病症最显著的并发症之一，它的出现代表着肝功能进入失代偿期。

引起肝硬化、肝腹水的病因有很多，其中包括：病毒性肝炎（尤其是乙肝、丙肝）、血吸虫感染、慢性酒精中毒、代谢和遗传性疾病、肝脏淤血、胆汁淤积、循环障碍、肠道感染、营养不良、药物或化学毒物等。

王友文是某电力局的普通职工，于 2008 年时查出肝硬化，没多久就发展成为肝腹水，心急如焚的他不知道该怎么办。他知道此病要想彻底治愈很难，但他相信至少可以找到有效的治疗法来控制住自己的病情。他现在的病情已经发展到常有腹胀，大量水使腹部膨隆，腹壁绷紧发高亮，状如蛙腹，行走不便的程度。后来在其女友的努力下，发现了一个在民间流传很久的偏方——元菇鸭汤食疗方。使用了一段时间之后，他整体的病情有好转迹象，而且人的精神状态也好了很多。

这个食疗方的制法是：取白公鸭 1 只，元蘑 250 克，桂圆肉、赤芍、白芍各 15 克。将鸭去肠杂；用纱布装赤芍、白芍；用水将桂圆肉泡发，与元蘑、鸭肉、赤芍、白芍包共炖汤，加盐调味，分顿食用。

元蘑性温味甘，有祛风活络、清热燥湿之功效，主治风湿痹痛、癫痫、肝硬化腹水等症。桂圆肉能益气养血、补心安神。鸭肉有滋阴补虚、益气养胃、利水消肿等功效。

除了在发现病情后及时选择合适的治疗法之外，患者还要严格遵守平时的养生规则，合理饮食营养、改善肝功能、抗肝纤维化治疗、积极防治并发症。

具体说来，患者应严格限制水和钠的摄入量。因为腹水出现的一大部分原因就是体内水和钠的过量滞留，如果肝硬化患者对此项不重视的话，极易导致体内水和钠的过量滞留，引发腹水出现。需要注意的是，患者应注意日常的休息，建立良好的作息制度，也可参加适当的运动，愉悦身心。

## 牛肉小豆组合，肝脏也能变"温柔"

很多患者因为对肝硬化不了解，而在生病的初期病急乱投医，以至于引发更多的连锁反应和不良反应，使得后期的治疗变得更加复杂。

增加对病症的基本了解对前期的治疗有利无害，也有利于我们选择正确的治疗方。一般说来，肝硬化的全身症状主要有乏力、易疲倦、体力减退。少数病人可出现脸部色素沉着。部分患者还带有慢性消化不良症状，如腹胀、便秘、腹泻或肝区隐痛等。

肝硬化的早期症状还可能出现乳房胀、睾丸缩，肝脏对人体血液中性激素的平衡起着重要的作用。由于肝硬化的早期症状是雌激素增加，雄激素减少，男性可见乳房增大、胀痛，睾丸萎缩。对女性来说，肝硬化时性激素紊乱，早期症状也会引起月经紊乱、乳房缩小、阴毛稀少等。极少数患者可见蜘蛛痣，肝脏轻度到中度肿大，多见于酒精性肝硬化患者，一般无压痛。脾脏可正常或轻度肿大，变得比平时更硬。

针对上述情形，为大家推荐一款对治肝硬化早期效果较为突出的食疗方，能起到明显的治疗作用：牛肉小豆汤。这款方子已经不是什么秘密方。对注重养生的人士而言，它早就已经榜上有名，因为能有效降低肝部硬化对身体的伤害而深受大家的喜爱。

牛肉小豆汤的具体制作步骤是这样的：先准备牛肉250克、赤小豆200克，花生仁50克，大蒜100克。然后将上述材料一起混合加水煮烂，空腹温服，分二天服完，连服20～30天。此方有滋养、利水、除湿、消肿解毒的功效，专门治疗早期肝硬化。

此外，肝硬化患者应尽量避免进食高蛋白饮食，不要使人体肠道内的产氨骤增。尽量避免使用镇静安眠类的药物，避免由此直接引发的肝性脑病。可进食香蕉等水果，保持大便通畅，适当补充维生素和益生菌，如维生素 C、维生素 $B_2$、维生素 K 和嗜酸乳杆菌等，稳定机体内环境。

在食欲下降，或者呕吐、腹泻时，要及时补钾，如饮用鲜黄瓜汁、苹果汁等，避免发生低钾性碱中毒而导致肝性脑病。除非出血后有明显贫血，否则一般肝硬化患者避免服用含有铁制剂的营养品或矿物质，因为铁剂具有加重肝脏硬化的作用。

# 胃　炎

## 刺激"前头点"，治愈胃炎胃痛

当胃痛突然发作时，的确令人穷于应付，其中最有效、最迅速的方法莫过于穴道刺激了。

刘某是一名私人医院的大夫，其医术高超，业界口碑不错。一次去外地出差，在车上有位中年妇女突然胃痛发作。据其丈夫说："她是因昨夜睡眠不足，而今天早上又没吃饭造成的。"看到她一副疲倦的神情，刘某很想帮忙。但当时没有随身携带针灸用具，只好拿数根牙签捆成一束，针对她手上的穴道进行刺激。一段时间后，她的表情逐渐缓和，不久便高兴地叫着："一点也不疼了！"夫妻二人对刘某深表感谢。

上例中的大夫所刺激的穴位便是前头点。什么是前头点？食指靠近手背的第二关节上有一穴道，称为前头点。这一点是胃炎的反应点，当四周出现紫色淤血状，或有压痛感时，表示有胃炎征兆。

如果你属于胃炎的易发人群，就要在平时多注意前头点的变化。如果有变色、疼痛等症状发生，就要加以刺激。可用牙签刺，也可用香烟头灸治。扭拧也可以收到同样效果。

## 山药养胃，让你远离慢性胃炎

胃炎是一种常见病，即胃黏膜的炎症，分为急性胃炎和慢性胃炎。急性胃炎主要表现为上腹疼痛、不适，食欲下降，恶心呕吐，有时伴腹泻，严重者还会引起呕血、便血等症状。急性胃炎发病时，患者的症状表现比较明显，轻者会出现腹痛、恶心、呕吐、消化不良，严重时可有呕血、黑粪、失水，甚至出现休克。

在诸多的胃炎患者中，以慢性胃炎患者的病程最长，痛苦最深，而其发病多与饮食习惯有密切关系。比如长期饮用烈性酒、浓茶咖啡、过量的辣椒调味品，以及摄入过咸、过酸及过粗糙的食物，反复刺激胃黏膜，更重要的还有不合理的饮食习惯、饮食不规律、暴饮暴食等而使胃黏膜变性。主要表现有上腹饱闷或疼痛、食欲不佳、恶心呕吐、烧心、腹胀等症状。因此，合理的饮食调理对治疗慢性胃炎有重要的意义。

高明明很喜欢写作，常常挑灯夜战，饮食不规律。步入中年之后不知不觉染上了胃病，时常上腹部钝痛不适，有时候还吐酸水，因此，家中常备胃药。一般情况下，吃个两三天药就可以缓解，可是过不了几日，不知不觉又会复发。就这样反而复之，老胃病一直折磨了高明明七八年。

后来，一位医生朋友告诉高明明，慢性胃炎的确没有什么太好的治疗措施，患者首先要调整好自己的情绪。保持乐观的生活态度，另外，要养成良好的生活规律，注意饮食，平时少吃或不吃辛辣食品，戒烟戒酒，多吃些养胃的食品，只要注意养胃，慢慢就会好起来。

听了医生朋友的话之后，高明明尽量保持有规律的生活方式，注意少熬夜和不熬夜，不吃辛辣食品，戒烟戒酒。另外，就是换着花样吃山药，这是一个不错的慢性胃炎食疗法。几年下来，在不知不觉中，高明明的慢性胃炎痊愈了。如今，高明明偶尔挑灯熬夜，胃也不疼了。以下为大家推荐的就是调治其胃炎的食疗方：山药西米露。

山药西米露的具体制作方法如下：准备山药2斤，奶粉适量，糖1斤，西谷米半斤。然后将山药去皮切丁，煮至熟即可再加入糖。水滚过后，入西谷米煮8~9分钟，煮熟之后再冲冷水备用。此方在冰凉后更可口且不会影响药效的发挥。

在《本草纲目》中记载了山药的功效，"益肾气，健脾胃，止泻痢，化痰涎，润皮"。山药煮粥或者用冰糖煨熟后服用，对慢性胃炎、慢性肠炎、慢性肾炎属脾胃虚弱者均有良好的疗效。

此方要想真正发挥效果，关键是要坚持。山药的做法很多，可以根据个人口味变换花样，但最好不要放入荤腥之物。

## 生姜大枣，快治慢性胃炎的妙方

慢性胃病有的是在不知不觉中发生的，发病后也不一定都有症状。据资料统计分析，成人中约有38%的人患有慢性胃病，患者饮食受限、睡眠不佳，严重者甚至影响正常工作。慢性胃病与胃癌的发生也有一定的联系，应引起足够的重视。

不良生活习惯可能会引发慢性胃炎，这已经是众所周知的事。但是，现实中得了胃炎的人们大多还是因为在饮食上出了纰漏。

魏洁敏因为经常胃痛、腹胀，很是苦恼。后来，去省级医院做了胃镜检查，被确诊为慢性浅表性胃炎。医生给魏洁敏开了多潘立酮（吗丁啉）、奥美拉唑等药物。吃了两个多月后，不适的症状基本缓解了，但是胃里还是经常有不舒服的感觉。她无意中在一本秘方书中看到用生姜和大枣合用可以调和胃气，也很对自己的症状，就将原方法略作改变后试用了几个月，胃痛、腹胀的感觉竟都消失了，食欲也正常了。现在魏洁敏的胃病已经好了，但还是每天不定时地把生姜、大枣当保健品食用。

生姜为姜科植物姜的新鲜根攀，味辛，性温，生姜含挥发油、姜辣素、多种氨基酸等。生姜中的芳香成分还具有调味和促进食欲的作用，觉得食物无味时，加点姜进去，就能令你食欲大开。入药宜用老生姜，日常饮食调料宜用嫩生姜。而且，生姜含挥发油，气味辛辣，在药理作用上，可以促进消化液分泌，增强消化吸收功能，并且可以防止呕吐，现代药理研究证实，生姜能减缓肠胃的蠕动及收缩，缓解胃部的不适感，并能消除胀气，缓解消化不良。

大枣为鼠李科植物枣的成熟果实，又名红枣，是大众化的滋补果品，可以作药食两用。大枣营养丰富，富含蛋白质、脂肪、糖类、有机酸、胡萝卜素、B族维生素、维生素C以及钙、磷、铁和环磷酸腺苷等营养成分，还含有生物碱、三萜酸类化合物、皂苷类化合物等。中老年人、妇女和体虚久病者，常吃大枣有益健康。

此外，胃虚弱的人平时应注意避免以下几个饮食误区：

1. 喝汤喝粥不嚼就下咽。这样没有咀嚼就把饭吞下肚，很容易造成消化困难、胃口不好，轻微的话出现胃炎，情况严重者可能导致胃溃疡。

2. 热食搭配冷饮最要不得。喜欢一边吃热腾腾的食物，一边大口喝加冰块的冷饮，这也是一种坏习惯，对脾胃虚弱的人伤害更大，日子久了很可能得病。

3. 空腹先吃开胃小菜。开胃菜多具有刺激性，如泡菜、辣椒、生洋葱或马来泡菜等，很容易在饭后带来不舒服的感觉。

## 红枣热心养胃，炎症不再困扰

王伟是某电器公司的市场推广员。因为应酬客户和频繁加班，胃一直比较虚弱。自己又是单身，所以，很多时候，带着疲倦的身体回家之后，因为太累就什么都不吃直接睡觉。没过多久就发现得了慢性胃炎，有时候没食欲，有时候疼痛，有时候又腹胀。为了帮他调理好身体，其母亲从老家赶过来照顾他的饮食起居，并按照老家的食疗偏方帮其调理饮食。

果然，两个月过去，王伟的胃痛现象几乎消失，吃东西也有些食欲了。去看医生，医生说他的病情的确有了很大程度的改善。不用再频繁吃推动胃动力的西药了。

母亲为他做的食疗偏方主要有两种，为了不引起他的厌烦而交叉做来给他吃。这两个偏方就是红枣糯米粥和鲫鱼糯米粥。

红枣糯米粥的具体制作方法是：先取红枣 10 枚，糯米 100 克，同煮稀饭，可以达到养胃，止痛的疗效。

鲫鱼糯米粥的制作步骤是：先准备鲫鱼 2 条，糯米 50 克。将上两味共煮粥食，早晚各服一次。可以达到补阴养胃的效果，适用于慢性胃炎。

预防急性胃炎应戒烟限酒，尽量避免阿司匹林类药物的损害，生活应有规律，避免进食刺激性、粗糙、过冷、过热食物和暴饮暴食，注意饮食卫生，不吃腐烂、变质、污染食物。饮食中可多吃卷心菜，其中的维生素 U 具有健脾功效，可起到预防胃炎的作用。山药能促进消化，增强胃动力；玫瑰花茶缓解胃部不适，避免胃炎滋生。还要避免食用引起腹胀气和含纤维较多的食物，如豆类、豆制品、蔗糖、芹菜、韭菜等食物。

此外，还要时刻注意食物酸碱平衡，当胃酸分泌过多时，可喝牛奶、豆浆，吃馒头或面包以中和胃酸。当胃酸分泌减少时，可用浓缩的肉汤、鸡汤、带酸味的水果或果汁，以刺激胃液的分泌，帮助消化。

# 胃溃疡

## 甘草配蜂蜜，肠胃溃疡不再愁

胃溃疡是一种多发病、慢性病，容易反复发作，因此要想治愈胃溃疡，是一个较为艰难的历程，这就需要患者在日常生活中做好自我保健。

王爱林，今年 42 岁。他说："我高中同学谭寿双患十二指肠溃疡和胃出血，在医院服药，止血后回家。我得知后，让他用甘草配蜂蜜试治，他按要求服药 1 周后，症状消失了。以前因有胃病不敢吃的食物现在也敢吃了，而且至今没有出现任何不良现象。"

此方制作方法如下：

甘草 250 克，纯蜂蜜 500 克。将甘草放入药壶或不带油的铝锅熬 3 次后，放入碗内。服前先将熬好的甘草药水放在杯里，然后再放入 3 汤匙蜂蜜，搅拌均匀，每天分 2 次空腹服完。服药后，大便次数增加，并逐渐变稀，如便有脓血似的物质，一般服 1 周可愈，病久又重的胃病需要 2 周痊愈。1 个月内每餐必须吃软质食物。

胃溃疡患者在平日的养护中还应注意以下几点：

胃溃疡是一种典型的身心疾病，心理因素对胃溃疡影响很大。精神紧张、情绪激动，或过分忧虑对大脑皮层产生不良的刺激，使得丘脑下中枢的调节作用减弱或丧失，引起自主神经功能紊乱，不利于食物的消化和溃疡的愈合，因此，保持轻松愉快的心境，是治愈胃溃疡的关键。

讲究生活规律，注意气候变化。

胃溃疡病人的生活一定要有规律，不可过分疲劳，劳累过度不但会影响食物的消化，还会妨碍溃疡的愈合。溃疡病人一定要注意休息，生活起居要有规律。溃疡病发作与气候变化有一定的关系，因此溃疡病人必须注意气候变化，根据节气冷暖，及时添减衣被。

注意饮食卫生。

不注意饮食卫生、偏食、挑食、饥饱失度或过量进食冷饮冷食，或嗜好辣椒、浓茶、咖啡等刺激性食物，均可导致胃肠消化功能紊乱，不利于溃疡的愈合。注意饮食卫生，做到一日三餐定时定量，饥饱适中，细嚼慢咽，是促进溃疡愈合的良好习惯。

此外，胃溃疡病人须注意，晚餐前不能饥饿过度，因为饥饿过度会导致胃部机能的退化，如此一来，身体更无力吸收营养，如此日积月累，必定加剧胃下垂疾患。如果条件允许，也可用糙米汁半碗煮香菇，在每晚 9 点后或睡前 1 小时吃下，以配合上述偏方。

## 三果品合理互配治胃溃疡

王璐璐家在夏天购买了冰箱，然后像许多人家那样大量储备了冰棍、雪糕之类的冰制食品。数月之后，王璐璐竟患上了胃炎。邻居得知，便给她提供了三个方子，让其配合使用。她使用后感觉效果不错，坚持用了一段时间便治好了胃炎。

这三个方子依次是：

方一：一只木瓜切成 8 块，每天上午 10 点吃 1 块即可。

方二：荔枝汁 3 汤匙，在下午两点时吃（市面有出售的荔枝罐头，也可使用）。

方三：樱桃 1 粒，樱桃汁 1 汤匙，在晚间 9 点左右服，如此反复，连服 10 天。

传统医学认为，木瓜能理脾和胃，平肝舒筋。木瓜所含的木瓜酵素能清心润肺，可以帮助消化、治胃病；木瓜碱具有抗肿瘤功效，对淋巴性白血病细胞具有强烈抗癌活性。一般说来，寒凉食品在食用适当、适量的情况下不会伤及身体各部，但在人的气血不旺之时吃，或长期食用，则百害而无一利。

在使用以上偏方之前需要注意一点：判断一个人是否患上胃溃疡，得由医师或医院专业诊断。确定为胃溃疡时，以上三方，按配合方式服用，自会收到奇效。

# 肠　炎

## 驴肉竹笋，治肠炎的妙方

肠炎是细菌、病毒、真菌和寄生虫等引起的胃肠炎、小肠炎和结肠炎，临床表现有恶心、呕吐、腹痛、腹泻、稀水便或黏液脓血便。部分病人可有发热及里急后重感觉，故亦称感染性腹泻。

王少奇是某地收费站的收费员，曾被查出得了肠炎。这对于从小很少生病的他而言无疑是个打击。自从得了这个病，他的食欲下降，还经常跑厕所，且大便很难成形。为了治好肠炎，他吃了不少消炎药、养肠胃的药。但是，都是治标不治本。后来，回家探亲的时候遇到了以前的老师，老师知道他的病情之后说自己以前也得过此病，于是向他推荐了一款食疗方。他说自己什么东西都不想吃，老师说吃了这个，以后你就有胃口吃饭了。

出于对老师的信任他尝试了这个食疗方，连续使用两周之后，病症明显转轻，没多久就恢复了健康。

这个偏方的名字是驴肉炒竹笋。我国以笋入菜的历史很悠久，《诗经》与《楚辞》中均有记载。北宋时期，京城的居民不兴食用鲜竹笋，认为它"刮肠饱"。但大文学家苏东坡特别喜欢食笋，他称竹笋为"玉板和尚"，赞美烧笋是"禅悦味"，将竹笋奉为"素中仙"。宋仁宗时，苏东坡曾提笔赠诗："无竹（笋）令人肥，无肉令人瘦。不肥又不瘦，竹笋加猪肉。"

驴肉炒竹笋的具体做法如下：准备卤驴肉 300 克，竹笋 150 克，葱 10 克，盐 6 克，味精 3 克。然后将竹笋洗净切成片，驴肉洗净切成片，葱洗净切成段。接着在锅中放油，加入竹笋片、葱段，然后下入驴肉，炒匀后，调入盐、味精，炒入味即可出锅。此方可以促进肠胃蠕动，对肠炎有一定的治疗效果。

竹笋又名竹肉、玉兰片，是竹的幼苗。鲜笋有冬笋和春笋之分，冬笋是在冬天笋尚未出土时挖掘的，质量最好；春笋则是在春天笋已出土时挖掘的，质量较次。

《本草纲目》中记载竹笋"性寒，味甘，滋阴凉血、开胃健脾、清热化痰、解渴除烦、利尿通便、养肝明目"。中医认为，竹笋具有清热化痰、益气和胃、治消渴、利膈爽胃等功效。现代医学证实：竹笋甘寒通利，其所含有的植物纤维可以增加肠道水分的潴留量，促进胃肠蠕动，降低肠内压力，使粪便变软利排出，可用于治疗便秘、预防肠癌。竹笋具有低糖、低脂的特点，富含植物纤维，可减少体内多余脂肪，消痰化淤滞，治疗高血压、高脂血、高血糖症，且对消化道癌肿及乳腺癌有一定的预防作用。

当然，竹笋虽好，但并不适合所有人吃，患有胃溃疡、胃出血、肾炎、肝硬化、尿路结石等病的人不宜多吃。

## 马齿苋，肠炎食疗的领衔主角

急性肠炎是由于食进含有病原菌及其毒素的食物，或饮食不当，如摄入过量有刺激性、不易消化的食物而引起的胃肠道黏膜的急性炎症性改变。其病理表现为胃肠道黏膜的充血、水肿、黏液分泌增多，有时伴有出血及糜烂。在我国以夏、秋两季发病率较高，无性别差异，一般潜伏期为 12~36 小时。恶心、呕吐、腹泻是急性胃肠炎的主要症状。

马明明是某医院的护士，得肠炎已经有 2 个多月了，因为深知西药的副作用，所以她拒绝直接吃药。后来，在一次和其他医院职工交流学习的过程中，她了解到一个治疗肠炎的小偏方。回家试用之后，效果不错。一个月下来，她的肠炎基本痊愈了。

这个偏方的主要成分是马齿苋。具体的使用方法如下：鲜马齿苋 30~60 克煎水 1 饭碗，冲入捣烂的大蒜泥 10~15 克，过滤得汁，酌加糖，1 日 2 次。白木耳 5~20 克，浸泡数小时，以文火煮烂，酌加冰糖，每日 2 次。

中医认为，马齿苋有清热解毒、凉血止血、散淤消肿的作用。民间常用来治疗肠炎、痢疾等多种疾病，可煎汤内服。还可以将马齿苋捣烂外敷，治疗疔疮痈疽、无名肿物，均可以获得明显疗效。

此外，预防结肠炎疾病的有效方法有：每日进餐定时定量，不暴饮暴食，若有条件，最好少量多餐；选择营养价值高，细软易消化的膳食，如牛奶、鸡蛋、豆浆、鱼、瘦肉等，经加工烹调使其变得细软易消化、对胃肠无刺激，同时补充足够热能、蛋白质和维生素；禁食易产酸食物，如地瓜、土豆、过甜点心及糖醋食品等；禁食易产气食物，如生葱、生蒜、生萝卜、蒜油、洋葱等；禁食生冷食物，如大量冷饮、冷拌菜等；禁食坚硬的食物，如腊肉、火腿、香肠、蚌肉等；禁食强烈的调味品，如胡椒粉、咖喱粉、芥末、辣椒油等；多食富含B族维生素、维生素A和维生素C的食品，主食以面食为主；进食时应心情舒畅，细嚼慢咽，以利于消化；根据自己的膳食习惯，配制可口饭菜，供给细软、粗纤维少的食物。

## 鸡蛋红糖，结肠炎秘传偏方

现在社会生活节奏加快，越来越多的人慢慢地患上了结肠炎，结肠炎起病多数缓慢，少数可急性起病。病程呈慢性，迁延数年至十余年，常有发作期与缓解期交替或持续性逐渐加重，偶呈急性爆发。

艾米是某航空公司的地勤人员，肠炎发病已经一周多。在工作时间总是跑厕所，让上级碰见以为她又擅离职守了。因此，艾米的心里很不舒服。为了尽快治好肠炎，她请假一天，回家看望姥姥。因为小时候自己有什么小病痛，姥姥的"药箱"就像叮当猫的口袋一样什么难题都能解决。其实，因为姥姥是一名老中医，所以，对于小病痛自然手到擒来。这次，艾米从姥姥那里又学到一个治疗方，针对肠炎治疗，效果很好。

这个治疗结肠炎的偏方是：取生鸡蛋一个打碎放入碗中，切生姜四五片，放入锅中，加上半碗水，然后加入一小勺红糖，煮三四分钟，注意搅拌入锅。将煮开的红糖姜水迅速倒入碗中，将鸡蛋冲成鸡蛋花，趁热喝下，注意每天早晚两次，空腹喝，饭前服。照此服用一周后，改为一天一次，但此时不要再加红糖，其他的如上所述。

此外，结肠炎患者的日常注意事项有：

1. 不宜吃生冷、油腻、辛辣刺激性食物及吸烟喝酒。生冷食物指生冷瓜果、冷饮、凉馍、冷菜冷饭；油腻食物指肥肉、油炸煎炙的食品；辛辣刺激性食物如辣椒、生葱、生姜、生蒜、韭菜、洋葱等。进食这些食物及吸烟喝酒会刺激结肠壁，使肠壁水肿、充血、平滑肌痉挛，引起本病复发或加重结肠炎。

2. 不宜吃过敏性食物。由于人的体质不同，对食物的过敏性感受也不同。牛奶、鸡蛋、蜂蛹、土蚕、未成熟番茄、花生、蚂蚱、蟹类、蚕豆、蛇肉及一些昆虫食品等都具有致敏作用，有些人吃了这些食物易引起过敏，可有些人就不过敏，对某一食物是否过敏，因各人的体质不同而异。

3. 不宜吃得过饱。暴饮暴食吃得过饱，会使肠胃功能紊乱使结肠炎复发或加重。

4. 腹部不宜受凉。即使是夏天高温日子里，睡觉时也要把腹部盖好，不要使腹部着凉，否则肠子遇冷刺激而痉挛会引起结肠炎发作或加重。

5. 不宜过度劳累。在过度劳累情况下，人体免疫功能和抗病能力下降，容易使结肠炎发作或加重。

# 肾　炎

## 经典草药饮治肾小球肾炎

肾炎，顾名思义，就是肾脏发生了炎症，与其他脏器由细菌和病源微生物直接损伤组织器官导致局部炎症反应（如肺炎、肠炎等）不同，它是由不同的抗原微生物感染人体后，产生不同的抗体，结合成不同的免疫复合物，沉积在肾脏的不同部位，造成病理损伤，从而形成不同的肾炎类型。按照现代医学的标准，肾炎可分为急性肾小球肾炎、慢性肾小球肾炎、肾病综合征、IgA肾病、过敏性紫癜肾炎、糖尿病肾病等类型。传统中医学则习惯依据症状来辨证，将其分为水肿、蛋白尿、血尿等类型。

泌尿系统有一个重要的器官，叫做肾小球，它是一种血液过滤器。在正常状况下，血液里的绝大部分蛋白质都不能滤过而被保留于血液中，只有小分子物质如尿素、葡萄糖、电解质及某些小分子蛋白能滤过，通过尿液被排出体外。一旦肾小球出现病变，它的过滤性能就会降低，使一些血液中的大分子营养也被排出体外，造成对人体的伤害。这种病变，我们称之为肾小球肾炎。

由于肾病隐匿性较强，肾小球肾炎早期症状并不明显，同时易被人忽视。临床调查显示，肾小球肾炎患者往往会失去最佳的治疗时机，而导致肾脏纤维化逐步进展，最终发展到肾衰竭、尿毒症，从而导致死亡。因此，了解肾小球的症状，早确诊早治疗，对于本病的治愈非常关键。一般来说，肾小球肾炎主要症状有蛋白尿、血尿、水肿和高血压四点，患者临床表现为周身乏力、腰酸腰痛、头晕心悸、手足心热、口干咽干、舌尖红等。

肾小球肾炎最初多是由气虚阳虚引起，时间一长就会转而伤阴，阳损及阴形成气阴两伤。因此，在治疗上，顾及气虚的同时，还要顾及阴虚。这里为大家推荐的中草药偏方就做到了这一点。其具体的使用方法为：

黄芪 50 克，党参 20 克，地骨皮 20 克，麦门冬 20 克，茯苓 15 克，柴胡 15 克，黄芩 15 克，车前子 20 克，石莲子 15 克，白花蛇舌草 30 克，益母草 30 克，甘草 15 克。水煎服，每日服 2 次。

本方是清补兼施之剂。方中党参、黄芪、甘草补气健脾，助气化以治气虚不摄之蛋白尿；但气虚夹热，故用地骨皮退肝肾之虚热；黄芩、麦门冬、石莲子清心肺之热；茯苓、车前子利湿；益母草活血利水，因慢性肾小球肾炎多兼血淤之证；白花蛇舌草清热解毒。诸药合用具有益气固摄、清热利湿解毒的功效。

本方中黄芪、党参，用量较重（30~50 克），在辨证时较适合以气虚为主的患者。本方服用一段时间后，有的患者出现咽干口干、纳食减少、舌尖红，显露伤阴之象，此时可加滋阴清热之品，减少参芪补气用量，否则坚持原方不变，就会出现阴虚症状加重，尿蛋白再次增加的状况。伴有血尿者，可加入二蓟、藕节、蒲黄等。

## 肾虚补阴，多靠涌泉、太溪、关元穴

中医认为，肾阴是肾精作用的体现，全身各个脏腑都要依靠肾阴的滋养，是人体阴液的根本，所以又称"元阴"。人体各个脏腑失去肾阴的滋养就会发生病变，如肝失滋养则肝阴虚、肝阳亢，甚至出现肝风；心失滋养则心阴虚、心火旺、心烦失眠、心神不安；脑失滋养则眩晕耳鸣。

反过来，各个脏腑的阴液严重不足时，也会导致肾阴不足，如热邪侵犯灼伤胃导致胃阴不足，进一步就会损伤肾阴，称为"肾阴涸"。由于"阴虚则阳亢""阴虚生内热"，肾阴虚往往会出现潮热、升火颧红、舌红、口干咽燥、脉数无力等热象，但也有虚而无热，则称为肾精亏损。

所以，在平时我们就要注重肾脏的保养，一旦出现肾阴虚，就要及时补阴，以制约偏亢的阳气，来维护我们身体的健康。

一位 35 岁的女士常年睡眠不好、多梦，早晨起来精神不好、四肢无力、心烦，感觉时冷时热、头晕、头痛、两眼发干，总想睡觉，有时有恶心的现象，月经量很小，尿频。医生诊脉后告诉她，这些都是肾阴虚的典型症状，只要平时注意补肾，不用吃药这些症状也会慢慢消失的。

在人体的经穴中，涌泉、太溪和关元是补肾阴的常用穴位。

涌泉穴的重要性我们在前面已经讲过了，它是肾经的首穴，是补肾、滋阴降火的要穴，这里当然少不了它了。

太溪穴位于内踝尖和足跟上大筋的中点。所谓太就是大的意思，也就是说它是肾经上最大的溪流。它是足少阴肾经的腧穴和原穴，腧穴就是本经经气汇聚之地，原穴是本经经气较大的"中转站"，太溪穴合二为一，所以太溪穴处肾经的经气最旺。常按揉此穴，就会起到很好的滋阴作用。

关元穴是任脉上的穴位，是三阴经和任脉的交汇处，还是小肠经的募穴，它的主要作用就是壮阳，用在这里，是为了稍稍激发一下阳气，借一点阳气的力量来帮助阴气恢复，是取"阴阳相生"之意。所以就不需要采用艾灸等刺激程度深的方法，只要用手掌轻轻地摩擦就行了。

具体操作方法：每天晚上泡脚的时候，分别按揉两脚的涌泉穴、太溪穴各 5 分钟。按揉左脚时手指逆时针转圈，按揉右脚时顺时针转圈。然后躺在床上用掌心逆时针摩擦关元穴，速度不宜太快，感觉皮肤微微发热就行。第二天早上，再按揉两侧涌泉、太溪一次。只要坚持按照这个穴位疗法按摩，肾阴虚状况很快就会治愈。在治疗期间，一定要忌食辛辣、热的食物，如羊肉、狗肉等；可以多吃点酸味或稍甜的东西，对滋阴有很好的辅助作用。

# 肺　炎

## 板蓝根宣言：我治肺炎没问题

病毒性肺炎常常是因上呼吸道病毒感染向下蔓延所致，一般多为散发，偶可酿成流行。肺炎是一种常见、多发的感染性疾病，临床表现主要有发烧、咳嗽、多痰、胸痛等，重症者喘气急促、呼吸困难，可危及生命。

孙彦新是某杂志社的采编，因为经常在室外活动所以感冒发烧这些小毛病她一向都不当回事。但是，她前不久得了肺炎，因为这个病，她现在的工作已经受到了严重的影响，外出采访的时候因为胸闷气短，多痰而多次使得采访一度中断。就连采访的时候拍照片，都因为忍不住咳嗽而拍花了。领导对她近期的工作有些不满。她意识到自己应该去治病了。但是因为实在不想花费太多的时间，她希望可以找到一个简单实用的偏方。

结果她的运气真的很不错，从一位热心的邻居大妈那里找到了有效的板蓝根偏方。因为板蓝根主治病毒性肺炎，所以效果十分不错。

具体的办法是：取板蓝根、鱼腥草、白花蛇舌草、金银花、山海螺各15克，百部、僵蚕、玄参各8克，甘草3克。

制法：水煎两汁兑匀，分2次服，每日1剂。（注：同时加服熊胆1.5克、麝香0.06克，分2次服完，再加服六神丸5粒，一日3次。）

其实，板蓝根是个很古老的治疗方。在《中华本草》中，对其药效有这样的记载：主治温毒发斑、高热头痛、大头瘟疫、舌绛紫暗、烂喉丹痧、丹毒、痄腮、喉痹、疮肿、痈肿、水痘、麻疹、肝炎、流行性感冒、流脑、乙脑、肺炎等。

生活中，板蓝根清热、解毒的药理作用应用相当广泛，它能抗菌、抗病毒、抗毒素等，可用于消灭病邪内传或清除已侵入脏腑的病邪，素有"人体清道夫"之称。中药药理研究表明，板蓝根有直接破坏细胞内毒素作用和抗病原微生物作用，并能抑制杀灭病毒。所以，板蓝根颗粒等相关制剂对于发病早期的病毒性肺炎的治疗具有可靠的理论依据。

预防肺炎，在日常生活中应注意居室通风，搞好居住环境卫生，室内空气干燥时可以使用空气加湿器，避免过分干燥的空气直接刺激呼吸道。适当饮水，也可以在一定程度上湿化气道，有助于气道分泌物的排出。

此外，还应注意不吸烟、不酗酒，尽量少去那些人多嘈杂、空气污浊的公共场所。饮食上注意营养搭配，适当多食高蛋白低脂肪的食品，多食富含维生素和矿物质的新鲜水果、蔬菜以及滋阴润肺的食品。

## 绿茶柿子饮，还你一个健康的肺

肺炎患者可能会有这样的感受：咳嗽不断，一闻到刺激性的气味更加严重，甚至有的人因为久咳而感觉体痛。

肺炎究竟是怎么来的呢？

绝大多数的肺炎患者多是由于感冒、空气污浊、通风不良、过劳、维生素缺乏，使呼吸道和全身抵抗力降低时，原来以非致病性状态寄生于呼吸道内或体外的微生物，乘机发育繁殖，增强毒力，引起感染发病。

抑或继发于某些疾病，如支气管炎、流行性感冒、犬瘟热或有寄生虫，如肺吸虫、弓形虫、蛔虫幼虫等。哪些人容易患肺炎呢？主要是体质较弱或患有慢性疾病的人。比如：60 岁以上的老年人；反复发作呼吸道感染的儿童和成年人；患有慢性疾病的人，如心脏病、肺部疾病、肾病、肝病、糖尿病、恶性肿瘤的患者；长期住院或卧床在家的伤残病患者；有酗酒习惯的人等。

下面为大家推荐一款防治两用的肺炎偏方——绿茶柿子饮，希望能帮助患者早日重获健康。

这款偏方的具体制作方法是：准备绿茶 2 克，柿叶 10 克。于 9～10 月采柿叶，切碎，蒸 30 分钟，烘干。每次按上述剂量加开水 400 毫升浸泡 5 分钟。分 3 次服，饭后服。

现代科学大量研究证实，茶叶含有与人体健康密切相关的成分，具有提神清心、清热解暑、消食化痰的功效。所以，用绿茶对治咽喉、肺部炎症确有实效。

此外，肺炎患者在居住环境上也有一定的要求，室内温度最好保持在18℃～20℃，湿度 50%～60%，有条件的家庭，可以在室内安放加湿器。而且，空气要新鲜。不论春夏秋冬都要通风换气，但不要使病人处在有对流风的地方。在保证环境通风的同时保持气道通畅，及时清除鼻痂及鼻腔分泌物。病人最好变换睡眠体位或轻拍其背部，以利于排痰及炎症的尽快吸收。要定时测体温，因为高热对病人不利，如有高热，应及时处理。

# 肺结核

## 三味粉，减轻肺结核的痛

肺结核是通过呼吸道传播与传染的，传统的观点偏重于尘埃带菌传染，现称菌尘气溶胶传染，即指因肺结核排菌病人随地吐痰，干燥后细菌随尘土飞扬，被他人吸入而引起感染发病。肺结核是结核杆菌侵入体内引起的感染，是青年人容易发生的一种慢性和缓发的传染病。一年四季都可以发病，15～35 岁的青少年是结核病的高发年龄，潜伏期 4～8 周。

王振强是某纺织厂的工人。2008 年 3 月因反复干咳、咯血，伴有发热、盗汗，进行性消瘦而至医院就诊，经查血常规未见明显异常，PPD 试验强阳性，胸部 CT 检查显示"左上肺结核"，痰菌培养找到抗酸杆菌。经住院抗结核治疗后热退，咯血症状消失，但仍有咳嗽，夜间盗汗。尝试多种药物，只起到抑制作用，整体病情却未见多少好转迹象。后来，偶然得到一个重要偏方，尝试之后效果很好。虽然，见效较慢但却减轻了病痛。咳嗽的时候也不会再看见血丝，明显感觉肺部清爽了许多。

这个偏方的俗称叫做"三味粉"，是由生百部、煅牡蛎、白及这三种药材组成的。使用方法很简单，只需要将上述三味中药按 1：2：3 的组成比例研粉混合。每次温开水冲服 4 克，每日 3 次。

本方具有养阴润肺，收敛止血的作用。常用于治疗呛咳气急，痰少质黏，时时咯血，血色鲜红，午后骨蒸潮热，颧赤，盗汗，口渴，心烦失眠，急躁易怒，舌红而干苔少，脉细数。

方中百部润肺止咳、杀虫；牡蛎益阴潜阳、软坚散结；白及收敛止血、消肿生肌。该方常用于现代医学的肺结核等病症。

## 双味药饮，让你拥有健康的肺

肺炎是由多种病源菌引起的肺充血，水肿，炎性细胞浸润和渗出性病变。症状表现为发热，咳嗽，胸痛，呼吸困难等。肺炎的发病原因很多，刺激性的物质，如食物、汽油等吸入下呼吸道后易引发吸入性肺炎。维生素 A 是呼吸道健康的必需物质，缺乏时可导致呼吸道易感染性增强，引发肺炎。

这里为大家推荐的食疗偏方是：绿豆荸荠粥和雪梨汁饮。

1. 绿豆荸荠粥

材料：准备绿豆 60 克，荸荠 100 克，大米 100 克。

制法：将荸荠洗净去皮，切成小块；绿豆、大米均去杂，洗净，备用。锅内加水适量，放入绿豆、大米煮粥，六成熟时加入荸荠块，再煮至粥熟即成。每日 1~2 次，可长期服食。

功效：绿豆有清热解毒、利尿消肿、润肤解暑等功效，荸荠有清热解毒、祛风化痰、利湿止渴等功效，适用于急、慢性肺炎。

2. 雪梨汁饮

材料：雪梨 250 克。

制法：雪梨洗净，去皮，切薄片。用凉开水浸泡 2 小时。然后用洁净的纱布包裹绞汁即成。一次饮完，每日 1~3 次。

功效：此方有生津润燥，清热化痰的功效，对肺炎咳嗽、消渴、便秘有一定作用。

中医认为梨味甘、微酸、性偏凉，主要归肺、胃二经，具有润肺清热、消痰降火、清胃泻热、养阴生津、滋肾补虚及润肠通便等作用。治疗肺结核引起的咳嗽有独特而明显的效果。著名的"梨膏糖"就是以甜梨为主原料制成的止咳成药。

预防肺炎要注意调养饮食，补充足量优质蛋白、维生素、微量元素食物，适当多吃些滋阴润肺的食物，如梨、百合、木耳、芝麻、萝卜等。尽量多喝水，吃易消化的食物，以利湿化痰液，及时排痰。当痰多时应停进肉类、油脂，俗话说"鸡生火，肉生痰"。忌烟酒以避免过度的咳嗽。

肺结核患者在选择适当的食疗方的同时，一定要注意生活保养与禁忌。要戒除吸烟，避免吸入粉尘和一切有毒或刺激性气体；应忌食坚硬、高纤维的食物，以免引起消化道出血；禁食生葱、大蒜、洋葱等刺激性食品，防止咳嗽、气喘等病状的加重。

## 蛤什蟆油助你抗击肺结核

肺结核是结核病的一种，是由结核杆菌引起的慢性传染病。临床上多呈慢性经过，因身体抵抗力弱，感染结核杆菌后发病。肺结核一般有疲乏、消瘦、盗汗、胃口不好、下午发热、面颊潮红等全身症状，可伴有咳嗽、咳痰、咯血、胸痛、气急等。

王文年近40，家庭美满，事业有成，本来应该正是享福的时候，可是，由于得了肺结核而整天郁郁寡欢。因为肺结核的病灶范围小，在前期的时候可无明显症状，所以在发现症状之后往往比较危险。王文的病情算是发现较早的，其全身出现了下列症状：午后低热、乏力、食欲减退、体重减轻和盗汗，当肺部病灶急剧进展或播散时，可有高热。因为他本人忌讳打针吃药住院这样的事情，所以，医生在建议住院无效之后，只好答应他回家治疗。

其实，药食疗法也是治疗肺结核的一种常用方法，关键在于是否能选对正确的方子。

王文多方打听找到一个流传甚广的药食方子，这是一种以蛤什蟆油为主要材料的药粥，他食用之后效果显著。下面我们就来看看这款药粥的具体制作方法。先准备10克，银耳1朵，粳米100克，然后将蛤什蟆油及银耳以冷开水浸泡2小时，文火煎煮半小时，再入粳米，煮熬成粥。放冰糖适量调味，分顿随量食用。以上为1日量，连服半个月为一个疗程。

蛤蟆什油含有丰富的蛋白质、脂肪、糖类、多种维生素、激素、氨基酸和矿物质，是珍贵的中药材和天然滋补品，所以能发挥这样的效果并不惊奇。此外，它还具有滋阴润肺、补肾益精、补虚退热、益肝肾和养肺之功能，对于治疗精亏劳损、神经衰弱、头目晕眩、周身乏力、肺虚、干咳、盗汗、低热不退、吐血咯血、病后体虚、肺虚咳嗽、产后虚弱等症均有显著疗效。

那么怎样辨识自己是否患了肺结核呢？

一般说来，有以下几点现象出现就可以确诊患了肺结核：

1. 咳嗽、咳痰。早期咳嗽或有微咳，无痰或有少量黏液痰。肺组织发生干酪样坏死或并发感染时，痰量增加并成脓性。并发支气管结核时，可有剧烈的刺激性咳嗽。

2. 咯血。约 1/3 患者有不同程度的咯血。痰中带血为炎性病灶的毛细血管扩张引起，中量以上咯血常为小血管损伤或空洞内血管瘤破裂所致。

3. 胸痛。当炎症波及壁层胸膜时，患侧胸壁有胸痛，随咳嗽和呼吸而加重。

4. 呼吸困难。患慢性重症肺结核时，由于肺组织广泛破坏，或并发肺不张、肺气肿、广泛胸膜增厚、气胸或大量胸腔积液等，可引起呼吸功能障碍而出现呼吸困难。

除此之外，胸部体征也会随着病情变化而变化。早期病变范围小或位于肺组织深部，多无异常体征。若病变范围较大，则患侧呼吸运动减弱，叩诊呈浊音，听诊呼吸音减弱或有病理性支气管肺泡呼吸音。如在锁骨上下、肩胛间区于咳嗽后闻及湿罗音时，对诊断有重要意义。当肺部病变发生广泛纤维化或胸膜增厚粘连时，则患侧胸廓下陷、肋间变窄、气管向患侧移位、叩诊变浊，而健侧可有代偿性肺气肿征。

# 胆囊炎

## 胆俞穴上拔罐，治愈胆囊炎

生活中有些人会偶尔感觉右上腹隐隐作痛，就怀疑是肝出了问题。于是去医院花了上百元做乙肝五项、肝功能、肝 B 超检查，结果却显示他的肝没有任何问题。回到家之后，他的疼痛还是没有任何好转，有的甚至更加厉害。这是怎么回事呢？这样的情况，大多数是因为得了胆囊炎，却误认为是肝有问题。

胆石症发病年龄的高峰为 40~50 岁，40 岁左右的妇女更多。我国胆囊炎的发病率呈逐年上升趋势，但大多数胆囊炎都与胆囊结石密切相关，它们犹如一对孪生兄弟，常常并存。

　　这里为大家推荐的是按摩拔罐法。此方法主要取穴是胆俞。

　　具体的治疗方法是：先在胆俞穴上拔罐，留罐 10～15 分钟。起罐后，用右手拇指在胆俞上用力按摩 15 分钟。疗程：每天 1 次，6 次为 1 个疗程。

　　虽然传统的拔罐疗法效果不错，但是患者也千万不可忽略平日里的营养和饮食。

　　首先需要补充的就是维生素 A。维生素 A 能保持胆囊上皮细胞组织的健全，防止细胞脱落。含维生素 A 的食品很多，如西红柿、胡萝卜、玉米、鱼肝油等。特别是胡萝卜，既能利胆又能帮助脂肪的消化吸收。

　　在治疗期间还要注意禁食低脂、低胆固醇、高糖流食。并将脂肪分散在各餐中，不可集中于一餐。食物以炖、烩、蒸、煮为主，忌用油煎、油炸食物。

## 更年期胆囊炎，吃点猕猴桃

　　王茜是一位 55 岁的女性胆囊炎患者，她的病可以说是"忍"出来的。她因为间断的右上腹疼痛持续半年多而求诊于医院。患者当时表现为右上腹胀痛有时窜痛，吃饭不太好，口干、口苦，长叹一口气则觉着舒服，睡眠也比较差，被确诊为胆囊炎。经过追问病史，医生发现她受到过刺激。她性格内向，不爱发脾气，凡事忍耐。即便与他人发生矛盾也一声不吭，总是一个人默默地承受。但是坚强的意志不仅不能帮她渡过难关，反而躯体上的毛病越来越多。先是右上腹出现不适，随后出现失眠、消化不良等一系列症状。有的医生建议她手术切除胆囊，但她不同意。其实这是典型的心身疾病，属中医胆胀范畴，为肝郁气滞血淤型，西医诊断即为胆囊炎。

　　对于这种原因引发的胆囊炎可以使用下列偏方加以治疗：猕猴桃茶。她在使用此方之后，病情明显好转。

　　这个偏方的具体使用方法是：先准备猕猴桃 2 个，红茶 5 克，红枣 20 克。猕猴桃洗净去皮切成小块，将枣去核备用。将猕猴桃与大枣加水煮沸，等汤汁变浓时加入红茶，煮一分钟即可。功效：健脾益胆，解毒抗癌。

　　猕猴桃又被称作奇异果，很多人以为它引进自海外，实际上我国原本就有猕猴桃。李时珍在《本草纲目》中描绘猕猴桃的形、色时说："其形如梨，其色如桃，而猕猴喜食，故有诸名。能止暴渴，解烦热，可调中下气。"它的维生素 C 含量在水果中名列前茅，一颗猕猴桃能提供一个人一日维生素 C 需求量的两倍多，被誉为"维 C 之王"。

　　英国学者研究证实，新鲜的猕猴桃果实能明显提升人体淋巴细胞中脱氧核糖核酸的修复力，增强人体免疫力，降低血中低密度脂蛋白胆固醇，从而减少心血管疾患和癌肿的发生概率，猕猴桃中的纤维素、寡糖与蛋白质分解酵素，能防治便秘，使肠道内不至于长时间滞留有害物质。

最新的医学研究表明，猕猴桃中含有的血清促进素具有稳定情绪、镇静心情的作用，另外它所含的天然肌醇，有助于脑部活动，因此能帮助忧郁之人走出情绪低谷。

# 胆结石

## 常吃核桃治好胆石症

胆囊的主要作用是储存肝脏分泌的胆汁，在人体进食后，它将胆汁释放出来，参与对食物的消化。如果胆囊中出现了一些由不同成分构成的结石，这种情况就叫胆结石。造成胆结石的原因，是因为食物中脂肪含量过高，结果导致肝脏分泌的胆固醇量超过胆汁酸所能溶解的量。于是过量的胆固醇形成结晶，大约80%的胆结石是这样产生的，另有29%是钙与胆红素结合的产物。

王淑云从1986年起经常感到腹部隐痛、胸闷，并伴有恶心、呕吐、寒战、发热等症状，经医院诊断为胆石症、胆囊息肉。经过1年治疗后，虽然病情暂时得到控制，但没有彻底治愈，而且要严格忌食，弄得王淑云精神萎靡不振。一次偶然的机会，王淑云从一篇文章中了解到核桃有排石功效，就试着吃核桃，平均每天吃4颗大核桃或10颗小核桃（又称山核桃），天天坚持，从不间断。吃了3个月后，腹痛减轻了，半年后则感觉不到隐痛了，腹胀、呕吐的症状也不再出现。后来王淑云到医院作B超复查，胆囊息肉和胆结石都消失了。

服食核桃无副作用，但年纪大、体质差、消化吸收功能弱的患者，一次不可多吃。4颗核桃应分中、晚2次吃或1次1颗，过一段时间，适应后再增加到2颗。其次阴虚烦躁、身体易出血者，不宜多服、久服，可采用少量服、断续服的方法，直至胆结石消失。为巩固疗效，胆结石消除后仍应坚持服食核桃6个月以上。

核桃性温，味微甘，无毒。它既能强阳固肾、补气益血、敛肺润肠，又能溶解结石，尤其对胆结石的辅助疗效更佳。

对胆结石急性期的患者，可先将 120 毫升香油放在锅里煮沸，再放入核桃仁 20 克，炸酥后捞出，加冰糖 100 克共同研细，加油调为糊状，置于容器内。每 4 小时服一汤匙，一般数天后即可排出结石。

对慢性胆结石患者，可每天食生核桃仁 10 个，连食 1 个月后，如症状已消失，可减为每天 7 个；2 个月如未发病，再减为每天 4 个，连食 3 个月。

## "金钱草" 是排石的重要药物

关于金钱草治疗胆结石作用的发现，在民间还流传着这样一个传说：

相传，从前在峨眉山下住着一对年轻的恩爱夫妻，男耕女织，日子过得很美满。谁知有一天，丈夫突然肋下疼痛，像刀扎针刺一般，不久便活生生地疼死了。妻子非常伤心，一定要请医生查明死因不可，医生根据死者的病情及疼痛部位，剖腹查看，发现死者胆囊里有一块石头。妻子拿着这块石头，悲痛地说："就是这块无情的石头拆散了我们夫妻，害得我好苦啊。"本想把它打碎扔掉，但转念一想，不如留着做个纪念，她便用红绿丝线织成一个小网兜，把石头放在里面，整天挂在脖子上，干活、睡觉都不拿下来。说来也巧，有一年秋天她上山割草，割了一大捆抱回家去，到家后忽然发现挂在胸前的那块石头已经化去了一半。后来这事被一位医生听说了，医生找上门来对她说："那天你割的草里准有一种是能化石头的药草，你带我上山去找那种草吧！"没想到那地里的草已被人割光了，医生就在这块地上做了记号。

第二年秋天，医生再次跟这位妇女上山，把那片地上的草全都割下来。然后按类分开，再把那块石头先后放到每一种草上试验，终于找到了那种能化石头的草，医生高兴地说："这下胆结石病人有救啦。"由于这种草的叶子是圆形的，很像金钱，而且它能化胆囊里的结石，价值比金钱还贵重，故就叫它"金钱草"。

金钱草，为报春花科多年生草本植物过路黄的全草，主产于四川、浙江等地，功能清热退黄、利胆排石、利尿解毒，主治湿热黄疸、胆道及尿道结石以及跌打损伤、疔疮肿毒等症，尤其是对胆道结石疗效颇著，被誉为治结石之要药。

近年来的临床应用表明，每日用金钱草 60~250 克，水煎服，对治疗肝胆结石有较好效果。某些病例治疗后不仅临床症状消除，肝功能恢复正常，且 X 线见结石阴影消失。煎服以金钱草为主，配以木香、枳壳、栀子等药组成的排石汤以及用金钱草、狗宝研粉蒸猪肝服等方法治疗胆结石，效果亦佳。另外，用金钱草干品60克，水煎分2次服，每日1剂，治疗肾炎也有较好疗效。

现代研究表明，金钱草含有酚性成分、甾醇、黄酮类、氨基酸、鞣质及胆碱等，有利尿排石、促进胆汁分泌和抗菌作用。其利尿作用可能与其所含的盐有关，能使尿液变为酸性，促使在碱性条件下的泌尿系结石溶解。可见，金钱草确具有排石作用。

# 尿道炎

## 尿道炎先杀菌，石苇来帮忙

尿道炎是女性在热天中的一种多发性病症，如果你某一天出现了尿频、尿急、尿痛的症状，有时还伴有腰酸和小腹胀痛，那么你有可能是患上尿道炎了。

尿道炎之所以爱在炎热季节找女性的麻烦，是因为女性尿道较短，尿道口在会阴部附近，使细菌容易侵入尿道；加上气温高，人体出汗多，女性的外阴部汗腺又特别丰富，如果护理不当，就容易使外阴局部长时间潮湿。此时细菌会繁殖得特别快，并乘虚而入，引起尿道发炎，导致尿道充血水肿，出现尿频、尿急、尿痛等症状。

曾小玲是某宾馆的餐饮部经理。2005年6月15日初诊，自诉尿频、尿急、尿痛已经2周。查尿常规可见白细胞，未见红细胞，尿蛋白阴性，中段尿培养阴性。自行服用氟哌酸1周，症状未见减轻。后来因为尿频、尿急，无法正常生活工作，不得已到医院就诊。后发现其排尿时疼痛明显，心情烦躁，睡眠质量很差，大便秘结。平时月经量少，而且颜色暗红，来月经时经常出现痛经现象。在几家医院都诊断为"急性尿道综合征"，事实上，经过医生的辩证分析，她的病属于下焦湿热淤结，只要能服用清热利湿的药就应该有好转。后来，她找到学习中医的亲戚，服用了其推荐的一款中草药经典方，服药7剂之后病情即明显好转。后来，为了巩固疗效坚持服用了3剂。至今没有复发过。

这个方子取材自然，做起来也不是很麻烦：先准备石苇10克，怀牛膝15克，蒲公英30克，党参15克，瞿麦10克，冬葵子10克，生地12克，六一散（包）30克。然后将上药浸泡之后大火煮开，换为小火之后连续煮沸两次即可。此法重复一遍，然后将第一遍的成药与第二遍的合在一起，此为 1 剂。依据患者自身身体状况，可以将药分为 3 份或者 4 份，饭后半小时服用一份。

本方具有清热解毒、利湿通淋作用，常用于治疗女性尿道炎。

方中石苇是主药，清热利尿通淋；瞿麦、冬葵子清热通淋；怀牛膝下行，补益肝肾；蒲公英与六一散合用，加强清热、利湿、解毒之功；生地养阴清热；党参益气固本。

从药理研究的角度而言，石苇、蒲公英，具有较强的杀菌抑菌及抗病毒作用；瞿麦具有利尿抗菌和提高免疫力的作用；冬葵子促进尿液分泌，增加尿量；怀牛膝扩张血管，促进血液循环；党参增强免力；六一散则能解毒，并具有增强免疫的功效，诸药共同作用达到改善临床症状，利尿抗菌和提高免疫力的作用，所以可以治女性尿道炎等病症。

尿道炎是可以预防的。热天，在大量出汗以后，女性要补充足量的水分，以免因饮水不足造成尿量少而浓，以至不能及时把细菌等有害物质排出体外。此外，为避免因过度劳累而降低身体对疾病的抵抗力，哪怕再忙，也应保证充足的睡眠。

## 枸杞茯苓茶，缓解尿道灼热痛

尿道炎，这个疾病很多男人会认为是女性病，其实不然，男性也会患上此病，并且患上后会给患者带来十分痛苦的后果，希望广大男性朋友对此予以重视，发现此病以及医治，不要为今后的健康、生活带来阻碍。

这里我们为大家推荐的是枸杞茯苓茶。茶疗法在我国已经有上千年的历史，多数方子都有神奇效果，有需要的朋友不妨一试。

枸杞茯苓茶的具体制作方法是：准备枸杞子 50 克，茯苓 100 克，红茶 100 克。将枸杞子与茯苓共研为粗末，每次取 5~10 克，加红茶 6 克，用开水冲泡 10 分钟即可。每日 2 次，代茶饮用。此方有健脾益肾、利尿通淋的作用，适用于慢性肾炎、少尿、尿痛、尿道炎等。方中枸杞子甘平、能补肾益精；茯苓甘淡能健脾利尿；红茶能利尿提神，同时也是治疗小便不利的理想饮料。

这里需要注意的是，此方只针对尿道炎的原发症状发生作用，对后期出现的并发症没有明显疗效。

由于尿道炎症状多不影响正常生活，感觉尿道炎是小毛病，这样时间一久，就变成慢性尿道炎了。这时就会出现许多并发症。如男性可并发睾丸炎、附睾炎、前列腺炎、精囊腺炎、附睾结节、输卵管梗阻，精子数量质量都降低，阳痿、早泄、男性不育等；女性可并发阴道炎、宫颈炎、附件炎、子宫内膜炎、盆腔炎，严重的尿道炎甚至会导致女性不孕症或流产、死胎、宫外孕、新生儿低体重、呼吸道感染等。

所以，在治疗尿道炎上一定要重视，不可以认为是小病而掉以轻心，这样常常耽误最佳的治疗时间，造成其他并发症的产生。

# 冠心病

## 海带松，让你过得更"安心"

史某，男，56岁，常年患高血压，高脂血症、冠心病，在医学杂志上发现海带松一方，服用半年，去医院检查以上疾病均恢复正常。

此方的具体制作方法是：准备浸发海带200克，香油、绵白糖、精盐少许。先将浸软泡发洗净的海带放入锅内煮透捞出，再用清水洗去枯液，沥干水分后，即可把海带摆好切成细丝。然后在锅内放入香油，油七成热时，把海带丝稍加煸炒，盖上锅盖，略经油炸，揭开锅盖继续焙炸。当海带发硬、松脆时，便捞出沥去余油入盘，放入绵白糖、精盐拌匀即可食用。

此方软坚化痰，利水泄热，对于预防高脂血症、高血压、冠心病、血管硬化等均有一定的作用。常食海带，对冠心病有辅助疗效。海带中含有大量的碘，有防止脂质在动脉壁沉着的作用，能使人体血管内胆固醇含量显著下降。

在使用效果良好的治疗方的同时，也不要忘记调节日常的生活，具体来说应注意以下几个方面：

1. 合理饮食，不要偏食，不宜过量。要控制高胆固醇、高脂肪食物，多吃素食。同时要控制总热量的摄入，限制体重增加。

2. 生活要有规律，避免过度紧张；保持足够的睡眠，培养多种情趣；保持情绪稳定，切忌急躁、激动或闷闷不乐。

3. 保持适当的体育锻炼活动，增强体质。

4. 多喝茶，据统计资料表明，不喝茶的人群中冠心病发病率为3.1%，偶尔喝茶的降为2.3%，常喝茶的（喝三年以上）只有1.4%。此外，冠心病的加剧，与冠状动脉供血不足及血栓形成有关。而茶多酚中的儿茶素以及茶多本酚在煎煮过程中不断氧化形成的茶色素，经动物体外实验均提示有显著的抗凝、促进纤溶、抗血栓形成等作用。

5. 不吸烟、酗酒：烟可使动脉壁收缩，促进动脉粥样硬化；而酗酒则易情绪激动，血压升高。

6. 积极防治老年慢性疾病，如高血压、高脂血、糖尿病等，这些疾病与冠心病关系密切。

## 冠心病营养药膳——枣香皮冻

冠心病本是老年病，正常情况下是 50 岁以上发病，但现在冠心病有 1/5 的患者不足 50 岁，年轻化越来越严重！这与现代人工作和生活压力大、长期精神紧张、生活缺乏规律以及抽烟、酗酒、吃喝无度、高热量高脂肪饮食、缺少运动等不良生活方式密不可分，正是这些不良生活方式导致了肥胖、高血压 、高胆固醇血症、胰岛素抵抗等代谢性疾病，而这些疾病又最终导致了心血管疾病。

焦利然今年 27 岁，她在 2008 年年末突然感觉自己经常胸闷，透不过气来，而且总是不由自主地叹气，胸口好像总是有一块大石头压在那里一样。最近这半年来又有了一个新的毛病，有时会突然一下胸部很痛，痛得动都不能动。但很快又会缓过来，位置大概是在横膈膜的地方（靠近心脏）。

她吃了一些止痛药但是不见什么效果，最后，无意间吃了邻居家做的枣香皮冻，觉得很好吃，就当做零食自己做来吃，结果，一个月后，她发现，不知不觉中自己的心口不经常痛了，也不气闷了。后来经过证实，的确是这个"零食"的作用，这让她喜出望外。

这个偏方的具体制作方法是：先准备大枣 25 枚，猪皮 500 克，鲜姜 5 片、白酒、熟猪油、绵白糖各适量。然后放在砂锅内放适量清水，将大枣洗净，待水沸时放进去煮 5 分钟左右捞出，去皮和核，然后捣成枣泥备用。将洗净的猪皮放锅内汆水 5 分钟后捞出，将猪皮切成小块备用。砂锅内重新放适量清水，将切好的猪皮小块放入锅中，将鲜姜和白酒放入，用小火把猪皮煮熟，再放入绵白糖、枣泥，再煮 10 分钟左右，等猪皮烂熟时捞出。

最后，碗的内壁上涂抹熟猪油，将煮至烂熟的猪皮放入，冷却结成皮冻后倒出，切成长条或小块即可食用。

要问这其中的治疗医理，就现在已知的情况：大枣可降低血清胆固醇，可软化血管；猪皮含有大量胶原蛋白，在煮制过程中可转化成改善细胞生理机能的明胶；鲜姜可促进血行，并有姜辣素，可对抗体内有害的氧自由基。枣香皮冻具有补血、止血作用，可改善血液循环，加快血红蛋白和红细胞的生成，对冠心病等症具有辅助治疗和营养康复功效。

# 心慌心悸

## 关心你的心，从心俞穴开始

现代社会竞争压力越来越大，很多人为了保住"饭碗"，不得不放弃休息时间而拼命工作，又没有时间锻炼身体，导致身体健康状况越来越差，常常感到心慌、心烦、头晕耳鸣、工作时不能集中精力、睡眠质量也很差，这些都是典型的亚健康状态。而在中医看来，亚健康的根源就是心阴不足，也就是心阴虚了。

心悸是指在心前区感到心脏"咚咚"的跳动。通常正常人在静息状态下感觉不到心跳，但在剧烈的运动后或高度兴奋时，会感觉到心跳。

在五行中，心属火，火属阳，五脏又属阴，所以心是阴中之阳。在心阴心阳中，心阴的力量更为薄弱，也就更容易受到侵袭。现代人在工作和生活的重压下，极易耗费心血。血属阴，心血就是心阴，所以，心血耗费的多了，就会导致一些我们前面说的"虚热"症状。

气为血之帅，血为气之母，血在经络中的流通要靠气的推动，而气也要靠血来当它的运载工具，二者是相辅相成、不可分割的。所以，当心血阴虚的时候，气就没有可以搭载的工具了，不能运行到全身各处，出现诸如心慌、气短等症状也就不奇怪了。另外，"心主神明"，在心气血两虚的情况下，心脏的功能必然会下降，那么它就没有足够的力量去控制人的精神意志了，人也就会相应地出现精神恍惚、注意力不集中等症状。

所以，当出现心阴虚的症状时，一定要注意补心血。在人体的经穴中，补心血的最佳穴位是心俞。

心俞位于人体背部，当第五胸椎棘突下，左右旁开二指宽处（或左右约1.5寸），是足太阳膀胱经上的重要穴位，还是心的背俞穴，具有宽胸理气、宁心安神、通调气血的功效。因此，当心血阴虚时，每天晚上坚持在两侧心俞穴上拔罐10分钟，就可以补足心神气血，也就不会有心慌意乱、精神恍惚的症状发生了。

为配合经络疗法，我们还可以采用食补的方式来补心血，桂圆莲子粥就是不错的选择。取莲子、桂圆肉各30克，百合15克，麦冬10克，冰糖适量，加水适量，煮到莲子酥烂时即可。其中，百合和麦冬最好先用水泡上一两个小时，这样更容易煮烂。此粥在睡前一小时喝最好。

最后，还要注意加强锻炼，内外结合，才能更好更快地恢复健康活力。

## 心悸不再，草药方的神奇功效

心悸是许多疾病的一个共同表现，其中有一部分心悸的患者并无器质性病变，因而病史对于心悸的诊断尤为重要，应仔细询问患者心悸的发生是否与体力活动、精神状态以及应用药物等因素有关。若心悸常在轻度体力活动后产生，则病变多为器质性的，应进一步询问既往有无器质性心脏病的病史，若心悸发生在剧烈运动之后，或在应用阿托品等药物之后，则为机体的一种生理反应。

距退休还有10年光景，王粲然就患上了心悸、怔忡症。也许是在下岗潮的压力下患上的吧，他常自觉心中悸动、惊恐不安，有时竟不能控制自己的情绪，且伴有失眠、健忘、眩晕、耳鸣等症。为了工作，他对治疗特别积极。最近他脸色红润，一改工作丢三落四的毛病，做事也越发有信心了。原来他用益气温阳活血汤治好了他的心悸、怔忡症，其具体方法是：取党参、黄芪、丹参各30克，补骨脂、附子各9克，川芎12克，桂枝、甘草各6克。每日1剂水煎服。

引发心悸的原因有很多，比较常见的有体质虚弱，久病体虚，饮食不当，七情刺激，感受外邪、药物过量等。

体质虚弱：素体不强，久病或劳欲过度，或各种失血，造成气血阴阳的亏虚，以致心失所养，发为心悸。

久病体虚：热病伤阴或房事过度，均可导致肾阴亏损，心火妄动，扰乱心神，形成心悸。

饮食劳逸不当：劳倦太过伤脾，或久坐久卧伤气，引起生化之源不足、而致心血虚少，心失所养，神不潜藏，引起心悸。

七情刺激：平素心虚胆怯之人，如骤遇惊恐，或情怀不适，悲哀过极，忧思不解等致七情扰动，忤犯心神，不能自主而心悸。或长期忧思惊恐，精神情绪过度紧张，心气虚怯，阴血暗耗，不能养心；或心气郁结，生痰动火，痰火扰心，心神失宁而为心悸。或大怒伤肝，大恐伤肾，怒则气逆，恐则精却，阴虚于下，火逆于上，亦可动撼心神而发惊悸。若郁热内蕴，复加恚怒，变生肝火，肝火扰心；或痰火扰动心神，心神失宁，也易导致心悸。

感受外邪：风、寒、湿三气杂至，合而为痹。

药物过量：药物过量，可以损害心气，甚则损伤心体，引起心悸。

心悸患者应保持精神乐观，情绪稳定，坚持治疗，坚定信心。应避免惊恐刺激及忧思恼怒等。生活作息要有规律。饮食有节，宜进食营养丰富而易消化吸收的食物，宜低脂、低盐饮食，忌烟酒、浓茶。轻证可从事适当体力活动，以不觉劳累、不加重症状为度，避免剧烈活动。重症心悸应卧床休息，还应及早发现变证、坏病先兆症状，做好急救准备。

## 心慌、头晕按劳宫，让心养养神

《黄帝内经》中说："心痹者，脉不通，烦则心下鼓，暴上气而喘，嗌干善噫，厥气上则恐。"意思是说，心痹的人，血脉不通，容易心烦，气喘，咽喉干燥。中医没有明确的"心悸"一说，但这里的心痹与心悸症状大同小异。引起心痹的原因有很多，但最重要的一点还是离不开心，心情郁闷，心失所养，心气不足，都会导致心痹。这时候应该怎么办呢？

我们知道，心包经是代替心脏主持问题的，心的问题首先就找心包经。《黄帝内经·灵枢·邪客》中说："心者，五脏六腑之大主也，精神之所舍也，其脏坚固，邪勿能容也。……故诸邪之在于心者，皆在于心之包络。"意思是说心脏受邪，问题都由心包经来承受。

在心包经上有一个穴位叫劳宫穴，有人将劳宫称作心脏休息的宫殿，确实是简单明确地概括了这一含义。人工作了一天，最想做的事就是回家好好休息。心脏也是这样，日日夜夜不停地运送血液，时间久了也会疲劳，这时候，就应该让它好好休息。所以，古代医家一直将劳宫穴的主治症状放在神志病以及心病方面，是临床解决神志疾病的常用穴、特效穴。

劳宫穴在我们的手心，位置很好找，将手握拳，中指尖所指向的位置就是了。心包经的工作时间是晚上7~9点，也就是我们常说的电视黄金档，这时候最好停下所有的工作，和家人一起看看电视，一边看一边按摩劳宫穴，刺激10分钟是最好的。如果用手觉得很累的话，也可以找个钝一点的硬物，如筷子、笔头，但一定不要伤到手。如果这段时间实在抽不开身的话，其他的时间想起来按摩一下，效果也是不错的，只不过打个折扣而已。

几乎所有的养生书都会告诫人们，少动心，保持心境平和。道理谁都知道，可要想做到，对于尘世之人来说几乎是天方夜谭。每天晚上回到家里，好好地按摩一下劳宫穴，就好像为心脏打开了一盏"心灯"，胡思乱想了一天之后，在这温暖的"灯光"之下好好休息一番，又何愁心脏会受到伤害，会因为疲惫、惊恐、紧张或者其他情绪而跳动不停，消极怠工呢？

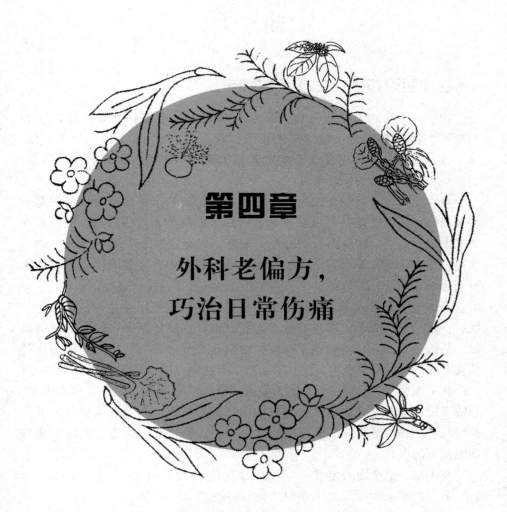

# 第四章

## 外科老偏方，
## 巧治日常伤痛

# 疖　子

## 生土豆治疖子，土方也是妙方

疖子，中医认为是热毒侵入皮肤而发病，属于疮疡热证，所以又称"热疖"。细小如钉而反应较重的疖子，则称为"疔疮"。疖子以头、面、颈、背、臀等处最为多见；疔疮主要见于颜面及手指、足趾。疖子虽小，但也不可忽视对它的预防和治疗。

赵女士因为身上经常长疖子而深感困扰，她的疖子主要集中在臀部和两腿内侧，而且经常是复发在原来就有疖子的部位，疼痛难忍。但一般几天工夫就下去了，然后再长，总也不间断。但是这样反复的好了治，治了又得，实在让她苦不堪言。在一次老同学的聚会中，无意间得到了用生土豆治疗疖子的偏方。谁料想，一用就灵，这简直让她喜出望外。

具体的用法很简单，就是用生土豆捣烂，涂患处用布包好，每日换一次，一般一周（7 天）即可痊愈。土豆有很好的呵护肌肤、保养容颜的功效。新鲜土豆汁液直接涂敷于面部，增白作用十分显著。也正是因为这种快速有效的肌肤修复能力，使其对治疖子有祛除红肿，驱脓的效果。

其实，反复长疖子主要是因为细菌感染，以金黄色葡萄球菌最为常见。总的来说，主要是对葡萄球菌的抵抗力比较差所致，患者可能存在以下几种情况：一是血糖高，二是局部经常出汗，三是肥胖，四是可能伴有免疫功能低下的疾病。

为了最大限度地避免疖子，生活中应遵循下面五点建议：

第一，要保证每天 7~8 小时的良好睡眠。

第二，调整好饮食结构，以清淡、易消化、富营养的食物为宜。

第三，多喝水，以凉开水和淡茶水为宜。

第四，勤洗澡，注意用弱酸性肥皂或洗浴液；温水洗澡，不要冲冷水，避免刺激皮肤。特别是洗澡时不要把皮肤搓得通红，这样会使皮肤遭受感染。浴后用柔软的毛巾轻轻擦干皮肤即可。

第五，穿透气吸汗宽松的棉质衣服，一旦被汗湿透，要及时更换。平时要注意饮食，少吃辣椒并少喝酒，尽量避免肠胃刺激。

另外注意不要太劳累，因为太疲劳会使抵抗力下降。

## 蛋清治疮疖，绝对不比软膏差

疖其实就是细菌侵入毛囊引起的急性化脓性疾病，主要是金黄色葡萄球菌感染引起的。虽然现有的治愈方中，有不少治疗方法都可行，但是究其治疗效果却往往是差距很大。

王磊是某大学一年级的新生。因为喜欢探险所以经常一个人爬山，走进荒凉地或者乡野之间。有一次去偏远山区游玩，他住的是个家庭旅馆，房东大叔是村里的赤脚医生。他和大叔两人十分聊得来，就在他们聊得尽兴的时候，进来一个村民找大叔看病。看病的村民说，他的身上和头上都长了疮疖，一碰就疼，特别是长在背上的疮疖，使尽浑身解数也挠不到，痛苦不堪。

在偏远山区，连个像样的诊所都没有，药品就更缺乏了，房东大叔到底会怎么给患者治病呢？出于好奇，王磊没有进屋休息，站在一边看大叔治病。

房东大叔检查了村民的身体，然后径直去鸡窝里拿了几个新鲜鸡蛋，用水洗干净后，放在一只倒了白酒的碗里浸泡，15分钟后取出来。房东大叔让村民把上衣脱掉，他发现那个村民背后长了两个很大的疮疖，他找来脱脂棉，在疮疖上铺一层，略大于疮疖的范围；然后，他把鸡蛋的两端各打破一个小孔，摇了摇鸡蛋，蛋清很快流了出来，滴在脱脂棉上，不一会儿脱脂棉就吸饱了蛋清，他就用胶布把脱脂棉固定好。至于村民头上的疖子，房东大叔则是先剪去疖子周围的头发，露出头皮，再用以上步骤处理。

这整个过程都让王磊感觉很神奇，但是，房东大叔却十分认真地告诉他，他用的虽然是民间偏方，却能治病救人，而且往往效果很好。

这件事对于一个尚未踏进社会的学生而言，是不可理解的。不过王磊还是禁不住好奇心向房东大叔请教。大叔说这个方法是上一代村医传下来的，一代传一代，已经有些年头了。那位已去世的老前辈当时是这样跟他说的：鸡蛋可以放上很多天都不坏，里面肯定有些抗菌的东西，拿鸡蛋治疖子自然有效。至于先把鸡蛋泡在白酒里15分钟，是为了杀灭蛋壳上的细菌，避免在打破蛋壳倒蛋清的时候细菌混入蛋清里。

第二天晚上那位村民又来房东大叔家里换药，揭开疖子上的棉片，王磊看到前一天晚上又红又肿的疖子果然小了很多，房东大叔给他换了药，说再过一天疮疖就会好。第三天下午王磊就要离开村子了，路上碰到那位村民，特意拦住他，要求查看他的疖子，正如房东大叔所说，疖子痊愈了。

后来，王磊在学校的图书馆里彻底解除了疑问，明白了为什么蛋清有治疖子的效果了。原因是新鲜蛋清中含有溶菌酶，它能溶解破坏的细胞壁，从而杀死细菌。怪不得外敷上去，能很快地治好疖子，而且不比医用软膏差。

# 便　秘

## 红薯飘香，让如厕更轻松

便秘是指大便次数减少，或排出困难，也指粪便坚硬或排便不尽的感觉，一般老年患者较多。许多老年患者的排便次数每周少于2次，严重者长达2~4周才排便一次，排便时间可长达30分钟以上，或每日排便多次，但排出困难，粪便硬结如羊粪状，且数量很少。老年人过分用力排便时，可导致冠状动脉和脑血流的改变，由于脑血流量的降低，排便时可发生昏厥，冠状动脉供血不足者可能发生心绞痛、心肌梗死，高血压者可引起脑血管意外，还可引起动脉瘤或室壁瘤的破裂、心脏附壁血栓脱落、心律失常，甚至发生猝死。

便秘可以发生在人生的任何一个年龄段，它与我们的饮食不均衡、运动不足、压力过大、生活不规律等有着密不可分的关系。

王丹红过去常患便秘、腹胀、下坠，到厕所一蹲就是半天，她为此极其苦恼。后来听中医院大夫说常吃红薯可防便秘，她便抱着试试看的态度，开始吃红薯，一试果然灵验，便秘很快好了。以后，王丹红每天坚持吃一两块，这一年多来再没有出现便秘的毛病。

这就是红薯治便秘的偏方。不过，要想发挥最好的治疗效果，可以用红薯300克、粳米或小米150克为1剂，加水煮至薯烂、米开花、汤稠时，放少许糖，趁温热服，早、晚各1次，一般1~3天即可缓解或痊愈。

红薯能治疗便秘，这其中的道理其实并不复杂。因为红薯性平味好，可入脾肝两经，具有补虚益气、健肾阴、消积滞的功效。

红薯除富含糖类和纤维素外，还含有蛋白质、脂肪、钙、铁、磷、胡萝卜素，以及维生素C与B族维生素等多种人体所需物质。其富含的纤维素，可生津开胃、润肠通便、增加肠胃蠕动，加速肠内积物排出体外，从而有利于便秘和胃肠道其他疾病的防治。同时，红薯还有软和、好吃、好嚼、好消化等优点，尤其适宜老年人食用。

日常生活中，若患了便秘，除多锻炼、饮足水外，可以买点红薯，按照上述方法试用几次。相信，下次如厕的时候就不会愁眉不展了。

## 治便秘少不了芦荟

这里向大家推荐的治疗便秘的偏方是芦荟方。芦荟是一种很有名的草药，历史悠久，公元前 2~3 世纪，北非地方就用它来治疗便秘。

在具体操作的时候，建议把芦荟汁作为主要的药用偏方，因为这种形式下，能保留更多的营养物质。所以，一旦有人出现了便秘症状，就可以直接买来鲜芦荟，榨汁饮用。一般在 8~12 个小时候就能有所效用。

芦荟性味苦寒，和大黄一样，有泻下作用，对于慢性肠胃病、消化不良和便秘等很有效。如果把芦荟的叶子切一切可以和其他蔬菜一起煮来吃，或和茶叶一起泡来喝，对于胃痛或胃病很有效。另外，芦荟还有治疗创伤、抗癌等作用。芦荟还可用作泻下剂来治疗经常性的便秘，芦荟中所含的芦荟大黄素等蒽醌衍生物，为其泻下的主要成分。芦荟的味道极苦，它的苦味能提高肠胃的功能，所以它还可以当做健胃药来使用。

此外，还要注意，无论是使用那种形式的芦荟治病防病，首先要鉴别是否是药用芦荟品种，不是随便什么芦荟都可以使用的。另外只有正确使用芦荟，才能取得最佳效果，切忌过量服用或急于求成。体质虚弱的小儿注意不要过量服用，以免发生过敏，出现皮肤红肿、粗糙等现象。因为芦荟能导致腹部疝痛，使女性骨盆和内脏器官充血，故而孕妇或经期妇女严禁服用。

## 按揉天枢穴，便秘不见，轻快每一天

天枢穴是集中了五脏六腑之气的胸腹部穴位，内外的病邪侵犯，天枢都会出现异常反应，起着脏腑疾病"信号灯"的作用。而且，天枢穴的位置正好对应着肠道，经常按揉此穴，能促进肠道的良性蠕动，增强胃动力。

天枢穴在肚脐两旁，是上下腹的分界，处于人体的中间地带。上半身为阳，下半身为阴，天枢同时也是阴阳转换的枢纽。可见，天枢穴在人体当中也是一个"交通要道"。

天枢穴是胃经上的重要穴位，是大肠的"募穴"。所谓募穴，就是集中了五脏六腑之气的胸腹部穴位。因为与脏腑是"近邻"，所以内外的病邪侵犯，天枢都会出现异常反应。从位置上看，天枢正好对应着肠道，因此对此穴的按揉，能够有效地促进肠道的蠕动，避免便秘的发生。

便秘者每天坚持在两边的天枢处按揉 50～100 下，过段时间就能见到效果。

如果是腹泻者，那么应先排便，然后仰卧或取坐位，解开腰带，露出肚脐部，全身尽量放松，分别用拇指指腹压在天枢穴上，力度由轻渐重，缓缓下压（指力以患者能耐受为度），持续 4～6 分钟，将手指慢慢抬起（但不要离开皮肤），再在原处按揉片刻。经过治疗，患者很快就会感觉舒适，腹痛、腹泻停止。

因为天枢穴能通肠道、排宿便，而肠道通，脂肪便不会堆积，顺畅代谢，所以天枢穴还有减肥的功能。

# 痔　疮

## 痔疮滴血用葡萄糖水来治

在现实生活中，大部分人都有被痔疮滋扰的经历，让人们承受着巨大的痛苦和折磨。关于痔疮的得病原因，可以概括为以下几点：

痔疮和饱食有关，如果总吃撑着的话，就较容易得痔疮。正所谓饱食则"筋脉横解"，筋脉横解是指肝经松弛。常吃膏粱厚味和喝酒也可能会引发痔疮。肥肉类或者辛辣类的食物，容易使人火旺，人体当中燥火很旺就会往外逼，火气凝结就会形成痔疮。得痔疮的人通常比较喜欢喝冷饮，同时还会出现大便硬、小便难的问题。

人身体里的筋，功能就像牛蹄筋一样，具有弹性。肛门本身是束约肌，也是有弹性的。凡是有弹性的都由肝所主。肝主筋所生病，当肝出现病症后，筋就会出现问题，约束的力量就会减弱、约束不住。痔疮就属于肝经的病。

王伟奇是一名货车司机。20 多年来，王伟奇常常大便时痔疮出血。近 2 年更为严重，每次大便都出很多血，卫生纸得用上好几块。失血引起心情紧张，头昏目眩，打针服药效果甚微。一次，实在难受难忍，他去医院就医，医生却没有给他开什么药，只是嘱咐他多喝葡萄糖水，说是保证令他满意。王伟奇半信半疑按照他的意见办了，果见奇效。在见效后，他又继续按上述用量将 1 袋（500 克）葡萄糖用完，至今已 3 个多月未复发。即使便秘数日，便结如硬土，也未见一滴血。

这个方法很简单，即每日早晚空腹喝一盅葡萄糖水，浓度以2汤匙糖拌大半茶盅温开水为宜。坚持喝3~5日，方能见效。

要想早日摆脱痔疮困扰，平时应该多吃清淡的食物，特别是粗粮，同时注意休息，不生气，不着急。

## 治痔疮，效果不错的三个小偏方

俗话说"十人九痔"，痔疮是现代人特有的常见病，很多人都会有或轻或重的肛门疾病。所谓无痔疮，只不过是无症状而已。由于痔疮长在肛门，便成为很多人的"难言之隐"。

痔疮是生长在肛门部位的一种疾病，它的生长、发展与人们的生活习惯、工作学习环境、行走劳累、饮食睡眠有很大关系。容易得痔疮的人群有司机、厨师、生意人、网民。

司机因工作性质总是坐着，长期久坐不动容易加重肛门的淤血状态，引发和加重痔疮的发生。

厨师这一行的弊病是久站。从解剖学层面看，人体直肠上的静脉及其分支没有静脉瓣，血液由下向上穿过直肠肌层向心脏回流时，在地心吸引力的影响下，容易产生血液淤积。而厨师工作期间经常站立，加大了痔疮发作的可能。

生意人饮食不规律、应酬饭局多是这个人群的特点。饭局上人们进食蛋白质、高脂肪、高胆固醇的精细食物多，但粗纤维食物则吃得少，容易便秘，从而导致直肠肛门部位充血，久而久之肛垫组织就会松弛。

整天操作电脑的人多数久坐不动，长时间保持一个固定姿势，很多人甚至通宵玩电脑打游戏，也极易诱发痔疮。

痔疮最主要的症状是便血和脱出，大便时反复多次出血，会使体内丢失大量的铁，引起缺铁性贫血。用脚尖走路可以减轻痔疮的困扰，让身体进入健康的"良性轨道"。具体做法如下：走路时，双脚后跟抬起，只用双脚尖走路。在家中早晚2次，每次各走100米左右。长期坚持下去有利于提肛收气，还能让肛门静脉淤血难以形成痔疮。上班族由于久坐的原因，患痔疮的比例非常大，这种方法也很适合此类人群。

冷敷也是个不错的方法。具体操作方法是：每天大便后，用毛巾或手指蘸水敷或清洗肛门。冷水洗不但能清洁肛门，还能使肛门收缩，防止大便引起肛门发胀和下垂。坚持这个简单的方法，可有效预防痔疮，得了痔疮的人坚持使用这个方法也能减轻痛苦。

此外，民间还有一个独特的妙方，对外痔疗效极佳：将无花果叶放入瓷盆中，盖上锅盖熬煮 20 分钟，趁热熏洗患处，每日 3 次。

## 点穴手治痔疮，一点一个准

痔疮虽不是什么大毛病，但得了可真够麻烦的，坐也不是，站也不是。这不，好友东子来田少军家做客，让了好几次都不坐，田少军问他为什么，他又不好意思说。扭捏了一阵，他终于吐露了实情，原来是痔疮惹的祸。

田少军便笑着说："有毛病你都藏着掖着的，怎么能治好？最近酒喝多了吧？"他连忙点头说："最近应酬比较多，和这也有关系吗？"

"那是当然，水往低处流，酒性湿热，湿热的特点也是往下跑，这叫'湿热下注'。而肛门位于身体比较靠下的部位，所以湿热最喜欢聚在那里。痔疮就是湿与热凝结成的产物，一旦成形就会影响到内分泌，而且会让你的脾气变得焦躁。所以痔疮越严重的人，情绪往往越不好。"

"原来如此，那以后尽量少喝点酒。"

田少军说："光少喝酒还不行，这跟日常习惯也有很大的关系。比如说，有些人的痔疮就是肛门静脉充血导致的，每天蹲厕所超过 5 分钟，肛门总处在充血状态就容易得痔疮。所以很多人上厕所习惯看书看报，一坐就是半天，这是不好的习惯。还有些人不喜欢运动，总爱坐着，坐久了也容易得痔疮。另外，饮食不当，比如说吃油腻、辛辣的东西多了，或者是便秘久了也容易得痔疮。"

他一听，说道："这几样我全占了呀，难怪有这个问题，那该怎么办呢？"

"'治痔疮，点长强。'这句话学过中医的人都知道。长强这个穴位好找，就在尾骨间后面凹陷的位置。"

他往后摸了摸，有点为难地说："找倒是好找，可自己不方便点呀，而且这个部位也不好意思让别人帮忙呀。"

"那就教你一招点长强不求人的瑜伽。"田少军让他按照下面几个步骤来做：

坐在地上，双腿弯曲，把重心落稳在尾骨上；双脚抬起来，双手轻轻地放在小腿上，坚持半分钟，脚放下来，休息一下再练。三次为一组，每天早晚各练一组。练完后起身，双手半握拳，敲打长强位置 5 分钟。只要坚持下去，很快就会见到效果。

刚坚持这个体式没多长时间，东子就嚷嚷屁股疼，坚持不了。田少军说："那是地面太硬，垫个软垫子能舒服些。"垫上一个薄坐垫以后，他感觉舒服多了。屁股刚好受点，他又嚷嚷肚子吃力，抖得厉害。田少军就让他把腿放低一点。

点了一段时间以后，田少军问他的感受。他说："不错，长强穴这个位置热热的，很舒服。就是腿有点酸，小腹有点累，这应该不光治痔疮呀。"

田少军说："当然不只这点效果，这个体式能锻炼到腹部的核心肌群，坚持下去，你这'将军肚'说不准也跟着痔疮一块儿消失了。"

其实，此法还能增强腰腿的力量，对不爱运动的人来说，这是个比较适合的体式。在做这个体式的过程中，只有尾骨一个支点，全身都处在收紧的状态之中，可以按摩到腹部的内脏。尤其是以腰腹肌为中心的区域能得到很好的锻炼，相当于跑步的效果。

# 烧烫伤

## 小妙方及时处理烧烫伤

烧烫伤是生活中常见的意外伤害，沸水、滚粥、热油、热蒸气的烧烫是常会发生的事。对某些烧烫伤，如果处理及时，不会导致不良的后果。

如果烧烫伤比较轻，应立即将伤处浸在凉水中或者用冰决敷于伤处，这样30分钟左右就能完全止痛。随后用万花油或烫伤膏涂于烫伤部位，这样只需3~5天便可自愈。

需要注意的是，这种方法要在烧烫伤后立即进行，如过了5分钟后才浸泡在冷水中，则只能起止痛作用，不能保证不起水泡。

除了上述方法外，我们还可以将鲜姜洗净，捣烂成汁，用棉签蘸姜汁涂于患处，能立即止痛、消炎、退肿，无刺激，不溃烂。轻者敷药一次即可，严重者可时常滴姜汁，保持湿润。40小时左右即可停药。

也可采用以下方法：用水将鸡蛋壳洗净，浸泡于75%酒精中消毒15分钟，然后打破鸡蛋壳，倒出蛋清及蛋黄。用注射器将水注入蛋壳和蛋膜之间，使其分离，此时用手指将蛋膜顺利剥出，并用水将蛋膜上残留的蛋清漂洗干净，最后将蛋膜置于95%酒精中备用。烧伤创面洗净消毒后，将蛋膜紧密贴附于创面即可。

此外，如果是穿着衣服或鞋袜部位被烫伤时，不要急忙脱去被烫部位的衣裤或鞋袜，最好的方法就是马上用食醋（食醋有收敛、消肿、杀菌、止痛作用）或冷水隔着衣裤或鞋袜浇到伤处及周围，然后再脱去鞋袜或衣裤，这样可以防止揭掉表皮，发生水肿和感染，同时又能止痛。接着，再将伤处进行冷却，涂抹鸡蛋清、万花油或烫伤膏。

对于烧烫伤相对比较严重者，或者起了水泡的，最好到医院治疗。如果实在没条件，民间还有这样一个方法：将盐酸小檗碱片，研细末，用香油调匀，注意不要太稀。把伤口清洗干净，消毒，然后用上述药物涂抹，用无菌纱布包扎，2天1次，2~3次就可以愈合。

## 风油精可治轻度烫伤

风油精含有薄荷脑、樟脑、桉叶油、丁香酚、水杨酸甲酯等成分，有消炎止痛、清凉止痒、杀菌、抗真菌等功效，所以常用于蚊虫叮咬及伤风感冒引起的头痛、头晕、晕车等症状。其实，它还可以用于轻度烫伤的治疗。

烫伤最危险的情况是损伤部位由于细菌侵入而引起感染，而风油精中的薄荷脑、樟脑、桉叶油成分恰好对细菌有较好的杀灭作用，所以当受到小范围烫伤时，不妨试试风油精。

具体的使用方法：将风油精直接滴敷在烫伤部位，每隔3~4小时滴敷一次，不仅止痛效果明显，且不易发生感染，无结痂，愈后一般不会留下瘢痕。

烧烫伤患者由于体内新陈代谢速率增加，会加速身体蛋白质的耗损，初期若营养给的不够，会造成体重急速减轻，进而影响伤口愈合能力，免疫力降低。患者应维持均衡饮食，广泛摄取六大类食物，即根茎类、奶类、蛋豆鱼肉类、蔬菜类、水果类及油脂类。

20天内注意尽量不吃发物，包括海鲜、牛羊鸡肉、韭菜、香菜等。

## 冰水加浓糖浆，治好小烫伤

一天傍晚，方方的邻居领着他的孩子雯雯来找她。原来雯雯吃饭时打翻了一锅热汤，结果胳膊被烫到了，孩子号啕大哭了起来，家里又没有烫伤膏，邻居连忙来方方这里问问看是否有烫伤膏。

方方看了一下小雯雯的胳膊，幸好只是几处小面积的皮肤被烫到。方方从冰箱里拿出一大瓶冰水，把冰水倒进盆里后，让小雯雯把胳膊完全浸泡在冰水里，一会儿小雯雯就放低了哭声。

邻居于是向方方请教这个方法的奥妙。方方告诉他，皮肤烫伤后第一时间的处理原则不是找膏药涂，而是进行冷却和散热。有冰水的话，就用冰水浸泡烫伤的地方，也可以用冰水浸湿的毛巾敷在上面，至少要敷半个小时。如果一时找不到冰水，用自来水不停地冲洗也行，这样可以通过水流带走局部的热量，达到冷却降温的效果。

这种冷疗的方法是欧洲冰岛的渔民们最早发现的，与足球运动员受伤后，队医喷液态氯乙烷让局部迅速冷却是同一个道理。通过降低温度使伤口处的血管收缩和组织代谢速度减慢，从而抑制炎症反应，并减轻水肿。另外，低温下皮肤的感受器会变得麻木，因而会起到迅速止痛的效果。

半个小时后，方方让小雯雯把胳膊从冰水里拿出来。因为方方家里也没有准备烫伤膏，就用碗装了大概一两白糖，倒了30毫升左右的冰水，调成一碗浓浓的白糖浆，然后用棉签把糖浆轻轻涂抹在小雯雯的患部，再裹上纱布固定。

邻居看了很是惊讶，不太相信这么简单的土方法就能治烫伤。方方告诉他烫伤治疗在冷疗处理之后，接下来的工作就是促进伤口愈合以及防止伤口感染，而浓糖浆就完全可以达到这些效果。由于糖浆浓度很高，所以细菌一粘上去，很快就会脱水死亡。另外，浓糖浆里含有大量的糖分，在伤口组织生长、修复的过程中能提供足够的营养，使伤口加快愈合。

## 金樱根煎液，帮你抹去烧伤的痛

早在几千年前，在苗族地区的苗寨人家就悟出了治疗水火烫伤的方法。由于苗族早期迁徙频繁，所到之处大多是人迹罕至的荒僻山区和瘴疠之乡，自然条件十分恶劣，苗族民间多以火耕水种为主，终日劳作，在这些特定的条件下，不免会遇到水火烫伤的情况，因此几乎人人都掌握了一些治疗水烫火伤的方法。下面介绍一种常用的烧伤疗法。

金樱根2000克，冰片10克，薄荷脑2克。将金樱根切片，水煎1~2小时，倒出药液，药渣可复煎2~3次。将数次药液混合后煎缩至10000毫升，用数层纱布过滤后放入冰片和薄荷脑，煮沸即可。药液凉后装瓶，再连瓶煮沸消毒密封，放置阴凉处。用时根据烧烫伤创面大小，用灭菌的棉垫或较薄的药棉均匀摊开，蘸上药液湿敷患处。当药棉敷料干燥后，要及时添加药液，保持湿润，每天敷2~3次，每次4小时。胸部烧烫伤，每次只需敷 2 小时左右，以避免肺脏受凉过度引起不良反应。

金樱根的功效：固精涩肠，治滑精，遗尿，痢疾泄泻，崩漏带下，子宫脱垂，痔疾，烫伤。冰片的功效：通诸窍，散郁火，去翳明目，消肿止痛。

烧烫伤后若能在 4 小时内用药，效果更好。若创面有小水疱，可不必剪破，敷药后自行吸收；对于过大的水疱，敷药后 2~3 天后再无菌操作剪破水疱，继续敷药。

# 跌打损伤

## 透骨草治愈运动伤害有绝招

李明是某大学篮球队的队员。一天，他在打篮球的时候扭到脚踝，起初当成普通的扭伤来看待，并未重视。但 1 个月下来，脚踝内部仍感疼痛，且稍走路疼痛感便加重，睡眠也差。遂又至多家医院就诊，但均诊断为"韧带损伤"而非"骨折"。但为何韧带损伤以往每次均很快能恢复，这次却迟迟不见好转？

后来去就诊时才了解到，原来李明近年来曾因运动先后导致韧带损伤 2 次，骨裂 1 次。现在这种小的扭伤持久不愈多是由于新疾旧伤加在一起所致。

这在中医上属于淤血痹阻，筋络失和。可以选择民间的熏洗方来治疗。本方具有舒展筋脉，畅通气血的作用，常用于治疗骨折后期关节功能恢复不良。

李明尝试了这种熏洗的治疗方法后，感觉很好，一周不到，痛感减轻，睡觉也睡得着了。

这个熏洗方主要是用中药水煎后，趁热熏洗患处。具体方法是：准备透骨草 30 克，海桐皮 20 克，伸筋草 30 克，鸡血藤 30 克，红花 10 克，川芎 15 克，桂枝 15 克，牛膝 15 克。将此 8 味加水煎 30 分钟左右，趁热熏洗患处，每日可以进行 2~3 次，每次 30 分钟。

与一般市面上出售的防止运动伤害的喷剂相比，此方的构成更为天然，副作用更小，且不易出现过敏症状。

方中透骨草有祛除风湿、活血止痛的功效；海桐皮、伸筋草祛风除湿，舒筋活络；鸡血藤活血通络；红花活血通经，散淤止痛；川芎具有活血行气、祛风止痛、开郁燥湿等功效；桂枝有发汗解肌、温经通脉、化气行水的功用；牛膝活血化淤，补肝肾，强筋骨，利尿通淋，引血下行。

可见，此方中的多味药材均有改善局部血液循环，促进新陈代谢，松解粘连，止痛作用。而且，红花、川芎、鸡血藤活血化淤，舒筋活络的作用更为明显。它们可以帮助受伤的韧带在较短的时间内恢复健康状态。诸药共同作用达到祛风散寒、温通经络、活血化淤、舒筋活络、滑利关节的作用，对治疗骨折后期关节功能有着显著效果。

当然，骨折后如果出现久病不愈的情况就要提起注意。因为这一发病机制可能与骨折后长期不动，患部血流减慢、组织水肿，肌肉与周围软组织粘连，肌肉的伸缩性减弱等因素有关。

## 栀子入药，扭挫伤痛小菜一碟

这里为大家介绍一个治疗扭挫伤痛的栀子外敷方，其具体操作步骤是：四肢部位跌打损伤，取栀子 10 克（用量可视面积大小加减），鸡蛋清适量，将栀子捣碎后用蛋清调和敷于患处即可。

为什么栀子能起到这样的作用呢？

栀子为茜草科植物栀子的干燥成熟果实。本品味苦，性寒，能泻火除烦，清热利尿，凉血解毒。内服用于热病心烦，黄疸尿赤，血淋涩痛，血热吐衄，目赤肿痛，火毒疮疡；外用治疗扭挫伤痛。

栀子治疗扭挫伤痛，古今史献均有记载。《本草纲目》谓其能治"损伤淤血"，《濒湖集简方》记载"栀子、白面同捣，涂之"，能治"折伤肿痛"。本品是民间常用的"吊筋药"，治伤、消肿、止痛效果肯定，尤其适用于四肢关节附近的肌肉、肌腱损伤。

栀子含栀子苷、山栀苷、栀子新苷、栀予苷酸、栀子黄素、番红花苷等，因其浸入水中，可使水染成鲜黄色，在食品及烹饪中也常用作天然增黄色素。

但是，在选用此推荐方的时候一定要注意，栀子有引起皮肤过敏反应的可能，使用时宜注意观察。而对于那些体质本来就敏感的人，一开始就不要试用，以免让病情更复杂。

## 外敷偏方，缩短骨折修复期

陈卓是一名极限运动爱好者，他技巧过人，曾多次参加专业比赛。但是，这种运动难免会有受伤的时候。一次练习中，他不小心使右手腕骨折，经过基础治疗，拆除石膏之后两个月，手腕还是感觉隐隐作痛，这让他心里很不舒服。马上新的比赛就要到了，自己这样的状态会给伙伴拖后腿。为了尽快痊愈，他找到了亲戚家一个学中医的姐姐。

姐姐向他推荐了两种外敷偏方，说是对这种情形的骨折修复十分管用。陈卓试用了几次之后，痛感消失了，这让他十分高兴。

他所试用的外敷法叫罗汉根外敷剂。具体的使用方法是：准备罗汉松根 500 克，续断、小接骨丹各 30~60 克，75%酒精 15 毫升，松节油 5 毫升，仙人掌适量。然后将上面几种药捣碎，并将其混合成糊状，外敷患处 0.5 厘米厚，5~7 天更换一次。

还有一种效用类似的红花二黄外敷剂：主要取材自红花、元胡、牛膝。此三种物品各 15 克，然后再取大黄、血竭、龙骨各 18 克，黄柏、续断各 30 克。将上药研成末，再用蜜或开水调成糊状敷在骨折处，隔日一换。

俗话说："伤筋动骨一百天。"外伤引起的失血使体内营养损失，骨折的愈合及软组织的修复都需要充足的营养物质供应，一旦饮食调节不好、营养跟不上，不仅会影响病人对骨折软组织损伤的耐受力，而且还会影响骨骼和伤口的愈合及病体的康复。

所以说，骨折病人最好多吃一些容易消化，且营养清淡的食物。高热量、高蛋白、高维生素类的饮食是最佳选择，如动物的肝脏、排骨汤、鸡蛋、鱼肉及豆制品、牛奶。多吃些蔬菜水果等，对骨折病人身体的康复，也能起到很好的作用。

## 黄枝子、乌药治跌打损伤

张建虽然只有 16 岁，却已经是学校网球队的主力。有一次他打球时不慎扭伤右脚，当时感到右脚疼痛剧烈，肿胀明显，压痛剧烈，活动受限。经拍片，证实无骨折。为了使自己的经脉尽快畅通，他尝试了不少方法，最后还是几个简单的中草药外敷帮了他的忙。5 天后肿胀消失，活动自如。

此方的具体操作方法为：准备黄枝子 2 份，乌药 1 份，桃树枝心 1 份，樟树枝心 1 份。将上药分别晒干，研成细粉，分装保存备用。用时，取适量药粉，用水及 50%的酒精调成糊状，再加上适当的面粉混合搅匀，然后摊在塑料布上，厚约 0.3 厘米，外敷于伤处，用绷带包扎固定，以防药液外溢。冬季可以 2~3 天换 1 药，夏季 1~2 天换 1 次，以保持其湿润。

想要有效预防运动损伤，就要做到以下几点：

1. 运动前充分做好准备活动。运动前必须做好准备活动，可升高身体和肌肉温度，提高肌肉灵活性，从而提高肌肉抵抗损伤的能力。

2. 运动前不要空腹，运动的前中后要饮足够的水。

3. 在运动和劳动中学会护腕、护膝、护踝等是很有必要的。

4. 参加一些力量和柔韧练习以防止受伤，动作幅度不宜过大，不要锻炼过度。

5. 学会摔倒时的各种自我保护方法，如落地时用适当的滚翻动作以缓冲外力等。

6. 平时加强锻炼，提高肌肉力量。

7. 除工作及不得已情况外，尽量不要爬高。

8. 在运动及游戏中注意安全，加强自我保护意识。

9. 天气不好（如有雨雪时）及黑夜外出时，走路骑车都要加以注意。

## 韭菜泥外敷专治脚踝扭伤

柏某因为生活在一线城市，每天都要挤地铁上下班，本来已经习以为常的他却遭遇了之前未曾经历的倒霉事。这天，正当他在车厢门口"浴血奋战"的时候，一个不小心把脚崴了。当即左踝关节连同整个足背肿胀、青紫，无法站立，疼痛剧烈，面色苍白。

因为不想因此请假回去，耽误工作，所以就一直忍着。晚上回家之后，妻子看到他的样子心疼极了，赶紧拿来鲜韭菜根糊为他治疗，4小时之后柏某感觉疼痛基本消失，3日后恢复正常，可以正常行走了。

这个韭菜泥敷的偏方具体的制作方法是：取韭菜入土部位的新鲜根须（数量视损伤部位大小而定）洗净，捣烂，不可去汁，加入适量面粉，用黄酒（也可用白酒）调成稠糊状，敷在扭伤部位，厚1~1.5毫米。然后用纱布覆盖，再用绷带包扎好。每日换药1次。

这个偏方虽然来自民间，却也是已经被反复证实的有效良方，对跌打刀伤肿痛都很有效，可以放心使用。

平时主动预防运动损伤与损伤后及时、正确的处理是非常重要的，这不仅能保护我们自身不受到外力的伤害，也能免除病痛给生活和工作带来的困扰。那么，如何有效预防呢？主要有以下几个方面：

1. 要掌握正确的训练方法和运动技术，科学地增加运动量。

2. 准备活动要充分。在实际工作中，我们发现不少运动损伤是由于准备活动不足造成的。因此，在训练前做好准备活动十分必要。

3. 注意间隔放松。在训练中，每组练习之后为了更快地消除肌肉疲劳，防止由于局部负担过重而出现的运动损伤，组与组之间的间隔放松非常重要。

4. 防止局部负担过重。训练中运动量过分集中，会造成机体局部负担过重而引起运动伤。

5. 加强易伤部位肌肉力量练习。据统计，在运动实践中，肌肉、韧带等软组织的运动伤最为多见。因此，加强易伤部位的肌肉练习，对于防止损伤的发生具有十分重要的意义。

# 动物咬伤

## 土升麻，治毒伤的特效药

韩辉是某地质局的员工，因为要经常外出勘测，所以难免会到荒凉地段。一次外出到郊外勘测的时候，不小心被毒蛇咬伤，做过紧急处理之后处于半晕厥状态。就在他觉得自己快没救的时候，一位颇有经验的同事以最快的速度找到了一种草药，来帮其治疗。几分钟之后，他感觉自己的伤处有点发凉，意识却比刚才清醒了许多。后来接手治疗的医生看到这个情形，情不自禁地说："这是谁做的？幸亏了这个土升麻！不然，小伙子，你可能撑不到医院就危险了。"

韩辉同事所用的急救偏方就是一种叫土升麻的植物，其株高约 1 米，叶似麻，对生，叶边缘有齿，叶上有毛；茎菱形，皮青绿色，有细毛；多分枝，对生；全国各地均有分布；多生于山坡、灌木丛中，路边、旱地边；其味甘、苦，性平、无毒。

了解了这种草药的神奇妙用，我们一起来看用它急救毒蛇咬伤的操作步骤：首先，取土升麻鲜叶 500 克左右，捣烂后以 80~150 克榨汁内服，余下的榨汁外擦。外擦要从患者中毒的上部（近心端）往下（远心端）擦，直至伤口。经验证明，用药之后，患者会感觉到中毒的上部有一股类似于液流的毒气向体外流去，并伴有麻、痒、冷的感觉。这种感觉在 20 分钟内产生，说明药已起作用，患者此时就可以把心放下了。

在对于土升麻的使用过程中可能遇到患者中毒面积较大而土升麻叶较干的情形。这时，可用 150~200 克浓淘米水（糯米）掺土升麻叶捣烂，取混合汁外擦，效果与只用土升麻叶汁一样；也可用更多的叶子，以捣取足够的汁液，外擦用量不限。

如果想要加快治愈效果，还可以在有条件的前提下，待药起效后，取鲜鸡蛋一个煮至老熟，剥取完整的蛋黄，将蛋黄切成若干片，在薄片中央穿一小孔，然后小孔对准伤口将蛋黄薄片置于伤口上。经 10～20 分钟，蛋黄薄片就会因吸了毒而由黄变绿，再变成紫黑，质干面脆。接着以同样的方法换上新的一块，如此反复。这样，一驱（土升麻）一吸（蛋黄）会大大加快治愈速度。

此外，有的蛇伤患者的伤口封闭而起黄水疱，应在用药时用干净的锐物黄水疱刺破，放出黄水，打开伤口以利排毒。

## 用铁角凤尾草应对虫螫

任何人都不希望自己受到伤害。尤其是在心情舒畅的时候。试想一下，如果你正在利用好不容易得到的假期，和家人朋友在一起，却被虫子或者别的动物螫了，心情岂不是会一落千丈？

余中立是一个摄影爱好者，前些日子和几位朋友外出郊游采风的时候，不小心被一种马蜂螫伤了。原想没什么大不了的，不料又痛又肿。正当他手足无措的时候，有个同伴不知从哪儿弄来一把铁角凤尾草，用随身带的水洗净后，放入口中咀嚼，然后将汁连同唾液一起擦到余中立伤口上，其痛处很快就好了很多。

等大家都安全回到休息场所的时候，余中立惊喜地发现，伤处已完全消肿了。

为什么这个铁角凤尾草这么管用呢？

铁角凤尾草是铁角蕨多年生草本，全国各地均有分布，以全草入药，四季可采，洗净，鲜用或晒干。其味淡，性凉，叶含黏液质，具有清热解毒，渗湿，调经止血，散淤等功效。外用可治烧烫伤，外伤出血，毒蛇咬伤等。外用可取适量鲜品捣烂敷患处。如果像例子中的伤者那样将其放在口中充分咀嚼，将汁连同唾液涂在伤口上，其涩味与唾液都具有止血、消毒、消炎的作用。

## 蚯蚓掺红糖快速治蛇咬伤

生活在城市里的现代人或许早已忘记了毒蛇的威胁，但不断见诸报端的蛇咬人事件依旧触目惊心。俗话说："居安思危"，我们必须有所防备。

胡大爷是一个园艺师，做园艺工作二十多年了，也遇到过不少蛇虫叮咬的事。但是，这一次，被毒蛇咬伤后，多家医院都没有抗蛇毒血清。他的老伴想到用家乡的土方治疗。将蚯蚓和红糖拌在一起，沿着伤口出现的红线往回敷，一个小时之后，红肿已经消了不少。

如今喜欢野外活动的人越来越多了，但对野外危险，特别是动植物造成的危险往往估计不足，这些危险，尤以毒蛇最具代表性。在此提醒大家，到外地旅游，人地生疏，如遇突发的身体毛病往往会手足无措，所以外出野游时一定要做好相应的防范措施，特别要注意竹叶青、烙铁头、眼镜蛇及银环蛇这4种毒蛇。对不同的毒蛇，防治的方法也有所区别。

进入秋初，"驴友"们到野外远足时最好带上一些蛇伤药，夏天雨前、雨后、洪水过后更应该特别注意防蛇。蛇种不同，活动时间也不同，蛇伤主要集中在白天9~15点和18~22点。远足时要避开人迹罕至的草丛、密林等，可以带上软质的长棍或竹竿，边走边打一打路边的草丛，蛇会迅速逃跑，一般不会主动攻击。在有毒蛇活动的环境中行走时，更要提高警惕，穿高帮鞋、长裤，因为蛇的攻击点一般都集中在腿部。尽量避免在草丛里休息，露营时一定要将帐篷拉链完全合上，在收拾地席或帐篷时，要小心查看。在翻转石块、采摘野果时也要小心观察，一些蛇类经常栖息于树上（比如竹叶青）。经验告诉我们：迫不得已要在野外休息时，可在周围撒雄黄、石灰粉或水浸湿了的烟叶；另外，蛇讨厌风油精。见到毒蛇后要保持镇定安静，不要突然移动或奔跑，没有十足把握不要发起攻击，应绕行或退后，其实蛇更怕你。被蛇追逐切勿直跑或径直向下坡跑。

虽然一般情况下被大蛇咬伤症状更严重，但很多时候，刚孵化出来的小蛇比蛇妈妈毒性更大，蛇的种类不同，毒性强弱也不同，如银环蛇的个头通常较小，但毒性极强。所以遇到小蛇，也不要掉以轻心。记住这些常识，许多蛇伤是可以避免的。

# 腰椎疼痛

## 腰痛病用拉单杠法治愈

正确的姿势不仅能够省时省力，减少人体骨关节、肌肉、韧带的磨损，又可避免不良姿势造成的各种损伤。在工作、学习和生活中应防止长时间地保持单一姿势，纠正不良姿势，防止过度劳累。特别是腰部的超负荷使用必然会造成腰部肌肉、韧带和关节等的损伤而出现腰痛、腿痛。

退休职工蒋必军今年72岁了，他是腰椎骨质增生患者，自20多年前开始发病，经多方治疗，有一定的效果，但不太理想。病情经常反复，有时莫名其妙地复发，不能动，睡不下，即使睡下了，也不能翻身。拍片后医生诊断为腰3、4椎间盘突出，无特效药，曾动员他做手术。

一次蒋必军因腰痛复发又到中医院去针灸推拿、拔火罐，一位年轻的医师介绍说："挺腰杆、拉单杠可能对你的病症有好处，你不妨试试。"碰巧他家旁边有一单杠——篮球架的横档，他便开始坚持练习。1年多后，腰病从未复发过，而且把原来的颈椎痛、肩周炎也治好了。

这个拉单杠治疗腰痛病的方法具体要按照下面的步骤来进行：

第一步，手拉单杠，脚尖固定踏地，将腰部前后摆动16~20次；

第二步，再手拉单杠，靠手臂上下屈伸，使脚脱离地面，身体悬空，做16~20次。

这里需要注意，除了采用此法之后，肥胖的人还应有意识地控制自己的体重。肥胖的人往往易于发生腰背痛，因为体重增加了相应肌肉、韧带和骨关节的负担。

## 爬行模仿，治疗腰椎间盘突出

腰椎间盘突出症，也称为髓核突出或腰椎间盘纤维破裂症，是临床上较为常见的腰部疾患之一。腰间盘存在于腰椎的各个椎体之间，为腰椎关节的组成部分，对腰椎椎体起着支撑、连接和缓冲的作用，它的形状像个压扁的算盘珠，由髓核、软骨板、纤维环三部分组成。当由于外伤、退变等原因造成纤维环后凸或断裂，髓核脱出，就称为腰椎间盘突出。

本病的发生是因年龄增长，使韧带松弛、椎间盘老化、弹性降低，由外伤、劳累或风湿寒邪等因素所诱发，多见于40岁以上的中老年人。中医学认为腰椎间盘突出属"腰腿痛，痹症"范畴。

运动医学专家指出，四肢爬行的动物比直立行走的动物血液更流畅，而且很少患腰椎疾病。椎间盘突出基本痊愈后可以进行简单的爬行锻炼，来帮助松解粘连的组织，促进局部血液循环，有利于更好的康复。另外，还可经常锻炼脊柱两侧的肌肉韧带，预防椎间盘突出的复发。

魏敏的妈妈患腰椎间盘突出1年多了，开始只能遵医嘱，老老实实在床上休养。到病情稳定后开始尝试爬行法，坚持了2个月，觉得腰部轻松了很多，腿也不像原来那样疼了。

具体运动方法是：双手、双膝着地着床，头部自然上抬，腰部自然下垂，爬行长度为20米左右。爬完之后为了增加效果，可以适当做几个俯卧撑，然后仰卧位双膝屈曲，手抱膝使其尽量靠近胸部，然后放下，一上一下为一个动作，连续作20~30个。做完再取仰卧位，双膝屈曲，以足跟、双肘、头部当支点，抬起骨盆，尽量把腹部与膝关节抬平，然后缓慢放下，一起一落为一个动作，连续20~30个。

这套动作简便易行，每天只需抽出10分钟时间，每晚睡前一次，连续2个月。注意一定要在病情基本痊愈后，处在恢复期才能练习此方法。此病应在年轻时即加以预防，以免到中老年时受病痛折磨，具体有：

1. 寒冷潮湿的季节应注意保暖。

2. 定期进行健康检查。发生腰椎退变、出现腰背痛时要及时治疗。

3. 改善姿势，劳逸结合。注意平时的站姿、坐姿、劳动的姿势以及睡姿的合理性，纠正不良姿势和习惯。需要长时间弯腰或伏案工作的人，可以通过不断调整坐椅和桌面的高度来改变坐姿，活动一下身躯、上肢和头颈部等。坚持工间操，使疲劳的肌肉得以恢复。

4. 加强脊柱锻炼。运动对骨骼肌肉系统有良好的作用，能改善骨、关节、韧带功能。

# 颈椎病

## 电吹风温熨法，吹走颈椎病

颈椎病一旦找上你，就可能会引起头痛、眩晕、耳鸣、视物模糊、记忆力差、反应迟钝等症状，让人浑身难受。患颈椎病的人90%以上有更年期综合征、自主神经功能紊乱的各种附加症状。

颈椎病属中医"痹症"范畴，电吹风为理发、美容的必备工具，似乎二者毫无瓜葛，但采用电吹风发出的热量，取代中医外治的"温熨"疗法，用于治疗颈椎病疗效甚佳。

小陈是某大学大四学生，最近经常感觉自己脖子僵硬，而且稍微动一下就感觉疼痛，到医院检查才发现是颈椎肌肉劳损！怎么年纪轻轻就得了这个病呢？

虽然颈椎肌肉劳损还不是真正意义的颈椎病，但冰冻三尺非一日之寒，若颈椎肌肉一次不注意出现炎症水肿，尚未待其恢复又再次损伤发生炎症渗出，长此以往肌肉粘连变硬甚至骨质增生，颈椎病就发生了。因此，颈椎病需要我们早期有效地去养护，防止其恶化。

用电吹风温熨法治颈椎病，方法十分简便，患者可自诊自治。

自己以正坐位姿势，用左手先在颈部扪及压痛点，随后将右手握着的吹风机接通电源，将热风对着压痛点频频温熨，并使颈部做左右旋转。前后俯仰动作，再用左手指轻轻按摩压痛点。如熨时局部有灼热感，则可能是因为电压偏高，或熨时过长，或吹风机距皮肤太近。为防皮肤灼伤，可关上开关，暂停操作，待灼热感消失后，续用前法，感到热风作用于皮肤的温度适宜，持续一刻钟左右即可。除炎热天气外，每天早、晚按上法分别操作一次。

脊椎病的罪魁祸首是肌肉损伤，因此防治颈椎病最根本的要求是要纠正长期的不良姿势，定时工作。工作的视角要正确，电视、电脑中点与眼睛的高度以15°以内为宜。椅子的高度要适中，保持膝盖与臀部同高，脚板能平踩地面（必要时脚下可加垫）。开车的司机应保持膝盖与腰部同高，坐直，两手同握方向盘开车，切莫让脖子和身体长时间前俯。"定时换一个姿势很重要"，隔20~30分钟稍微换一个姿势。坐的时间长了，应该稍微休息一下，喝杯水，走一走。同时，良好的睡眠对颈背大有助益，要保持正确的睡姿。无论平躺、侧卧，枕头都必不可少。

此外，还要注意要保持舒适的温度，空调温度不要过低，同时避免空调风直对着人体。

## 小枕头睡一宿，颈椎病好很多

高天，今年58岁，10多年前就患了颈椎病，整天头晕，两手及肩都发麻，严重时晚上整夜不能睡觉，身体向左卧左侧手臂发麻，向右睡右侧手臂发麻，仰脸睡两侧均麻。早上起来，双手不能握拳。高天到医院去检查，拍了颈部X片，诊断为颈部骨质增生，颈椎弯曲消失，医生让高天做牵引治疗。那时每天工作很忙，哪有时间天天去医院做牵引！一次偶然的机会，高天在一份医学报刊上看到一篇关于用小枕头防治颈椎病的文章，抱着试试看的心理，照着做了一个小枕头，试用后效果真不错，不到1个月，高天的颈椎病就好了不少，再过1个月双手基本不麻了，现在基本痊愈了。据说颈椎病在老年朋友中发病不少，高天曾将此法介绍给好几位病友，疗效均不错。

其具体方法是：病人仰面朝天，在颈下部放置一个 20 厘米×40 厘米大小的圆筒状枕头，使头稍向下垂，颈部过伸，起到牵引作用。可用棉花或木棉做芯，亦可用稻糠壳或荞麦壳做芯。如同时患有高血压，可购买川芎、白芷、丹参、菊花等量（够一个枕芯量），用槌将药槌碎一些，然后装入枕中。用棉花做的枕芯一定要包紧，不宜太软。开始使用时可能会觉得不舒服，只要坚持每晚使用，逐渐就会适应了。在发病时，用此法可使症状减轻，以至消失，无症状时可预防发病。

# 风湿病

## 醋蛋液治好关节类风湿

类风湿性关节炎素有"不死的癌症"之说，两年致残率高达 50%，已经成为人们自由生活的重大杀手。类风湿性关节炎，是一种病因尚未明了的慢性全身性炎症性疾病，以慢性、对称性、多滑膜关节炎和关节外病变为主要临床表现，属于自身免疫炎性疾病。该病好发于手、腕、足等小关节，反复发作，呈对称分布。

徐熙因为关节类风湿，住院 3 个疗程不见好转，而且肩膀也开始痛，严重时手抬不起来，甚至到了生活不能自理的程度，起居、大小便都需要别人协助。后来尝试服用了新的西药，起到了暂时缓和病情的效果，但是在服药期间医生和有经验的人都说常服此药不好，一停药就出现剧痛。没有别的办法，只好按维持量每天服用 1 片，共服用了一年半。在服此药期间虽然止了痛、能活动，但全身不舒服，心情急躁，感觉有一种骨头和肉脱节似的难受。

2007 年徐熙开始服醋蛋液，服醋蛋液的第一天关节没痛，第二天也没痛，第三天还是没有痛，他高兴极了。以后坚持服用，结果不但关节不痛了，全身也特别轻松舒服。服用一段时间后，双手各关节前部由白变粉红、深红色，总感觉关节内像有小虫往外钻似的。后来，双手颜色正常了，各关节也不痛了；双手在早晨或劳累时有些发硬，但活动一下就好了；双肘及手活动也灵活了，一般的家务活也都能干了。

醋蛋液的具体做法如下：陈醋 100 毫升，放入带盖茶杯中，杯内再放一个新鲜鸡蛋，盖上盖密封 4 天后，将鸡蛋壳取出，把鸡蛋和醋搅匀，再盖上盖密封 3 天即可服用。每剂可用 7 天，每一剂药服到第 3 天可制下一剂。每次口服 5 毫升，每日 3 次。

平时在饮食方面的调理需要注意饭菜清淡、搭配合理，营养健康的饮食可以使类风湿关节炎患者保持较好的食欲和脾胃运力，从而增强抗病能力。

有些食物会明显加重病人症状，若能稍加注意便可避免不必要的痛苦与恶化，如高脂肪类、海产类、过酸、过咸、辛辣、生冷类等食物都很容易加重患者的病情，要少吃。

## 妙用茜草，关节活血又止痛

何超的工作是机械修理师，每天都会用到手指。有一天，右手的拇指和小指的关节部位开始疼痛，只要稍微动一下手指，关节便会作响，到医院看了 3 个月也不见好，公司里的同事建议何超试一试他家的一个家传秘方，就是用茜草粉混合一些面粉涂在患部。何超用后发现效果果然很好，大约 1 周后手关节就不痛了。

经此方治疗，何超腿不疼了，腰不凉了，肩也好了。以后又有几位多年的风湿病患者试用此方，都称其为灵丹妙药。为什么茜草会有这么好的治疗效果呢？

茜草是茜草科植物，药用部位是根及根茎，是很有名的活血化淤草药，其味苦，性寒，有凉血止血、通经活络、止咳祛痰的功效，可用于吐血，衄血，崩漏下血，外伤出血，经闭淤阻，关节痹痛，跌扑肿痛。另外跌打损伤、月经不调（周期不顺畅）及体质虚弱的人服用后效果也很好。

茜草根中含多种羟基蒽醌衍生物，如茜草素、异茜草素、羟基茜草素、伪羟基茜草素、茜草酸、茜草苷、大黄素甲醚等，以及具有升高白细胞作用的茜草萘酸苷等。茜草能治疗的筋骨痛，即因筋骨发炎或关节发炎所引的疼痛。

这个偏方的治疗过程是：将茜草捣碎成粉末，与适量面粉混合均匀，加酒调成糊状，涂抹于疼痛部位，每天换 1 次。或者取鲜茜草根 120 克，白酒 50 毫升。将茜草根洗净捣烂，浸入酒内 1 周，取酒温炖，空腹饮。第一天饮到八成醉，然后睡觉。覆被取汗，每天 1 次，服药后 7 天不能下水。

平时在饮食上，对过去曾明显诱发和加重自己病情的食物应该避免食用，其他食物都可以吃，要吃得丰富多彩，才能保证营养全面、合理。当然，不要过多吃肥腻食物、海产品及过酸、过咸的食品。

由于类风湿性关节炎是慢性的，病人处于长时间的慢性消耗中，因此，要注意改善病人的营养摄入，促进病人食欲。要注意选择高蛋白、高维生素和易消化的食物，还应注意菜的色香味，也可以增加餐饮量或次数，以供给足够的热能。

## 叉手操治关节炎，治疗保健两不误

自我保健按摩是一种简便易行、安全性高的能起到缓解风湿性关节炎症状及促进康复作用的好办法。

王和一55岁时，小指关节突然肿痛，经治疗无效，结果关节僵直、扭曲。两年后，王和一已有四个手指活动不灵，到医院就诊，医生说可能是类风湿，但检查是阴性，否认了此病。因王和一患有牛皮癣，医生又判断是牛皮癣型关节炎，这等于给王和一的手判了死刑。从此，他每次一摸冷水就犯病。

后来王和一听一位老同事讲，经常叉手对治疗关节炎有好处，从此王和一便每天做叉手操。

具体的操作方法是：十个手指自然张开，用力交叉插入手指缝中，共做32遍。再一个一个手指相交叉，即先将左手心向下，右手掌与左手成垂直状，手心向内，然后右手拇指与左手拇指相叉，做32遍，食指、中指、无名指、小指再做同样的动作。五个手指各做32遍。接着换手，右手在上，手心朝下，左手手心朝内，做同样动作，每天做一次此操。

坚持1个月后，王和一的关节痛明显好转，3个月后用冷水洗手也不犯病了。想不到，简单易行的叉手疗法治好了王和一的手关节炎。

在进行这一保健按摩时，应注意以下问题：

1. 局部存在急性静脉炎、淋巴管炎及各种皮肤病（如皮炎、湿疹、痤疮、局部化脓及感染等）时，禁用自我保健按摩。

2. 在过饥、过饱的情况下，不宜使用本法。

3. 自我按摩时必须在身心安静、肌肉与关节松弛的状态中进行。

4. 自我按摩时最好选用手及腕、肘关节无病变的上肢。如果双上肢均有病变，自我按摩时一定要注意病变关节的活动幅度及活动量，不可过大，以防加重损伤。

5. 自我按摩可与物理疗法和练功体操相结合，其效果更佳，一般先行理疗，再进行自我按摩，最后做练功体操。适当的娱乐活动对缓解关节痛有实际的助益作用。

娱乐一般包括文娱、文艺、体育三方面的内容。唱歌、跳舞、下棋、打牌、听音乐、看戏、看电影、看电视等属于文娱活动；写诗、绘画、咏诗、读书、看报等属于文艺活动；体操、太极拳、太极剑、气功、各种球类运动、田径运动、游戏、骑马、骑自行车、参观、旅游、打猎等属于体育活动。

适度的娱乐活动，可以开阔患者的视野，转移患者的注意力以减轻疾病带来的心理压力；有助于患者树立正确的人生观，恢复良好的心理状态，增强战胜疾病的信心；有助于增进人际关系，建立与社会环境之间的正常关系，克服逃避环境、孤僻、衰退、离群独处等病状，减少生活的单调和苦闷，提高病人的兴趣和热情，陶冶情操；有助于恢复健康的心理状态，从而促进疾病的康复。此外，适度运动可以改善血液循环及代谢，增强体质与毅力，利于改善和恢复关节的运动功能，预防关节骨质疏松与强直、挛缩和肌肉萎缩。

# 肩周炎

## 懒人肩周炎，想好就学健身操

肩周炎是以肩关节疼痛和活动不便为主要症状的常见病症，本病的好发年龄在 50 岁左右，女性发病率略高于男性，多见于体力劳动者。如得不到有效的治疗，有可能严重影响肩关节的功能活动。

2004 年，李霞患了肩周炎和颈椎骨质增生病，脖子疼得不能转动，双臂不能抬，经常头晕。李霞多次服用中西药及理疗和按摩治疗，但效果不佳。后来跟一位朋友学会了一套转体摆臂往后瞧健身操，经过半年的锻炼，肩关节疼痛明显减轻，头晕也见轻了。后来她又坚持锻炼半年，肩关节疼痛消失了，脖子也不痛了，头晕也好了，现在她仍坚持练这种操。

转体摆臂往后瞧健身操的动作要领：

第一组：两脚左右开立与肩同宽。第一拍右臂向左上方摆，同时上体向左转体，左臂向右后下方摆，两眼往后瞧。第二拍，左臂经体前向右上方摆，同时上体向右转体，右臂经体后向左后下方摆，两眼往后瞧。这样连续向左右转体摆臂往后瞧做24拍为第一组。

第二组：第一拍，上体向左转体时，右臂向左上方摆拳击左肩，同时左臂向右后上方摆拳击右后背，两眼往后瞧。第二拍，上体向右转体时，左臂经体后向右上方摆拳击右肩，同时右臂经体后向左后上方摆拳击左后背，两眼往后瞧。这样连续向左右转体摆臂拳击（肩和背），两眼往后瞧做24拍为第二组。

第三组动作同第一组，第四组动作同第二组。每组做完后应休息1分钟再练下一组。体质好的人可多做几组。

本病时间拖得越长，痛苦越大，功能恢复不全，有20%至30%的肩周炎者会同时患有颈椎病。因此平时注意肩部保暖，以防受风寒湿邪；坚持体育锻炼，如打太极拳、做操等均能有效防止肩部慢性劳损。

## 悬挂疗法，地心引力妙治肩周炎

得过肩周炎或者家里有肩周炎患者的人都知道，此病早期肩关节呈阵发性疼痛，常因天气变化及劳累而诱发，以后逐渐发展为持续性疼痛，并逐渐加重，昼轻夜重，肩关节向各个方向的主动和被动活动均受限。肩部受到牵拉时，可引起剧烈疼痛。肩关节可有广泛压痛，十分难受。但是，患者也不用过于着急，因为肩周炎并不是什么大病，治疗方也很多，下面为大家推荐的悬挂法就是其中较为有效的一个治疗偏方。

周耀华是一个肩周炎患者。右肩周疼痛2个月，无明显诱因发生右肩疼痛并逐渐加重，活动极度受限，右手不能梳头，不能上举、后旋、外展，如一不小心碰一下则剧痛难忍，尤其是夜间剧痛影响睡眠。在当地医院治疗无效而放弃治疗，导致病情加剧。

一连三四年，每到秋凉以后，她都得在右肩上套个棉套袖，以防风寒侵入加剧疼痛，这样夜里稍感好受一点，而第二天起来照常疼痛。

后来听说做功能性的体育锻炼能治肩周炎，她就跟别人学了鹤翔庄气功，轻轻地活动双肩，练了一段时间，疼痛逐渐减轻，右手能抬高了但未痊愈。没过多久，她又在一本《新体育》杂志上看到一种能治肩痛、腰痛的悬挂疗法，就试着照上面说的方法练起来，效果还不错。方法如下：

找一根较粗的毛竹杠子，架在一人多高的地方，双手攀住杠子，使身体悬空，脚尖略能碰到地面。这样，由于地心引力作用，全身重量大部分由两臂承担，肩部感到得力。起初一次只能悬挂两分钟，后来能延长到四五分钟。每天早、晚各练一次，每次悬吊三回。就这样练到年底，她的右肩一点也不疼了，能和左臂一样向上和向后伸得很高。

## 连吃樱桃，消炎胜过阿司匹林

丛磊是某高中的毕业生，高考结束当日，他和许多考生一样选择了彻底放松一下。下午和朋友聚餐之后，回到家里就上网打游戏，由于复习的那段日子着实辛苦，父母也就由着他放松，但是没有想到丛磊竟然通宵玩起了游戏。然而，当他打完游戏想回床上睡觉时，忽然发现自己的右肩活动起来比较困难，还有阵发性的疼痛，连洗脸抬手都疼。在母亲的催促下，他来到医院骨科就诊，检查结果为肩周炎。

后来经邻居推荐，他开始把樱桃当零食，每天吃上 30 粒，没想到，肩周炎竟然在半个月后痊愈了。

为什么樱桃有如此功效？

樱桃为蔷薇科植物，全身皆可入药，鲜果具有发汗益气、祛风的功效，适用于四肢麻和风湿性腰腿痛的食疗。美国密西根大学研究发现，樱桃中的花青素，能降低发炎的概率，吃 20 粒樱桃比吃阿司匹林更安全有效。一般痛风或关节炎病人，食用樱桃几天之内就能消肿、减轻疼痛。长期面对电脑工作的人常常会有头痛、肌肉酸痛等毛病，多吃些樱桃可以缓解或消除这些症状。

樱桃中含有丰富的铁、花青素、花色素及维生素 E 等，均是很有效的抗氧化剂，可以促进血液循环，有助尿酸的排泄，能缓解因痛风、关节炎所引起的不适。特别是樱桃中的花青素，对消除肌肉酸痛和炎症十分有效。

樱桃虽好，但也要注意不能多吃，因为其中除了含铁多之外，还含有一定量的氰苷，若食用过多会引起铁中毒或氰化物中毒。一旦吃多了樱桃发生不适，可用甘蔗汁清热解毒。同时，樱桃性温热，热性病及虚热咳嗽患者要忌食。

除了这个吃樱桃的小偏方外，想要肩周炎尽快好起来还要注意预防：

1. 加强体育锻炼是预防和治疗肩周炎的有效方法，但贵在坚持。如果不坚持锻炼，不坚持做康复治疗，则肩关节的功能难以恢复正常。

2. 营养不良可导致体质虚弱，而体质虚弱又常导致肩周炎。如果营养补充得比较充分，加上适当锻炼，肩周炎常可不药而愈。

3. 受凉常是肩周炎的诱发因素，因此，为了预防肩周炎，中老年人应重视保暖防寒，勿使肩部受凉。一旦着凉要及时治疗，切忌拖延不治。

4. 加强肩关节肌肉的锻炼可以预防和延缓肩周炎的发生和发展。据调查，肩关节肌肉发达，力量大的人群中，肩周炎发作的概率下降了很多，所以，肩关节周围韧带，肌肉的锻炼强大，对于肩周炎的治疗恢复有着重要的意义。

## 药粥偏方赶走肩周炎

肩周炎，俗称凝肩，又称漏肩风、五十肩、冻结肩，全称肩关节周围炎，是肩周肌、肌腱、滑囊及关节囊的慢性损伤性炎症，主要的病因是增生、粗糙及关节内、外粘连，从而导致肩关节疼痛和活动不便。本病的高发年龄在 50 岁左右，女性发病率略高于男性，多见于体力劳动者。其典型症状为肩部疼痛和关节活动受限，严重影响中老年人的日常生活。肩周炎除了药物治疗、运动疗法外，也可用药膳食疗法予以改善。

下面为大家推荐两款药粥偏方——川乌粥和白芍桃仁粥。

1. 川乌粥

材料：生川乌头约 5 克，粳米 50 克，姜汁约 10 滴，蜂蜜适量。

做法：把川乌头捣碎，研为极细粉末。先煮粳米，粥快成时加入川乌末，改用小火慢煎，待熟后加入姜汁及蜂蜜，搅匀，稍煮即可。

功效：坚持服用此粥 3~6 个月，会对关节痛、肩周炎有良好效果。

2. 白芍桃仁粥

材料：白芍 20 克，桃仁 15 克，粳米 60 克。

做法：将白芍水煎取液，约 500 毫升；再把桃仁去皮尖，捣烂如泥，加水研汁，去渣；用二味汁液同粳米煮为稀粥，即可食用。

功效：此方具有养血化淤、通络止痛之效。适用于肩周炎晚期淤血阻络的患者。

此外，在饮食上，预防和治疗肩周炎都要多吃具有理气、活血、通络作用的食品和强壮筋骨的食物。

具体说来，肩周炎患者的饮食宜温，不宜生冷。可少量饮低度酒或黄酒。比如选择玉米、粳米等为主食，副食则可选择山楂、丝瓜、油菜、西瓜子、芝麻、羊肉、猪腰、韭菜、虾、核桃、黑芝麻、木瓜、当归等可调理气血、舒筋活络的食物，但要注意少吃生冷寒凉食物。

# 骨质疏松

## 鲜为人知的草药方，治好骨质疏松

骨质疏松症就是指骨骼中的骨质流失，令骨结构变得稀疏，致使骨的脆性增加及容易骨折的全身性骨骼疾病。它的严重后果在于一些不经意的活动或创伤都可能引起骨折，给患者造成极大的痛苦。

为此，我们为大家推荐一个中草药传统偏方，可以有效防治骨质疏松症。

组成：淫羊藿10克，鹿角胶10克，肉桂10克，生地10克，山萸肉10克，茯苓10克，巴戟天10克，骨碎补10克，三棱10克，水蛭10克。

用法：先泡发后煎煮，一次煎煮过后，二次煎煮，两次煎煮的药混合在一处饮用。每次煎煮的总时长不超过50分钟。将成药先后分为三等份，饭后服用最好。每次服用1份即可。

功效：本方具有补肾健脾、活血化淤作用，常用于治疗老年性骨质疏松症。

一般认为本病的发生与先天的遗传和后天的环境因素有关，而营养失衡、不良嗜好和缺乏体育锻炼是诱发此病的重要可控环境因素。

积极预防骨质疏松症应从三个方面着手：

1. 平时要多晒太阳，多做户外活动，注意体育锻炼，通过饮食补充必需的钙。

2. 要养成良好的生活习惯。不抽烟，少喝酒，不喝浓茶，不食用过多的高蛋白食品。

3. 要加强对骨质疏松高危人群的监测。遗传因素者、过于消瘦者、行子宫卵巢切除术者、绝经年龄过早者、嗜好烟酒者、患有内分泌疾病以及长期服用皮质激素者等，都属高危人群，要定期监测骨密度。

## 热水泡脚，从根上防治骨质增生

骨质增生是中老年的常见病和多发病，40岁以上的中老年人发病率为50%，60岁以上为100%，也就是说，每个人进入老年阶段都将罹患此病。

而且，近年来骨质增生发病趋向年轻化，30 岁左右的青年患有骨质增生的已为数不少。

严格说来，骨质增生不是一种病，而是一种生理现象，属中医的"痹证"范畴，亦称"骨痹"，是人体自身代偿、再生、修复和重建的正常功能，属于保护性的生理反应。单纯有骨质增生而临床上无相应症状和体征者，不能诊断为骨质增生症。只有在骨质增生的同时，又有相应的临床症状和体征，且两者之间存在必然的因果关系，才可诊断为骨质增生症。

中医认为"肾主藏精，主骨生髓"，若肾经精气充足则身体强健，骨骼外形和内部结构正常，而且不怕累，还可防止小磕小碰的外伤。而"肝主藏血，主筋束骨利关节"，肝经气血充足则筋脉强劲有力，休息松弛时可保护所有骨骼，充实滋养骨髓；运动时可约束所有骨骼，避免关节过度活动屈伸，防止关节错位、脱位。如果肾经精气亏虚，肝经气血不足，就会造成骨髓发育不良甚至异常，更厉害的会导致筋脉韧性差、肌肉不能丰满健硕。没有了营养源泉，既无力保护骨质、充养骨髓，又不能约束诸骨，防止脱位，久之，关节在反复的活动过程中，便会渐渐老化，并受到损害而过早、过快地出现增生病变，所以防治骨质增生就要常敲肝肾两经。

骨质增生是肾经所主的范围，肾经起点在足底。中医认为热则行，冷则凝，温通经络，气血畅通，通则愈也。敲肾经及热水泡脚就可以产生温通经络、行气活血、祛湿散寒的功效，从而达到补虚泻实、促进阴阳平衡的作用。所以敲肾经及热水泡脚是预防和辅助治疗骨质增生的好方法。

另外，除了常敲经络，平时还要注意避免长期剧烈运动。因为，外伤是造成人体组织增生的重要因素。人体有了外伤，其外伤部位的软骨组织同样会受到伤害，并有可能导致软骨组织的病变或坏死，致使骨端裸露而增生。走路是预防骨质增生症的主要举措，走路可以加强关节腔内压力，有利于关节液向软骨部位的渗透，以减轻、延缓关节软骨组织的退行性病变，以达到预防骨质增生症的目的。但应避免做以两条腿为主的下蹲运动，对于老年人膝关节来说，摩擦力太大，易于使骨刺形成，骨刺刺激关节囊，很容易引起关节肿胀。

还要注重日常饮食，平衡人体营养的需要。专家认为，阴阳平衡、气血通畅是人体进行正常生理性新陈代谢的基础。人体正气虚弱，经络不畅，势必导致气血凝涩而成病变。

此外还要预防寒凉，《黄帝内经·痹论篇》说："风寒湿杂至，而为痹也……以冬遇此病为痹也。"所以，保暖对预防骨质增生也是非常重要的。

# 第五章

## 男科老偏方，
## 还男人自尊

# 阳　痿

## 韭菜炒鲜虾，让男人更阳刚

在性功能障碍中，阳痿是最常见的男子性功能障碍。它是指阴茎不能勃起，或硬度不足，无法插入阴道进行性交。因为阳痿的主要表现为阴茎痿软，所以中医又称其为阳痿。阳痿分为功能性和器质性两大类，临床上绝大多数为功能性病变，属于器质性病变者极少。

中医认为，青壮年发生阳痿多是因为本身相火偏旺，又经常纵欲或者严重手淫所致。有的男人因为偶尔一次的阳痿，在心理上留下了阴影，本来身体可以完成的事，却因为过度紧张而屡次失败。这种情况下除了药物治疗外，还要采取适当的心理疗法，一般都能获得不错的恢复。

下面为大家推荐一款食疗方，以供参考选用。

取鲜虾 250 克，鲜嫩韭菜 1000 克，醋适量，植物油、黄酒、酱油、生姜丝各少许。虾洗净取仁，韭菜洗净切段；先用热油锅煸炒虾仁后，然后放醋等其余调味品，稍烹即可。将韭菜煸炒至嫩熟的程度，烩入虾仁即成。每日 1 剂，连服 3 个月。

同时注意性生活要适可而止，如果过度追求床笫的乐趣，反倒会引起阳具不举。那么，男人的性生活应该坚持怎样的频率呢？一般认为，20~30 岁的人，性活动处于旺盛时期，每周可 3 次左右；31~40 岁的人，每周不超过 2 次；41~50 岁的人每月 4~6 次；51~60 岁的人，每月可 2~3 次左右；60 岁以后，进入老年期，每月也应起码保持 1 次以上。这是从总体而言，各人可视具体情况适当加减。

## 精神性阳痿从祛除焦躁开始

现代生活中的人们，每天都会面临很多的压力性问题，压力一大，脾气暴躁的人就容易变得更加焦虑、愤怒，性格内向的人则会变得更加郁郁寡欢。我们身体上的很多不适都可以归为心理问题，有些疾病看似与情绪无关，但是在调治的过程中，如果只关注药物治疗而不从心病入手，疾病可能就会久治不愈。心理性阳痿就是典型的例子。

有这么一对年轻夫妻，小伙子才 27 岁，但结婚后的数月一直无法在夫妻生活中勃起。经过医院的检查也没发现什么问题，他体质不错，饮食和睡眠也很好。按理说，年纪轻轻正是身强力壮之时，他怎么就不行了呢？原来，这个小伙子看着人高马大的，但是很容易精神紧张。新婚之夜本来就很让人激动，而他的妻子对性生活表现得又过于紧张，小伙子唯恐性生活不行，心理压力很大。没想到心理负担过重，当夜他真的不行了，以后的几个月也无法同房。

俩人因为这事没少生气，可生气归生气，得了病就得赶紧治啊。听别人介绍，就在他们住的小区有一家针灸大师开的门诊，治病效果不错。这对年轻的夫妻心想在医院没治好的病，去看看老中医也是个办法，到了下午了俩人就一起去了门诊。坐诊的是一位姓贺的老中医。在聊天中，大夫知道俩人新婚之夜便没能"洞房"成功，确定小伙子是因为心理太紧张所致。便让妻子回家后，为丈夫按摩肩外俞、手三里两个穴位。小伙子走出诊室时，大夫悄悄地告诉他的妻子，小伙子的阳痿，很大程度上是因为新婚紧张和抑郁造成的，所以此后不得与丈夫生气，而应处处宽慰，以女人的温柔和微笑化解丈夫的心结。若能坚持，一周后定好。

妻子认真听了老中医的话，回家后果然细心照顾丈夫，每天为丈夫按摩、谈心，也不乏说些甜蜜情话。一周后，果然顺利完成了性生活。

像小伙子这样的精神性阳痿，在青壮年中比较普遍，通常城市人比农村人的患病比率高，三四十岁的人又高于 20 几岁的青年。这是因为这两种类型的男人，因为生活中的各种压力之下，更容易造成气郁、气滞，于是在进行性生活过程中，血液无法聚集起来，造成阳痿。与此同时，男人会因阳痿而更加产生失败感，反过来更加抑郁，成为一个恶性循环。上例中的大夫所介绍的按摩方法，主要作用也是去除人的紧张、焦躁感，使身体的气血畅通无阻，精神都舒畅。

肩外俞和手三里的按摩，采用指压的方式就可以奏效。指压肩外俞对体内血液流畅、肩膀僵硬、耳鸣非常有效。指压要领是保持深吸气状态，用手刀劈。在劈的同时，由口、鼻吐气，如此重复 20 次。指压手三里穴除对精神镇定有效之外，对齿痛、喉肿也很有效。具体方法同前，重复 10 次。另外，指压上述两穴时，最好先将手搓热，以便收到更好的效果。

在身体恢复后，男人一定要记得保持乐观的生活态度，多交好友，避免因情绪因素导致的疾病。平时也要重视心理、情绪因素的作用。

# 5 种食疗方防治阳痿

阳痿是指性交时阴茎不能有效地勃起致性交不能满足。中医学则认为：阴茎不能勃起、勃起不坚或坚而不持久（含已进入阴道内旋即疲软），以致不能性交者，称为阳痿。

阳痿是很常见的男性病。从病理上来说，阳痿一方面是因为肝血虚，另一方面是阳气不足，膀胱经气不足导致的。现在很多人都长期吃六味地黄丸，这是纯阴的药，如果是用来治疗阳痿，不一定管用。如果从食物的角度出发，平时多吃些温阳补肾、益精壮阳的食物，则会收到很好的效果。

据《本草纲目》记载，如果是由于湿热引起的阳痿，则可用丝瓜汁调五倍子末敷于阴部，加柴胡、黄连水煎服。如果是由于虚弱造成的阳痿，则可用鲤鱼胆加雄鸡肝制成丸服，或者用虾米加蛤蚧、茴香及盐煮食。

此外，李时珍认为阳痿者应该多吃一些补肾壮阳的食物，而不宜吃油腻的食物。那么，哪些食物符合这个标准呢？常见的有狗肉、羊肉、驴肉、猪腰、甲鱼、鹌鹑、大枣、芝麻、花生等。此外，虾、海参、泥鳅、黄瓜、豆腐等食物都有利于防治男子性功能早衰。

那么，怎样用食疗来对付阳痿呢？

1. 甲鱼炖鸡

材料：甲鱼1只，母鸡1只，料酒、葱段、姜片、盐、清水各适量。

制法：甲鱼活杀，去内脏，洗净，切成小块。母鸡去毛及内脏，洗净，切块。甲鱼块、鸡块同置锅中，加清水500克，加料酒、葱段、姜片、盐，隔水清炖约1小时至熟即可。

功效：滋阴降火。

适应证：阳痿，属阴虚火旺，伴五心烦热、小便短赤、大便干结、耳鸣腰酸者。

2. 莲子桂圆饮

材料：莲子、桂圆各30克。

制法：莲子、桂圆分别洗净，置锅中，加清水，大火煮沸约3分钟，改小火煨约30分钟即可。

功效：益肾宁神。

适应证：阳痿。

3. 麻雀方

材料：麻雀 3~5 只。

制法：将麻雀去内脏，洗净，加水煮食，或煮食麻雀蛋 10 只。每日 1 剂。

功效：壮阳益精。

适应证：肾阳不足型阳痿。

4. 枸杞山药茶

材料：枸杞子 30 克，生山药 200 克。

制法：将枸杞子、生山药加水煎汤，代茶饮用。每日 1 剂。

功效：滋补肾阴，益气补脾。

适应证：阳痿。

5. 虾酒

材料：鲜活河虾 60 克，黄酒半杯。

制法：将河虾洗净，以滚热黄酒烫死，吃虾、喝酒。每日 1 剂。

功效：补肾壮阳。

适应证：肾阳不足型阳痿。

# 早　泄

## 韭菜子，让你不再轻易缴"泄"投降

韭菜子被医学家认为补肾壮阳中的小人参。韭菜子，即我们日常食用的韭菜种子。据《本草纲目》记载，韭菜子的功效为补肝肾、暖腰膝、助阳、固精，主要用于阳痿、早泄、遗精、遗尿、小便频数、腰膝酸软、冷痛、白带过多等症的治疗。据现代医学分析，韭菜子具有如下保健功效：

1. 补肾温阳。韭菜子性温，味辛，具有补肾温阳作用，故可用于治疗阳痿、遗精、早泄等病症。

2. 益肝健胃。韭菜子含有挥发性精油及硫化物等特殊成分，散发出一种独特的辛香气味，有助于疏调肝气，增进食欲，增强消化功能。

3. 行气理血。韭菜子的辛辣气味有散淤活血、行气导滞作用，适用于跌打损伤、反胃、肠炎、吐血、胸痛等症。

4. 润肠通便。韭菜子含有大量维生素和粗纤维，能增进胃肠蠕动，治疗便秘，预防肠癌。

早泄的男人在服用韭菜子时，即可以单独服用，也可以研末蜜丸服，每次 5~10 克为宜。但要注意，阴虚火旺者忌服。这里，再向大家介绍一种以韭菜子为主的药膳——韭菜粥。

材料：韭菜子 10 克，粳米 50 克，盐少许。

做法：将韭菜子用文火烧熟，与粳米、细盐少许，同放砂锅内加水 500 毫升，米开粥熟即可。

用法：每日温服 2 次。

功效：此方有补肾壮阳、固精止遗、健脾暖胃的功效。

不仅韭菜子能够补益肝肾，韭菜本身也具有同等的功效，因而被现代人称为蔬菜中的"伟哥"，肾虚阳痿的患者可以适当多吃。这里，我们为大家总结了几条韭菜的食用建议，以供参考。

首先，注意韭菜的食用时间，春天食用有益于肝。初春时节的韭菜品质最佳，晚秋的次之，夏季的最差，有"春食则香，夏食则臭"之说。另要注意，隔夜的熟韭菜不宜再吃。其次，如果早泄的男人兼有便秘，非常适宜多吃韭菜，因为韭菜含有大量的膳食纤维，能改善肠道，润肠通便。最后，韭菜用于食疗作用，可与虾仁配菜，能为早泄的男人补充优质蛋白质。

## 辛香酊外涂法，满足男人的持久梦

吕梁是一名年轻的销售员，主要负责向一些煤矿产业销售机械零件。他经常出差，短则半月，常则月余才能回一趟家。回家待不了两天又得急匆匆地出差。他与妻子的感情很好，不过俩人之间也有不太如意的事情。原来吕梁长时间见不到妻子，每次回家同房时精神紧张，导致早泄，以致夫妻俩结婚 3 年未能生育，吕梁自己十分苦恼。他跑遍了全国各地很多医院，病情未见好转，后来一次偶然的机会，经同事介绍得知一中医门诊处，就抱着试试看的心情来求诊。医生认为，吕梁经常出差在外，工作压力过大，烦心过度，经常出现体倦疲乏，力不从心的感觉，考虑属于中医理论中的心脾两虚的征兆，于是从健脾养心的角度开了方药。服药 2 个星期后，吕梁体倦疲乏似有好转，但就是射精过快的症状不见起色。于是医生推荐了辛香酊治疗法，同房时局部外用。结果吕梁用药后效果不错，经用辛香酊 5 次后，弃药而愈。1 年后，育有一子。

辛香酊治疗法的具体做法是：用细辛 20 克，丁香 20 克，乙醇 100 毫升，将两药浸泡于乙醇半月，去渣留液，同房前取少量药液局部涂抹龟头。这种方法具有固涩止精作用，帮助男人解开早泄难题。

## 锁阳，让男人在爱的路上多跑一会

张先生 40 多岁，奋斗了半生，终于也开了家自己的公司。平时生意忙，也仗着自己年轻，不怎么在意养生方面的事。不过，这段时间他常觉自己腰膝酸软，没什么力气，还出现了便秘，几天才一次大便。关键的是，往日在性生活中能坚持 20 多分钟，最近几次却只能坚持七八分钟，让他对自己的能力产生了严重怀疑。于是，他时常躲在书房里，在网络上搜索着养生保健方面的事情。

后经朋友推荐了一个食疗小偏方——锁阳粥。经过调理，张先生最直接的变化是便秘消失了，此后的一段时间身上的其他不适也逐渐缓解。

提到锁阳，首先要说的应该是它的外形，锁阳的外形非常类似男性的阳根，其名称也是因此得来。依照中国人以像补像的观点，锁阳补肾壮阳的功效应该是毫无疑问了。锁阳的食用方法很多，可泡酒、煲汤、炖肉、做菜、泡茶、入药等。做药粥也是较好的食用方式，怎么做呢？

材料：锁阳 10 克，精羊肉 100 克，大米 100 克。

做法：将羊肉洗净切细，先煎锁阳，去渣，后入羊肉与米同煮为粥，空腹食用。

功效：适用于平素体阳虚、腰膝酸软、肢冷畏寒、早泄、老年便秘等症，大便溏泻及早泄者慎用。

用锁阳泡酒的方法也很简单，只要将 30 克的锁阳洗净切片后，放入 500 克白酒内浸泡 7 日，每日摇一摇，即可饮用。

# 遗　精

## 睡前泡泡脚，遗精快点好

李大夫是一名医生，有一次他回乡探亲，很多乡亲都跑来找他看病。其中还有位他的小学同学，两人一见面很开心，人到中年总是喜欢回忆往事。两人还聊起了小时候上树掏鸟蛋的趣事，传来阵阵笑声。最初，李大夫还以为同学只是来看望自己，唠唠家常呢，后来临走之际，看其吞吞吐吐的样子，知道可能有什么事情要说。

果然不出他所料，同学告诉他，自己最近晚上休息不好，神经衰弱，并且在白天还会出现遗精现象。因为怕人笑话，所以一直也没去医院看。李大夫听了狠狠地批评了他一顿，现如今很多医院都开设有男科门诊，男人去看病又不是只看性病，居然会为了面子不顾健康，实在是不应该。看同学一直低着头没说话，李大夫仔细替他把了把脉，确认他的身体并无大碍，只是因为最近工作压力大所致的神经衰弱引起了遗精。他告诉同学每天晚上用水泡泡脚就能缓解遗精。

临睡前，取适量的水加热到50℃~60℃后倒入桶内或者较深的瓷盆内。然后开始泡脚，每次坚持20分钟左右，以身上出汗为宜。另外，在睡觉前要保持心情平静，不要看刺激性欲的小说或电影。这个办法对于因神经衰弱引起的遗精症效果较好，是李大夫的经验方。还有一个按摩的方法，效果也不错。先把自己的两手掌心互相摩擦至掌热。再将右手的掌心贴在脐下1寸半的部位（食指和中指合并后的宽度），旋转81次。之后，同样把手掌擦热，换左手心贴在脐下1寸半的部位，再旋转81次。做完这些，就可以睡觉了。

李大夫的同学得到偏方后，将信将疑地走了。这两种办法可以说一分钱也不花，真的能治病吗？在很多人眼里，越贵的药疗效越好，其实用药讲究辨证论治，再贵的药如果不是从病情本身出发，不但起不到应有的作用，反倒会让病情越来越重。但有的药一分钱也不用花，就因为对症，所以能较快地起到作用。第一次使用泡脚和按摩的方法后，李大夫的同学很快就入睡了，后来的几天里，遗精出现的频率明显变少。

在此提醒各位男性朋友，在出现遗精现象后，不要把生理现象视为疾病，以免增加精神负担。得病之后，应该尽快去医院检查，找出致病原因，及时治疗。遗精后不要受凉，更不要用冷水洗涤，以防寒邪乘虚而入。睡觉时宜采取屈膝侧卧位，被褥不要盖得太厚。

## 滑遗后，五倍子和茯苓显神功

男性在进入青春期后，从15岁左右起睾丸开始产生精子，睾丸的生精作用一旦开始，可以维持到老年。中年以后，生精能力虽然会减少，但是从不会间断。睾丸所生成的精子，首先会进入附睾和输精管等处暂时贮存起来。不过因为睾丸的生精作用是持续不断的，所以贮存精子的地方很快就会充满起来，于是就会出现精子过剩的情况。这时的外在表现就是呈周期性的遗精了。

下面介绍一款药剂，以供参考。

可以在中药店买30克的五倍子、60克的茯苓，可让药店帮忙研成细末。每天空腹服6克，用温水送服，早晨和晚上各服用一次就可以。

茯苓不仅有开泄之功，还有静心宁神之效，而五倍子可以固涩闭阖，且入肾经敛浮火，正可以应肾脏动静开阖之机、心肾交通之制。所以，能在短时间内收到不错的效果。值得注意的是，在服用此药时应忌辛辣之物。相火旺者，可加知母、黄檗，虚甚者，再酌加补品。

此外，如果发现自己遗精次数过多，一定要远离一些色情信息的诱惑，饮食清淡，不去跟自己的伙伴出去喝酒，吃辛辣肥甘之物。做到这些，再配合五倍子与茯苓的功效，遗精的现象慢慢就会得到缓解。

# 前列腺疾病

## 肚脐里装妙药，巧治前列腺炎

前列腺是男性特有的器官，也是男性最大的附属性腺，参与生殖代谢。然而，前列腺是个"多事"的地方，很多青壮年男性都有不同程度的前列腺炎。

前列腺疾病的产生原因，往往要从肾和膀胱上寻找原因。中医认为，本病多是因为湿热下注，影响到肾和膀胱的功能造成的。肾主水，而膀胱司气化，如果它们的功能失调，身体的水液代谢就会出现阻滞。当水液停留在人体的下部，比如尿道、阴茎部位，前列腺就会出现肥大；大家都知道，如果一个池子里的水没有流动性，时间一长就会出现各种细菌，变成腐水，人体也如此，所以前列腺"发炎"了；另外，水液的代谢出现了问题，泌尿系统的功能也会失调，所以男人才会出现多尿、尿不尽等症状。

王先生从去年开始发现自己多了尿频的症状，每次小便完了都不能立即离开厕所，总觉得还有余尿，可就是尿不出来。在医院看病后，知道自己患的是前列腺炎，虽然吃过了药，还用了一些栓剂，但是治疗都未能去根。隔一段时间，尿频的症状就会死灰复燃，对治病，他都快失去信心了。王先生是一个喜欢看书、看报的人，一次偶然间在报纸上看到一个治前列腺炎的偏方，心想不妨试试，就照着坚持了一个月，以前尿频、尿不尽的症状几乎完全消失了。

其具体做法是：准备细辛和白胡椒适量，把它们都捣成末，并均匀分成 10 份。取其中的一份放入肚脐眼中，然后再用风湿止痛膏贴牢。为了避免药溢出来，他还特意扎了一条护腹的腰带。就这么连续用过了五六天，他夜里尿频的毛病开始减轻，又继续用了几天，小肚子也不疼了。

前列腺炎给男人带来了痛苦和烦恼，因此在治愈后更应注意防治。从饮食上来看，有四点注意事项：

第一，禁饮烈酒，少食辛辣肥甘之品，少饮咖啡，少食柑橘、橘汁等酸性强的食品，并少食白糖及精制面粉。第二，可以多吃种子类食物，比如南瓜子、葵花子等，每日食用，数量不拘。第三，平时可以用绿豆做成烂粥或者熬水喝，对于膀胱有热，排尿涩痛的人有辅助作用。第四，在喝水的时候，男人不能因为尿频而限制自己的饮水量，多饮水放到可以稀释尿液，防止引起泌尿系感染及形成膀胱结石。水应以凉开水为主，少饮浓茶。

从起居生活来看，应该排尿有节。养成及时排尿的习惯，因为憋尿可使尿液反流进入前列腺。不宜长时间的坐着或和骑自行车，以免前列腺血流不畅。另外，还要注意自己的情绪调节，多谈心，广交友，使心胸豁达，乐观向上。

## 尿液频频，求助中封和蠡沟

当你感觉自己很难憋住尿，一旦有尿意，就需要急急忙忙地找厕所。不过，到了厕所之后，没想到却要自己使劲儿才能排出小便，中间有时还会出现"断流"现象。除此之外，排尿频率也成倍增长，以前每天排尿五六次，现在几乎增加到了 20 次。最痛苦的是，每次排完小便尿道还有刺痛或者灼热感，而且就算尿完，也总有"意犹未尽"的感觉。

如果有以上症状，那么你的前列腺可能出现了问题。

金先生曾经也是一位"尿液频频"的受害者。两年前的一天，当他在小便的时候，突然出现了尿痛，还常常有种灼热的感觉。每次他跟朋友聊天或者与客户谈生意的时候，总是要往返厕所几次，但每次尿量极少，总觉得尚未排尽。这样频繁地进出厕所，让他觉得很难为情。后来去医院检查后，才知道自己患上了"慢性前列腺炎"。

从此以后，金先生就中药西药不离口了。最近这段时间，他感觉比以前还乏力，白天上班时明显感觉体力不足。夜尿频多，一晚上不得不睁着惺忪的眼睛，挣扎着起床去厕所。当他去找针灸师看病的时候，脸呈黄色，精神萎靡不振。针灸师通过切脉和后来的询问，判断出金先生是因为肝肾不足，气化运行不利，淤滞于内造成的。

治疗时，针灸师选用了中封和蠡沟两穴，采用的是毫针刺法，施用补法为金先生调补肝肾之气，每次留针 30~40 分钟，每周治疗 2~3 次。在第三次治疗后，就有了效果。15 次诊疗后，金先生的尿频明显好转，每天在七八次左右，白浊的尿液也逐渐变清。

大家可以去专门的中医院针灸科进行治疗，自己操作时最好用艾灸或者按摩的方式，虽然疗效不如针灸，但是更为安全。

中封和蠡沟都是足厥阴肝经上的穴位。中，正中也，封，封堵也，中封的意思是指肝经上的急性风在此势弱缓行，并且化为了凉性水汽。蠡，瓠瓢也，沟，沟渠也，蠡沟处流经的是三阴交穴分配而来的温湿水汽，这种水汽能够分别飘行于肝胆二经，所以蠡沟穴能够联络肝胆。肝主疏泄，主藏血，所以刺激中封和蠡沟穴，能够疏通气血，这样一来湿热下注的现象也会消失。

另外，《黄帝内经》中说过"经络所过，主治所及"，足厥阴肝经的循行路线是"阴段、入手中、过阴器、抵小腹"，围绕着男人的生殖部位。因此，当男人的"下水道"出现问题时，我们可以求助于中封、蠡沟两穴。

# 6 种食疗方防治前列腺炎

不少成年男性被前列腺炎所困扰，会出现尿频、尿急、尿痛、尿不尽、尿等待、血尿等症状。早期的前列腺炎会伴有少许白色液体滴出，腹部、会阴部或直肠内出现疼痛。中医认为，前列腺炎是肾虚、膀胱气化不利所致。在饮食上应选择具有补气益肾功效，营养丰富、清补的食物，例如荸荠、甘蔗、葡萄、杨梅、猕猴桃、绿豆、猪瘦肉、乌鸡等。对于煎炒油炸、辛辣燥热之物，如咖啡、可可、烈酒等应该不食或少食。

李时珍认为常吃荞麦对前列腺炎有好处。他在《本草纲目》中说："荞麦，降气宽肠，磨积滞，消热肿风热痛，除白浊白带，脾积泄泻。"因此，现代人常用荞麦鸡蛋清来治疗前列腺炎。具体做法如下所述。

材料：荞麦、鸡蛋清各适量。

制法：将荞麦炒焦，研为末，与鸡蛋清和丸如梧桐子大。每服 50 丸，盐汤下，每日 3 次。

功效：荞麦开胃宽肠，下气消积，鸡蛋清可清热止泻，补阴润燥，对前列腺炎十分有效。

此外，还有以下几个方子对前列腺炎具有疗效：

1. 车前绿豆高粱米粥

材料：车前子60克，橘皮15克，通草10克，绿豆50克，高粱米100克。

制法：绿豆、高粱米用清水浸泡4~5小时，车前子、橘皮、通草洗净，用纱布袋装好，煎汁去渣，加入泡好的绿豆和高粱米，煮粥食用。空腹喝，连服数日。

功效：利尿通淋。

适应证：老年人前列腺炎，小便淋痛。

2. 双根赤豆粥

材料：白茅根、芦根各50克，赤小豆30克，粳米100克。

制法：将白茅根、芦根加水煎取浓汁，兑入赤小豆、粳米粥内，再煮一二沸即成。每日1剂，2次分服。

功效：清热解毒，利尿消肿。

适应证：湿热型前列腺炎。

3. 参芪枸杞粥

材料：党参、黄芪各30克，枸杞子10克，粳米100克。

制法：将前3味加水煎取浓汁，兑入粳米粥内，再煮一二沸即成。每日1剂，2次分服。

功效：健脾补肾。

适应证：脾肾亏虚型前列腺炎，症见小便有余沥、量少而不畅，以及排尿乏力、神疲、纳呆、腰膝酸凉等。

4. 南瓜子方

材料：生南瓜子30克。

制法：将南瓜子去壳后嚼食。每日1剂。

功效：驱虫，消肿。

适应证：慢性前列腺炎。

5. 板栗炖乌鸡

材料：乌鸡1只，板栗100克，海马2只，盐、姜片各适量。

制法：乌鸡去毛及肠杂，洗净切块，与板栗、海马、姜片、盐同放碗内，隔水蒸熟。

功效：补益脾肾。

适应证：前列腺炎。

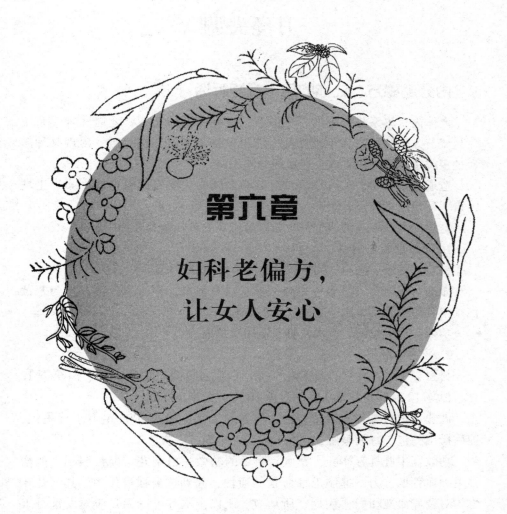

# 第六章

## 妇科老偏方，
## 让女人安心

# 月经失调

## 内分泌秘方，让你的月事规矩听话

人体内分泌系统分泌的各种激素只有在平衡状态下，才能和神经系统一起调节人体的代谢和生理功能，如果这种平衡状态被打破，出现某种激素过多或过少的现象，就会造成内分泌失调。

造成激素分泌平衡被打破、内分泌失调的主要原因有情绪因素、生理因素、环境因素和营养因素。

这里为大家推荐的两个食疗偏方是海藻薏苡仁粥和药物牛肝粥。

1. 海藻薏苡仁粥

材料：海藻、昆布、甜杏仁各9克，薏苡仁30克。

做法：将海藻、昆布、甜杏仁加水适量煎煮，弃渣取汁液，再与薏苡仁煮粥食用，每日1次，3周为1个疗程。

功效：活血化淤，消炎软坚，适用于痤疮。

2. 药物牛肝粥

材料：牛肝500克、白菊花9克、白僵蚕9克、白芍9克、白茯苓12克、茵陈12克、生甘草3克、丝瓜30克、大米100克。

做法：把六味装入纱布包内，与米同入锅，加水2000毫升煮成稠粥，煎后捞出药包，每天服用250毫升的汤，早晚各一次。

功效：牛肝具有补肝、养血、明目的功效；白菊花，经常服用，能增强毛细血管抵抗力、抑制毛细血管的通性，起到抗炎强身作用。其余几味也均对调养血液和妇科病症有所功效。所以，本方可以说是应对女性月事不调的有效方。

其实，女性月事不调多和内分泌失调有关，而影响女性内分泌失调的因素有很多，找到病因在对治，效果会更好。常见的几个原因如下：

首先，生理因素。人体的内分泌系统分泌各种激素调节着人的生理平衡，但这种调节功能会随着年龄的增长而逐渐减弱。年纪越大，对内分泌的控制力越小，内分泌失调表现得越明显；而年龄较小时，受到内分泌失调的困扰也就较少。但也有人的内分泌失调来自于遗传。

其次，情绪因素。每一天我们都会遇到很多事情，有快乐的，也有痛苦的；也要承受着各种压力，如果经常因某些事情心情忧虑、精神紧张，就会造成激素分泌的紊乱，出现内分泌失调现象。

再次，环境因素。空气中有很多废气，如汽车尾气、燃料燃烧的烟雾等。如果这些气体进入人体，经过一系列的化学反应，就会导致内分泌失调。环境因素导致的内分泌失调，在女性身上表现得比较明显。

最后，营养因素。人体只有在摄入正常所需营养的情况下，才能维持生理平衡，即使某一种营养物质不足或过剩，也都会引起内分泌失调。

## 治愈月经不调的三味妙方

对处于青春期或绝经期的女性朋友来说，无论是月经的周期、经血量还是颜色质地出现明显异常，都属于月经不调。之所以强调这两类人群是因为，处于这两个阶段的女性朋友身体更为敏感。可能出现卵巢功能失调、全身性疾病或其他内分泌腺体疾病的概率更高。

本来月经不调就可能给女性的身体健康带来严重的危害，如引发月经性关节炎、月经性皮疹、月经性牙痛、月经性哮喘、子宫内膜移位、宫颈炎等症。而处于此两类敏感时期的女性就更加容易受到以上病痛的侵害，所以不得不防。

在月经不调的诸多因素中，外感寒凉是其中的一个重要原因。随着空调的广泛使用，室内室外温差增大，很容易使人体调节出现问题。很多女性往往不能很好地注意身体的保暖，导致寒邪阻滞胞宫而出现痛经、闭经等问题。因此女性在经期要注意防寒避湿，避免淋雨、涉水、游泳、喝冷饮等，尤其要防止下半身受凉，注意保暖。夏天在空调房最好外穿一件小衫；天冷时也应及时加衣，防止受凉。

刘红薇是某中学学生，13岁月经初潮，最初周期不准，半年后月经提前，每次提前10多天，量多色红，有少量血块，后又出现月经经血量过多的症状，其舌尖微红，小腿时常抽筋。在服用部分调经药物疗效不好的情况下，选择了中草药调剂。按照方子服7剂后，月经周期恢复正常。坚持服药3个周期，4个月后未再复发。

这个偏方的具体使用方法是：准备黄芩9克，地骨皮9克，椿根白皮9克。将上述药品泡发之后用水煮沸，然后再调成小火煎煮20～30分钟，再次沸腾之后即可。按照此法重复一遍。将两次所得的药剂合为一剂，每次饭后使用，每次饮用一小碗即可。

实践证明，本方对月经提前 7 天以上，甚至 10 余日的女性尤为有效。

一般说来，青春期少女由于自身黄体功能的缺陷而导致经期提前，闭经期女性多因为内分泌紊乱而经期无规律。对于此两类情形，除了按照上述方法调治之外，还要注意平日生活中的保暖。不管是春夏秋冬哪个季节，都要保证腰腹部位不受凉，杜绝寒凉的入侵，减少发病的概率就是最好的预防方。

## 益母草调经法，你学会了吗

自月经初潮起，女性朋友们就应学习、了解一些卫生常识，对月经来潮这一生理现象有一个正确的认识，消除恐惧及紧张心理，这样可预防原发性痛经的产生。随着年龄的增长，女性朋友要注意经期及性生活卫生，防止经、产期间上行感染，积极预防和治疗可能引起经血潴留的疾病。这也是女性生活中，对于自身健康而言，最不应该忽视的环节。

王敏敏今年 19 岁，经前经期疼痛已 5 年，初潮后几乎每次都会痛经，月经错后的现象也时有发生。每次推后 5~7 天不等。经前期小腹胀痛，行经第一天疼痛有所加剧，第二日消失，经量中等偏少，色紫红或淡红，有小血块，疼痛时轻时重，每遇到劳累或受凉的情形疼痛加重，并伴有胸闷烦躁，恶心呕吐。经过医生的专业诊断，确定敏敏的这种情况为血虚气滞型的原发性痛经。这种痛经在治疗起来应当侧重调养，不能一味地服用止痛药剂，或者进行简单地外敷。这些都只是"障眼法"，对疾病本身没有一点好处。王敏敏也了解这一点，所以并没有靠止痛剂过日子，而是选择了经典的治疗偏方：益母草。

通过用益母草为主要原料的调经疗法治疗后，她的病情大有好转。经期也逐渐恢复了正常。

益母草对于女性健康而言有着多方面的保健作用，这一点已经受到验证和认可。这里使用的益母草偏方具体内容为：选取益母草 12 克，香附 9 克，川芎 6 克。先对药材进行基础的清洗工作，然后用清水煮沸，第一次水开了之后不要着急取出，等到第二次沸腾之后再熄火。按照这样的方法，重复做一次，两次获得的药剂即为治疗所用的药剂。将所得药剂平均分成 3 份，饭后半小时温热服用，每月服 10 剂左右就能看到明显疗效。本方具有活血化淤，调经止痛作用，专门对治月经不调。

方中益母草活血调经；香附、川芎活血化淤，行气止痛。三药合用则活血化淤，调经止痛，适用于月经后期，症见月经延后 7 天以上，或经行腹痛者。可见，此方具有很强的对治功效。

此外，有类似症状的女性还应注意以下几方面的保健：注意休息、减少疲劳，加强营养，增强体质；应尽量控制剧烈的情绪波动，避免强烈的精神刺激，保持心情愉快；平时要防止房劳过度，经期绝对禁止性生活。

经期要注意饮食调理，经前和经期忌食生冷寒凉之品，以免寒凝血淤而痛经加重月经量多者，不宜食用辛辣香燥之物，以免热迫血行，出血更甚。而且注意别滥用药，应根据痛经的原因，辨证施治。

## 玉竹人参鸡汤可调理经期

王敏从大学毕业刚开始工作就很忙，工作压力丝毫也没有减轻，所以月经常常不是很准时。结婚后，因为丈夫是名中医，了解情况后常用玉竹人参鸡汤给她调理，这才慢慢好转起来。

材料：鸡腿 1 只，玉竹 8 克，人参片 4 克，辅料有盐 1 小匙，料酒 1 大匙。

做法：先将鸡腿剁块，洗净；再将玉竹以清水冲净，和鸡块、人参片一起放进炖锅内，加调味料和 4 碗清水，并以保鲜膜覆盖住锅口。隔水蒸约 30 分钟后，待鸡肉熟透即可食用。

玉竹味甘，性平，药效缓和，不适宜用于急症，但常食便可知它的妙处，它不仅能除去面部黑斑，美容增白，而且有润心肺、补五劳七伤、降血糖的作用，能抗机体老化，延缓衰老。

同时，玉竹也是治疗中风发热、头痛腰痛的常用药。不过，胃有痰湿气滞孝不宜服用。

王敏因为有个懂中医的老公而从中获益，但是，不是每个女性都有这么好的运气。正所谓自己的健康自己负责，必须从行动上改变不良的生活习惯，减轻工作压力，从生活细节的方方面面照顾好自己，才能真正拥有健康的体魄，成为幸福女人。

## 食疗方防治月经不调

月经不调表现为月经周期或出血量的异常，或是月经前、经期时的腹痛及全身症状，为妇科常见病。中医一般将月经失调称为月经不调，又将月经不调归纳为月经先期、月经后期、月经过多或月经过少。

月经不调与肝郁、脾虚、气滞血淤等有关。肝郁引起的内分泌紊乱，脾虚造成的营养不良等都会引起月经不调。因此，对月经不调应该以调养为主。

李时珍认为乌骨鸡对妇科病的疗效十分理想。他在《本草纲目》中记载："乌骨鸡味甘、微温，治女人崩中带下，一切虚损诸病。"现代研究发现，乌骨鸡具有强壮机体、提高生理机能的作用，特别是对各种妇科疾病有疗效。常与枸杞子、当归配伍。能够调补肝肾，养血调经。适用于肾气不足，精血亏虚所致的月经后期、月经过少者。

材料：当归片 20 克，枸杞子 20 克，雌乌骨鸡 1 只。

制法：乌骨鸡宰后去毛皮及内脏，当归片及枸杞子洗净后放入鸡腹内，用炖盅盛好，加冷开水 1 碗，炖 3 小时即成，食盐调味。食鸡饮汤，每日 1 次服完。

《本草纲目》还记载了荸荠和白茅根适用于血热所致的月经先期、月经过多等症。荸荠味甘、性寒，能滋阴清热，凉血止血。《本草纲目》中记载："治妇女血崩不止。"白茅根味甘、性寒，能清热利尿，凉血止血。荸荠、茅根两味甘而不腻，性寒而不伤胃，利水而不伤阴。

有些女性在月经周期内，一天要换 5 次以上的卫生巾，而且每片都是湿透的，这就属于月经量过多，这类女性多半是气虚。月经量过多的女性一定要注意补气。

1. 山药薏仁茶

材料：淮山药、薏苡仁各 9 克。

制法：水煎代茶饮用。

功效：常饮山药薏仁茶可使中气足、精神好、脸色佳。

2. 香菇泥鳅粥

材料：泥鳅、大蒜、香菇、大米、葱各适量。

制法：将泥鳅、大蒜、香菇、大米、葱共熬成粥。

功效：香菇泥鳅粥对于气虚及胃肠功能差的人极具功效。

3. 玉珍鸡

材料：母鸡 1 只，桂圆、荔枝干、黑枣、莲子、枸杞各 30 克。

制法：将母鸡洗净，鸡肚内放入桂圆、荔枝干、黑枣、莲子、枸杞，加调味蒸食。

功效：补气养精。

月经量少的女士一般是血虚，也就是我们所说的贫血。血虚的女性，生下来的孩子也会体弱多病，因此女性平时一定要多吃菠菜，因为菠菜可以有效治疗缺铁性贫血。另外，猪血也是补血的好食品。

此外，月经不调还可以根据情况选择以下食疗方：

1. 芹菜益母煮鸡蛋

材料：芹菜250克，益母草50克，鸡蛋1只，调料适量。

制法：将芹菜、益母草洗净切碎，鸡蛋洗净，共置锅内，加水同煮，鸡蛋熟后去壳再入锅煮10分钟，调味。吃蛋喝汤。每日1剂。

功效：平肝祛风，养血调经。适用于女性月经先后不定期。

2. 月季花汤

材料：月季花15克，红糖100克，甜酒2匙。

制法：将月季花加水煎汤，去渣，调入红糖、甜酒服用。每日1剂。

功效：活血，养血，调经。适用于女性月经先后不定期。

# 外阴瘙痒

## 按压穴位，帮你去除难言之痒

外阴瘙痒症系指妇女外阴部或阴道内无原发性皮肤损害，而出现瘙痒，甚则痒痛难忍的疾病，属中医"阴痒""阴门瘙痒"等范畴，主要表现为阴部瘙痒，严重者波及会阴、肛门甚至大腿内侧，患者常伴有精神疲惫、憔悴、情绪急躁、高度神经质等症。外阴白斑所致者更是奇痒难忍，并伴有皮肤及黏膜变白、变粗或萎缩，较易引起癌变。

中医认为本病发生的病因病机，主要是肝、肾、脾功能失常，常见的如肝经湿热症。

这里我们为大家推荐一种按压疗法。它的最大特点是可以根据不同病症表现选取组穴。因为引发女性外阴瘙痒的原因不同，所以依据不同的类型采取不同的穴位疗法，对症下治，效果自然不错。

1. 肝经湿热

阴部瘙痒，胸闷不舒，口苦咽干，带下量多，色黄稠，烦躁失眠，小便黄赤。舌红苔黄腻，脉弦数。

此种类型瘙痒可以选取按压的经络是任脉、足太阴脾经、足厥阴肝经。选用穴位具体有中极、蠡沟、曲泉、曲骨、阴陵泉、行间、水道。

2. 肝肾阴虚

阴部干涩奇痒，灼热疼痛，或带下量少，色黄腥臭，伴头晕耳鸣目眩、腰酸、五心烦热、口干咽燥，舌红苔少，脉细无力。

此类型瘙痒可取任脉、足少阴肾经、足太阴脾经穴进行按压治疗。可选用穴位有中极、下髎、血海、阴陵泉、三阴交、太溪、冲门。奇痒者加神门、止痒穴。

对于饱受外阴瘙痒折磨的女性来说，除了运用经络疗法外，还要注意外阴部的清洁卫生，不用肥皂清洗外阴；尽量克制搔抓和摩擦患处；饮食忌辛辣；注意避免情绪的忧郁和紧张。

## 中药熏洗，讲究多效果好

外阴很痒，像有小虫子在爬来爬去。不少女性都曾有过被外阴瘙痒纠缠的经历，因为位置特殊而只能选择"忍"。事实上，忍不能解决任何问题。

外阴瘙痒是外阴各种不同病变所引起的一种症状，但也可发生于外阴完全正常者，当瘙痒加重时，患者多坐卧不安，以致影响生活和工作。为了解决女人瘙痒的尴尬问题，下面为女性朋友们介绍一则外阴瘙痒的治疗偏方，希望对您有所帮助。

方小童是某大学美术系的学生，平日里也会做兼职人体模特。最近因为外阴瘙痒的关系，她拒绝了继续做人体模特的邀请。为了尽早治好这个"小"病症，她也使用了不少办法，可是疗效都不太好。后来从研究中医的姥姥那里找到一个草药熏洗的治疗方，用过两次之后，症状消失。第三次用过之后，就痊愈了。

这个治疗外阴瘙痒的偏方是一个民间偏方，已经被很多人验证，确有奇效。

材料：蚤休、土茯苓、苦参各90克，黄柏、大黄各45克，龙胆草、萆薢各30克，枯矾15克。

用法：每日1剂，水煎后去渣取液，熏洗外阴。早、中、晚各洗一次，每次30分钟。连续使用5~10天，可显效或痊愈。

有的朋友可能会有这样的疑问：外阴瘙痒能用热水清洗吗？

肛门、阴唇、阴囊三处的瘙痒统称为外阴瘙痒。导致外阴瘙痒的病原很多，如蛲虫、滴虫、疥虫、真菌和细菌等。若病因明确，此病不难治愈。但是，目前更多的外阴瘙痒与这些微生物无关，而是因物理、化学等因素长期刺激形成的慢性皮炎或湿疹。

有些人误以为外阴是污浊之地，每晚都用肥皂、热水、盐水、清洁液或消毒水烫洗，还说烫洗之后很舒服。其实，外阴并不比口鼻更脏，过分清洁、消毒，反而会使外阴的菌群失调、局部发炎，使瘙痒更重，甚至引起肛周炎、膀胱炎、逆行性肾盂肾炎等。

对于外阴瘙痒，有的医生不但不劝患者停止烫洗，反而建议其烫洗后外涂含有"松"类激素的药物，结果是临时有效，停后更痒，越治越顽固，甚至多年不愈。

要想治愈顽固的外阴瘙痒，首先要停止各种烫洗措施，其次要停用一切含"松"类激素的药物。停药之初可能更痒，这时可用叠厚的冷毛巾湿敷外阴，每 3 分钟清洗毛巾一次，不使其变热。持续冷敷，直到不痒，再痒再敷。不涂任何药物，终可痊愈。

最后需要注意的一点是：平日大小便或性交之后，只用冷水冲洗外阴即可，但勿将水冲入肛门或阴道内，以免影响机体组织的自洁作用。

## 治外阴瘙痒的民间小药方

外阴瘙痒是外阴各种不同病变所引起的一种症状。而这里所指的"不同病变"因人而异。有的时候，即使是外阴完全没有问题的人也可能会出现瘙痒的状态，但是这种情况下的瘙痒多是偶发的，不会有持久的影响。而我们这里所指的外阴瘙痒，多是症状明显且具有一定的持续性，病情加重时，足以影响其正常的起居生活的情况。

王琪是一个马上就要出嫁的准新娘，为了筹备婚礼的相关工作，她很是繁忙。为了让自己在婚礼当天能有最好的精神状态，她已经提前两个多月就开始做美容护肤的工作，还为此特意定制了一个护理课程。就在一切都已到位的时候，她突然发起愁，因为还有一个小毛病没有找到解决的办法。原来，她最近得了外阴瘙痒，虽然一直在用外阴洗液，但是都没有什么效果。如果在结婚当天还要忍受痒的话，那真是一件难以言说的苦楚。

好姐妹为她找来一个传统的治疗方，说是很有用让她试试。出于对朋友的信任她试用了两次，效果真的很不错，在婚礼之前自己就恢复了健康。

这个治疗外阴瘙痒症的偏方，制作起来并不很困难：

组成：乌桕叶 90 克，枯矾 30 克。

用法：将乌桕叶水煎，加入枯矾熏洗外阴，每日 1 次。一周即可见效。

对于乌桕叶所具有的药用效果，在《岭南草药志》中已有记载：主治脚癣、湿疹、阴道炎，有极佳的止痒作用。再加上枯矾具有祛除燥湿的功效，可以保障女性外阴的干燥洁净，从而抑制细菌的滋生。所以，此两个药剂合力产生的治疗力，是很有针对性的。

只不过，这里需要注意的是，方中单用乌桕叶亦可，同时孕妇忌用此方。

# 白带异常

## 水蒸白果，应对带下失常

带下是指妇女阴道流出白色或黄色的分泌物，绵绵不断，量多，称为带下。常与生殖器感染（如阴道炎、宫颈炎、子宫内膜炎等），肿瘤或身体虚弱等因素有关。

中医学认为，白带的主要原因是由于脾虚肝郁，湿热下注，以致带脉失约，冲任失调而为病。临床表现以阴道分泌物量多为主，同时带下色白、质稀、味腥，或色黄、质稠如涕如脓，且连绵不断。

董丽萍是一名大学老师，在讲台上的时候她一向是美丽又自信的。但是最近，因为她的内裤总是湿湿的，并且阴道中流出很多赤白夹杂的黏液，量非常的多，所以，上课之余，也难免被分散精力。

一开始她以为是在清洁上没有做到位，后来发现还出现了腰痛的症状，精神也提不起来了。每天虽然用水洗，但越洗下面的液体越多。听别人说可以吃药解决，自己就到药店里买了点药吃，刚吃的时候感觉量是少了点，可是一盒药还没吃完，症状不仅没有减轻，反而更严重了，不得已求治于一位有经验的老中医。

老中医给董丽萍开了一偏方，吃后效果不错。

这个偏方的主要制作方法是：选用鲜鸡蛋1个，白果2枚。将鸡蛋的一端开孔，白果去壳，纳入鸡蛋内，用纸封住小孔，口朝上放碟中，隔水蒸熟即成。每日1次，适用于妇女白带过多者。

白果对气虚或肾气不固，遗尿、尿频、脾虚或脾肾两虚，带下，白浊，腹泻等症状均有功效。再加上鸡蛋具有滋阴润燥的功效，两者共同发挥作用，对治带下异常颇有效果。

此外，女性带下病的预防需要养成良好的生活及卫生习惯，临床治疗发现，不少带下病由不洁性生活所致。另外还要做到以下几点：

注意饮食：不应食生冷及辛辣煎炸食物等。

加强锻炼：平时应积极参加体育锻炼，增强体质，增强抗病能力。

注意保暖：经期禁止游泳，下腹部要保暖，防止风冷之邪入侵。

注意卫生：经期一定要注意卫生，防止病菌感染。浴具要分开，有脚癣者，脚布与洗会阴布分开；提倡淋浴，厕所改为蹲式，以防止交叉感染。对于已婚者，夫妻每次同房前后应认真清洗外阴，可有效地预防本病。

## 冰糖冬瓜，甜蜜治白带

白带是由前庭大腺、子宫颈腺体、子宫内膜的分泌物和阴道黏膜的渗出液、脱落的阴道上皮细胞混合而成。白带中含有乳酸杆菌、溶菌酶和抗体，故有抑制细菌生长的作用。性行为过程中，白带会增多，对阴道有润滑作用，便于进行性生活。一般月经中期白带增多，稀薄透明；排卵后白带又变黏稠，混浊而量少。

白带对于女性健康而言有着极其重要的作用。女性朋友一旦发现自己的白带出现了异常情况，就应该意识到，自己可能生了病。虽然带下病的病因极为复杂，但以湿病为主，且湿的轻重多少，直接关系到病情的严重程度，湿重则带多，湿轻则带少。因此，治带"以治湿为主，祛湿为先"，是治疗的基本宗旨。

治湿之法也有很多种，但关键在于掌握好温化与清化二法。湿为阴邪，重浊而黏腻，只有通过温化，才能使脾得健运，肾得温煦，激活后天之生机，使水湿之清者输布全身，滋养各个脏器，浊者从膀胱排出体外，升清降浊，带脉得复。同时，湿邪又最易抑遏阳气，郁久化热，只有通过清化之法，才能使湿热分离，阳气得升，浊湿得降，湿热去而带自止。

下面为广大女性朋友推荐的这款食疗治疗方，就是针对女性白带异常的祛湿良方——冰糖冬瓜子汤。

材料：取冰糖30克，冬瓜子30克。

做法：将冬瓜子洗净捣末，加冰糖，冲入开水，放在陶罐内，用文火隔水炖好服食。

用法：每日2次，连服5~7日。

此方适用于湿热型白带增多，症见白带黄绿如脓，或挟血液，或浑浊如米泔，有秽臭气，阴中瘙痒，或少腹痛，小便短赤，口苦咽干。

此方不仅效果显著而且口感良好，所以已经被不少女性朋友当成常饮的佳品。其实，如果想要巩固疗效，还可以在饮用此方的同时进行适当的按摩。

因为带下病主要由于湿邪影响任、带二脉，以致带脉失约、任脉不应所形成。所以，治疗带下病用按摩法疏通二脉，也能收到很好的效果。

可以自己用手掌在小腹部做环形推摩法 40~50 次，推摩时应先将掌心搓热，最好直接在皮肤上进行。然后按压气海、大巨、阴陵泉、三阴交各 1 分钟。然后用手掌搓腰骶部及大腿内侧，各 20~30 次。以上手法，每日早晚各 1 次。

## 胡椒鸡蛋，每日一次治白带

正常的白带应该是乳白色或无色透明，略带腥味或无味；其分泌量、质地受体内雌、孕激素水平高低的影响，随月经周期而有量多量少、质稀质稠的周期性变化。正常白带对妇女的健康是有益的，因为它能起到自净的作用。但是，当白带量多、味臭、颜色改变或呈脓性状时，则可能是身体在发出警报，预示着某些妇科疾病的发生。

王欣今年 31 岁，是某工厂的会计，在最近的一次企业体检时，发现了自己有妇科炎症。这时她才注意到，自己的白带是黄色的，而且很稀。以往粗枝大叶的她都没有留心这个问题，现在有些后悔。为了治好这个病，她选择了某款广告做得很火的外部洁阴产品，可是，连用了半个月后发现，对病情没有丝毫帮助。后来，在一个健康杂志上发现一个治疗偏方。于是鼓起勇气使用了几次，效果还不错。

后来她才了解到，这个偏方是在民间流传很久的妇科方剂，只是自己平时对这方面没有接触，所以一点儿也不知道罢了。

她所使用的偏方是胡椒鸡蛋疗法。具体的操作步骤是：白胡椒 10 粒研末，鸡蛋 1 个，将鸡蛋开一小孔，在蛋内加入胡椒粉，以纸封固，煨熟食之。

这里，须提醒使用者注意的是，由于胡椒的热性高，吃了很容易让人体内阳气生发，所以每次最好别多吃，在 0.3 克~1 克比较适宜。

医学实践也证明，胡椒还有治疗痛经的作用。胡椒又是一种芳香性的调味品，服之有增加食欲的作用。

最适合使用本偏方的是胃寒腹痛、泄泻冷痢、食欲缺乏、呕吐、慢性胃炎等患者。不宜使用本偏方的是消化道溃疡、咳嗽咯血、痔疮、咽喉炎症、眼疾患者。

## 白带发黄有偏方

白带是妇女阴道里经常分泌的少量黏液状物质，犹如白色半透明鸡蛋清样，既无味，又无刺激性。有些人把白带视为见不得天日的淫秽之物，也有的已婚妇女把正常的白带当成病态，感到焦虑和惶惑。其实，白带也和月经一样，是女性一种正常的生理表现，它反映了女性生理健康的素质，一旦出现了白带异常的情况就要引起注意了，这里给大家简单介绍一种治疗白带异常的民间小偏方，详情来看下面的介绍。

组成：生地9克，玄参12克，当归6克，银花12克，连翘9克，黄芩9克，赤芍6克，丹皮9克，茯苓皮9克，甘草3克。

用法：用上药100倍量，浓煎3次，过滤去渣。将3次滤液混匀后浓缩即成合剂。每次服30毫升，每天2~3次。亦可以上方水煎服，每天1剂，煎2次，分2次温服。

功效：此方具有清热解毒，凉血活血的功效，对治白带异常，质稠黏有臭气，或湿热毒邪，淫伤血络颇有疗效。

这个方子由于取材天然，所以对绝大多数女性而言都不会产生副作用。对于有过敏体质或者正在处于产孕期间的女性而言，不宜使用。如果想使用要先找专业的医生，听取意见后再做决定。

在治疗女性白带困扰的时候，一定要注重私处的护理。不少女性之所以会得带下病，很重要的一个诱因就是私处卫生不达标。具体说来，应当做到以下几点：

1. 要保持局部干净，用流动的清水洗外阴，而不是用消毒液洗外阴。因为女性的生殖系统有自我保护机能，所以正常的女性没有必要频繁使用消毒液或女性私处洗液清洗外阴甚至灌洗阴道。

2. 一定要穿宽松、纯棉、吸湿的内裤，与外阴接触面不能太小，保证每天清洗。有条件的，应将内裤用开水烫，并在太阳下暴晒。

3. 平时大小便以后，一定要从前往后擦外阴，而不是从后往前擦外阴，以防将肛门处的细菌带到阴道口，引起继发感染。

4. 平时尽量少用护垫，护垫表面看是方便女性，实际是让女性偷懒。有些女性觉得分泌物多，就天天垫着护垫，而且很少更换，这样，不透气的护垫就给细菌提供了非常好的繁殖条件，从而继发感染，导致白带异常。

# 痛 经

## 牛奶蜂蜜，对抗痛经的强力军

痛经，是指妇女在经期及其前后，出现小腹或腰部疼痛，甚至痛及腰骶的状况，它是妇女的常见病。痛经随月经周期而发，严重者可伴恶心呕吐、冷汗淋漓、手足厥冷，甚至昏厥，给工作及生活带来一定影响。目前临床常将其分为原发性和继发性两种，原发性痛经多指生殖器官无明显病变者，故又称功能性痛经，多见于青春期少女、未婚及已婚未育者。

刘晓娴是一个很有古典气质的女人，性格也温和，在其所在的单位很有人缘。最近她遇到一件难事，平日里关心她的人都看出她的心情不太好，都来询问。可是这个难事岂能随便找人帮忙呢。一天上班时，她腹痛难忍，手捂着肚子，头上已经是大汗淋漓。同科室的同事见到之后劝她去医务室，医生诊为经痛。

她这已经是"老毛病"了，以前每个月经期都会疼痛难忍。这次发病之后，她从好朋友那里发现一个很管用的偏方。现在她坚持每晚睡前喝一杯牛奶蜂蜜水，即可缓解甚至消除痛经。

牛奶、蜂蜜和水的比例基本上按照 2：1：3 来调配即可。每天一杯，20 天一个疗程。一般程度的痛经，一个月左右就会有疗效，程度重一些的 45 天左右会看到效果。如果一直没有效果，就不要再用，及时就医处理，此时可能不是单纯的经痛那么简单了。

为什么牛奶和蜂蜜两种如此普通的食物会有这么大的功效呢？这是因为，牛奶含钾多，而蜂蜜则含有丰富的镁，被称为镁的"亩矿"。

研究表明，钾对于神经冲动的传导、血液的凝结过程以及人体所有细胞的机能都极为重要，它能缓和情绪、抑制疼痛、防止感染，并减少经期失血量。而镁能帮助大脑中神经冲动传导以及具有神经激素作用的活性物质维持在正常水平。月经后期，镁元素还能起到心理调节作用，有助于身体放松，消除紧张心理，减轻压力。所以，牛奶蜂蜜饮对痛经的缓解作用是很好的。

痛经会影响到正常的工作和学习，给患者带来痛苦和不便。做到以下几点，可以防止或减少痛经的发生：

1. 补充矿物质。钙、钾及镁等矿物质能帮助缓解经痛。

2. 服用维生素。建议服用复合维生素及矿物质，最好是含钙并且剂量低的，一天可服用数次。

3. 经期要注意饮食调理，并尽量少食多餐。对于经血量过少的人来说，整个经期之内都不能碰触和食用生性寒凉的物品，以免寒凝血淤而痛经加重；对于经量过多的人来说，一定要远离辛辣食物，以免因为食入之后体内发热，出血更多。少食含咖啡因的食物，如咖啡、茶、巧克力等，因为其中所含的咖啡因，会使神经紧张，可能促成月经期间的不适，咖啡所含的油脂也会刺激小肠。

注意经期及性生活卫生，防止经、产期间上行感染，积极预防和治疗可能引起经血潴留的各种疾病。

## 美食解决痛经困扰

世界上有将近半数的妇女都有痛经的问题，当中约有近1/10的人每个月会痛上1~2天，甚至会影响到工作和其他活动。有时候这种毛病在生过孩子之后会消失，但很多时候它会一直持续下去。痛经时会伴有腹部或背部钝痛，并引起尿频和不断的排便感，有些则会出现严重的痉挛性腹痛。典型的痛经症状是月经开始时腹痛很厉害，面色苍白、手足冰冷、出冷汗、恶心、呕吐，甚至昏厥。痛经不会危害健康，但它可能是一种严重疾病的征兆。

王艳丽是一个美容专家，虽然平时从她的手下可以出现美丽无瑕的妆容，但是她也有美丽无法掩饰的痛苦。每个月总有一两天她是停工休息的，不是她事业做得大就架子大，而是因为痛经严重而不得不休息。

她的姨妈是一名养生专家，得知此事之后埋怨她不早说，于是向她推荐了两款食疗偏方。

试过几次之后，她发现自己痛经的次数变少了，又接着调理了半年，痛经症状基本消失。现在她每个月只要有工作就不会休息，敬业的口碑在业界传播开来。

这两个食疗偏方是无骨鸡汤和补血养颜黑米粥。

1. 乌骨鸡汤

材料：当归、黄芪、茯苓各9克，乌骨鸡1只，红枣、枸杞、板栗各少量，盐少许。

做法：将当归、黄芪、茯苓放入洗净的乌骨鸡腹内，将鸡置于砂锅内加水煮开，然后改小火慢慢炖煮，加红枣、枸杞、板栗一起，出锅前加少许盐调味即可。

功效：此方有健脾养心、养血止痛的功效，适用于痛经体虚者。

2. 补血养颜黑米粥

材料：红枣、枸杞各 25 克，黑米 50 克，红糖适量。

做法：红枣、枸杞、黑米洗净后，放入锅中，加水，用旺火煮沸后改文火煨煮，粥成时加入红糖调匀即可。

功效：此粥有养肝益血，补肾固精，丰泽肌肤的功效，适用于月经不调、缺铁性贫血者。

痛经的女性应该适当多吃些温补食物，尤其是在冬天可多吃些牛肉、鸡肉、桂圆等温补食物。中国医学认为，血得热则行，得寒则滞。月经期，饮食以烧热、温热食用为宜，忌吃生冷食品，否则易造成经血过少，甚至痛经。

## 妇女生理痛可服用柠檬汁

苏琪在一家广告公司担任创意总监，生活算得上一帆风顺。然而最近每月必来拜访的"好朋友"忽然闹起了别扭，时而周期不准，时而流量过多，并伴随着严重的痛经，这让苏琪吃够了苦头。几次客户看片会上不期而至的"好朋友"令苏琪又尴尬、又难过，与客户沟通也受到影响。

后来，经过朋友的介绍，苏琪选择用柠檬汁来防治痛经，效果很不错，饮用两个月后，痛感完全消失。

材料：柠檬 2 个，白砂糖适量，热水一壶。

做法：柠檬榨汁液，加上砂糖、热水，做成柠檬汁，在快要开始生理痛的时候饮用。

功效：常喝这种饮料，不仅能止痛还能起到预防作用。

饮用热柠檬汁解除生理痛，可能并不是对每个人都有效。但柠檬含有酸素、维生素、抗生素等，具有消炎止痛的作用，一般而言，喝热柠檬汁确实可以促进血液循环的效果，从而缓解生理痛，所以平素为寒症所困的妇女，喝热柠檬汁加蜂蜜效果会好一些。

## 幸福的食疗方，打破宫寒痛经

痛经的原因多种多样，但宫寒是其中最为常见的一种。当然，也不排除先天体质虚寒者。但是，绝大多数女性都是因为过食生冷、腹部受寒等原因而导致胞宫失养而生宫寒，从而引发痛经的。

如果忽视宫寒痛经，或者拖着不治疗的话，可能会导致病理性闭经；严重的还会造成不孕，或妊娠后胎儿发育迟缓等。所以，一旦发现自己受到了寒气的侵害，就要立即治疗，切勿延误。

王彩霞是某商场的总台服务员。平日里出于工作需要，经常在服务台处理事务。一到每个月的那几天她就会犯愁，因为自己经常小腹疼，月经期尤甚，经血发黑且少，有时候还有血块。一到痛经的时候，工作时就无法集中精力，因为浑身没劲，所以整个人都恨不得趴在桌子上。有不少次被领导发现，以为她又在偷懒，很是委屈。后来去中医院就诊，医生告诉她，她的情况属于宫寒。在提醒她一些注意事项之后，向她推荐了几款食疗方来调养，用后效果不错。

这些被推荐的偏方依次是：

1. 黑豆蛋酒汤：黑豆 60 克，鸡蛋 2 个，黄酒（米酒）100 毫升，共煮汤喝。具有调中、下气、止痛的功效，适用于气血虚弱型痛经。

2. 姜艾薏苡仁粥：干姜、艾叶各 10 克，薏苡仁 30 克。将前两味水煎取汁，用此汁液与薏苡仁共煮粥食用，具有温经、化淤、散寒、除湿的功效，适用于寒湿凝滞型痛经。

3. 姜枣花椒汤：生姜 25 克，大枣 30 克，花椒 100 克。将生姜去皮、洗净、切片；大枣洗净、去核，与花椒一起放入瓦煲中，加水 1 碗半，用文火煎至大半碗，去渣取汁，每日 1 剂。具有温中止痛的功效。

对于有宫寒但是想要宝宝的女性而言，除了要按方治疗调养之外，还要在平时的生活中多加注意。

第一，注意不可过食生冷寒凉，注意保暖。

第二，可以适当服用中草药温阳化气，固本添精，调理冲任。

第三，经期要保持饮食均衡：少吃过甜或过咸的食物，因为它们会使你胀气并且行动迟缓，应多吃蔬菜、水果、鸡肉、鱼肉，并尽量多餐。

第四，还可以适当服用维生素。许多病人在每天摄取适量的维生素及矿物质之后，很少发生经痛，所以建议服用综合维生素及矿物质。虽然不是药物但也要注意适量，过量服用维生素同样会给身体带来负担。

最后提醒大家注意一点，女性应该少食含咖啡因的食物，像咖啡、茶、巧克力里面都含有的咖啡因，会使你神经紧张，可能促成月经期间的不适，咖啡所含的油脂也会刺激小肠。

## 红糖姜水，治愈痛经的经典偏方

艾晓辉刚开始来月经的时候，因为有妈妈在身边，在妈妈的呵护下，艾晓辉顺利地度过了这一时期。

后来，艾晓辉到了外地上学，寄宿在学校。离开了妈妈的艾晓辉，根本不懂得保护自己。每次来月经的时候，不但跟平常一样吃冰淇淋、辣味火锅，而且还用冷水洗衣服。一两次好像也没什么，只是觉得下腹部不舒服。而长期如此，艾晓辉竟然出现了痛经，连续三四次都疼得要命，还出现上吐下泻等症状。没有办法，艾晓辉只得去医院，做完B超后，医生说没什么大的问题，就是子宫内壁有点薄，受凉了。于是给艾晓辉开了元胡止痛片、补血、乌鸡白凤丸等药。第一次吃了有用，可是后来也不起作用了。

有一年冬天，单位放假，艾晓辉正好在家里时来了月经。当时艾晓辉脸色蜡黄，满头大汗，疼得艾晓辉在炕上打滚。妈妈看了心疼，却没有办法，就把奶奶叫来。奶奶一见艾晓辉这个样子，就说："孩子是凉着了，给弄碗红糖姜汤喝，暖暖身子就好了！"奶奶再三叮嘱：一定要红糖，不能用黄糖或是白糖。于是，妈妈就把红糖和姜熬上，熬了一大碗黑糊糊的东西要艾晓辉喝，艾晓辉看了都反胃，可是没有办法，硬着头皮喝下去。过了一会儿，不但肚子不疼了，而且脸色也红润了。

后来，每次来月经的时候，艾晓辉只要感觉不舒服，就熬上一碗红糖姜汤，之后再也没有出现过痛经，而且还很少感冒了。

民间流传着很多治疗痛经的偏方，其中最普遍、最常用的方法就是喝红糖姜汤，这种方法对寒性痛经非常有效。红糖，又名黑糖、赤砂糖，它是一种未经提炼的糖。中医常以红糖入药，具有补血、散瘀、暖肝、祛寒等功效，尤其适合产妇、儿童贫血和月经不调时食用。生姜有补中散寒、缓解痛经的功效。二药合用，能补气养血，温经活血，适用于胞宫虚寒、小腹冷痛、量少色暗者。

现代医学研究证实，红糖中含有麦角新碱，可促进子宫收缩，帮助淤血的排出，具有暖宫的作用。同时红糖中还含有丰富的铁，是补血佳品。

## 双花齐下，止痛不再为难

很多女性认为痛经没什么大不了的，忍两天就过去了，却不知道痛经是很多妇科疾病的表现之一。如果蒙混过关，或者置之不理，很可能会引发更加严重的病症。

胡涟今年 29 岁了，过去月经一直很正常，也没有痛经问题。可是自她两年前在医院里做了剖宫产后，就开始有痛经。特别是月经开始的第一二天，下腹部同时也有坠胀。到后来，疼痛越来越剧烈，腹壁切口下段也摸到了硬块，每次来月经硬块就会逐渐增大，月经结束后硬块就会缩小。胡涟去过很多家医院，说是慢性盆腔炎，用了药也没有改善。后来使用了月季花茶这个偏方才有所好转。

夏秋季节摘月季花花朵，以紫红色半开放花蕾、不散瓣、气味清香者为佳品。将其泡之代茶，每日饮用，具有行气、活血、润肤功效，适用于月经不调，痛经等症。

除了月季花茶之外，红花酒也是不错的选择。我们可以先准备红花 200 克，低度酒 1000 毫升，红糖适量。然后再将红花洗净，晾干表面水分，与红糖同装入洁净的纱布袋内，封好袋口，放入酒坛中，加盖密封，浸泡 7 日即可饮用。每日 1~2 次，每次饮服 20~30 毫升，具有养血养肤，活血通经功能，适用于妇女血虚、血淤、痛经等症。

为什么会选择此两种材料来治疗痛经呢？

因为月季花有活血调经、消肿解毒之功效，行气止痛的作用很明显，所以，早在唐朝时期就被广泛应用于药材中。在古代医学书籍《金匮要略》中，已经有关于红花活血化瘀、通窍止痛的记载。而且，现代医学研究发现，红花能有效抑制血小板的凝结功能。

此外，对于一些女性痛经时自行服用止痛药物的情况，专家提醒，痛经特别严重者并非不能服用止痛药来暂时缓解疼痛，但是要到医院进行检查，在医生的指导下服用药物。而不能单凭自己的感觉选择服用的剂量，这样做是十分危险的。

# 闭　经

## 闭经再开首选柏子仁、丹参

闭经，分为生理性闭经和病理性闭经两种。前者属于女性生理功能的正常现象，多在 45~50 岁之间发生，后者多是由于疾病或其他非怀孕原因而停经的现象。

张小娴 19 岁时无故闭经 8 个月，白带几乎没有。她月经初潮是在 13 岁的时候，自从那时候开始，每次月经的量都偏少，色红，有的时候还有血块，平时白带不多。某年因参加会考，学习紧张而致闭经。其形体稍胖，B 超探查：子宫略小。平时经常感觉烦热口渴，小便颜色偏黄。后来去医院诊断为肝肾阴虚，服用一些对症药物之后，白带趋于正常，但是依旧处于闭经状态。后来使用了柏子丹参的草药偏方，才重新见红。

这个偏方的使用步骤为：

组成：柏子仁、丹参、熟地、川续断、泽兰叶、川牛膝、炒当归、赤白芍各 10 克，茺蔚子、生茜草各 15 克，炙鳖甲（先煎）9 克，山楂 10 克。

用法：先把上面的药一起放在水里泡上 30 分钟。然后再用大火煮沸，换成小火后再次煮沸即可完成第一步骤。第二步就是一丝不苟地重复第一步。然后，将两次得到的药合并在一起，整个制作流程就完成了。服用的时候，饭后半小时温热服用，每日 1 剂。

本方主要着重在心肾子宫论治，所以方中集合了补肾、宁心、调宫三个方面的药物。方中用柏子仁、丹参者，就在于宁心安神。又集合熟地、川断、牛膝、炙鳖甲者，大补肝肾之阴，使癸水充实，肾阴足，癸水充，则月经自来。

## 鸡内金：治疗闭经有奇功

现代女性常常为了使身材苗条而缩减饮食，殊不知骤然间的大量减食，体重减轻，往往会造成闭经。闭经时间过长，由于内分泌调节失常，生殖器官便会发生萎缩，将影响生育功能。

对于闭经时间较长，身体消瘦，而无血色，不思饮食，属于脾胃虚弱症候的，可以在以党参、茯苓、白术、当归、甘草补气，柴胡、赤芍、川芎、香附、枳实、川牛膝等行气，桃仁、红花、熟地黄、川芎、白芍等活血补血为主的情况下，佐以鸡内金粉内服，疗效更佳。或以山楂 60 克，鸡内金 10 克，红花 10 克，红糖 30 克，水煎服，每日 1 剂。

凡是杀过鸡的人都知道，鸡"胃"内有一层金黄色的角质内壁．也叫鸡胵皮、鸡肫皮。将其趁湿剥离后，洗净晒干，就是一味中药——鸡内金，研末生用或炒用都可以。当然，鸭内金、鹅内金也可以入药，但是效果都不如鸡内金好。

清代著名医家张锡纯所著的《医学衷中参西录》中载有"鸡内金为治

女子干血痨要药"，这里所说的干血痨，就是一种顽固性的闭经。他认为鸡内金健脾以助生化之源，能使气血生成旺盛，血海充溢，自然就没有闭经的担忧了。并且对于淤滞不通的，还可以起到活血化瘀的目的。更神奇的是，鸡内金不但能消除脾胃之积，而且脏腑经络无论何处有积，皆能消之。句号用鸡内金治疗闭经，不用担心活血通经治疗太过。

引起闭经的原因很多，除查明原因，给予对症治疗外，饮食也应遵循此原则。

闭经最好不要吃那些食物？比较常见的有大蒜、大头菜、茶叶、白萝卜、咸菜、榨菜、冬瓜等，这些食物会阻碍身体滋养经血，多食会造成精血生成受损，使经血乏源而致闭经，所以应该忌食。

此外，各种冷饮、拌凉菜、寒性水果、寒性水产品等食物用后可引起血管收缩，加重血液凝滞，使经血闭而不行，也不要吃。

再者如鸡肉、甲鱼、青鱼、草鱼、虾、带鱼、蚬子、蟹、奶油、巧克力等，这些含有较高蛋白质、胆固醇的食物，会进一步增加脂肪堆积，加重肥胖，阻塞经脉，使经血不能正常运行，所以也在少食之列。

胡萝卜也不宜吃，因为胡萝卜虽然含有较丰富的营养，但其有引起闭经和抑制卵巢排卵的副作用，欲生育的女性多食则不容易怀孕，所以说胡萝卜不仅不能吃，还是上述所列举的诸多食物中最不应该去吃的。

# 9 种食疗方防治闭经

闭经是指女孩子年过 18 岁尚未来潮，或者妇女在建立了正常的月经周期后，停经 6 个月以上。中医认为，闭经是由以下原因引起的：肝肾不足、气血虚弱、阴虚血燥、气滞血淤、痰湿阻滞。

《本草纲目》里介绍的关于防治闭经的食物有很多，如芝麻、莲子、龙眼肉、荔枝、桑葚、蜂蜜、菠菜、金针菜、黑木耳、芦笋、番茄、牛奶、乌鸡、羊肉、猪蹄、猪血、驴肉、鹌鹑蛋、甲鱼、海参、当归、阿胶、何首乌、枸杞子、白芍、熟地黄等。

下面给大家介绍几个常用闭经食疗方。

1. 姜蒜炒羊肉丝

材料：净羊肉 250 克，嫩生姜 50 克，甜椒 2 个，青蒜苗 50 克。

制法：上述各味洗净置油锅煸炒，兑入芡汁，佐餐当菜，随意食用，当日吃完。

功效：滋补肾阳。

适应证：闭经，属肾阳虚弱者，见月经后期量少逐渐至经闭，腰酸腿软，头晕耳鸣，肢冷畏寒。

2. 桂圆粥

材料：桂圆 25 克，粳米 100 克，白糖少许。

制法：将桂圆同粳米共入锅中，加适量的水，熬煮成粥，调入白糖即成。

功效：补益心脾，养血安神。

适应证：尤其适用于劳伤心脾，思虑过度，身体瘦弱，健忘失虑，月经不调等症。

注意：喝桂圆粥忌饮酒、浓茶、咖啡等物。

3. 红花黑豆糖煎

材料：红花 15 克，黑豆 250 克，红糖 120 克。

制法：上三味水煎服，去红花后，食豆饮汤。每日 1 剂。

功效：活血，散淤，通经。

适应证：闭经，属气滞血淤型偏重血淤者，见月经数月不行，小腹疼痛拒按，舌边淤点，脉沉弦或涩。

注意：红花煎剂对子宫有显著兴奋作用，大剂量服用可使子宫收缩率增加。

4. 蒸柏子仁猪肝

材料：柏子仁 10 克，猪肝 150 克。

制法：将猪肝洗净，切口装入柏子仁，上锅蒸熟。每次以 25 毫升黄酒温服。每日 1 剂，分 2 次服。

功效：补气，养血，通经。

适应证：闭经，属气血虚弱型，面色少华，心悸气短，发色不泽易脱落，食欲缺乏，舌红苔少。

注意：对于血虚引起闭经的患者，服用本品效果极佳。

5. 清炖鳖甲白鸽

材料：鳖甲 50 克，白鸽 1 只。

制法：将白鸽洗净，鳖甲打碎，装入白鸽腹内，放入砂锅内，加水适量，炖熟后调味服用。隔 1 天服 1 次，连服 1 周为一疗程。

功效：养阴清热调经。

适应证：闭经，属阴虚血燥型，月经量少、色淡，五心烦热，两颧潮红，夜间盗汗，舌红苔少，脉细数。

6. 桃仁牛血汤

材料：桃仁 10~12 克，鲜牛血（血已凝固）200 克。

制法：将牛血切块，与桃仁加清水适量煲汤，食时加食盐少许调味。

功效：破淤，行血，通经。

适应证：闭经，属气血淤滞型，月经数月不行，小腹疼痛，舌紫暗，脉涩。

7. 香茶菜汤

材料：香茶菜（产于江南，又名蛇通管、铁菱角）全草及根 30 克。

制法：将香茶菜洗净切碎，加水、酒各半煎汤服用。每日 1 剂。

功效：活血，散淤，通经。

适应证：气滞血淤型闭经。

8. 山楂汤

材料：生山楂肉 30 克，红糖适量。

制法：水煎服。每日 1 剂，连服 5~7 剂。

功效：破气行淤，消积化滞。

适应证：气滞血淤型闭经。

9. 二子红花茶

材料：枸杞子 30 克，女贞子 24 克，红花 10 克。

制法：将上述 3 味放入茶壶中，用沸水冲泡，代茶饮用。每日 1 剂。

功效：补肾益肝，活血通经。

适应证：肝肾阴亏型闭经。

## 草药偏方巧搭，多样闭经不担忧

中医认为闭经是由于肝肾不足，气血亏虚，血脉失通所致，有虚实之分，虚者多因气血不足和肾虚，实者多由寒凝、气滞和血淤。治疗上，因气血不足则应补益气血；因肾虚则需补益下元；因寒凝则需温经散寒；因气滞则需疏肝理气；因血淤则需活血化淤。可根据不同症状实行辨证施治。

肝肾不足型：年逾 18 岁尚未行经，或月经推迟、量少渐至闭经，体质瘦弱，腰酸腿软，头晕耳鸣，舌淡红苔少，脉沉弱，治宜补肾养肝调经。

方用归肾丸加味：熟地、山药、山茱萸、茯苓、当归、枸杞、杜仲、菟丝子、何首乌、鸡血藤各 12 克。水煎服，每日 1 剂。

菟丝子辛甘微温，必缓气和，善入肾经，阴阳并补，若与鹿茸、附子、枸杞子、巴戟天等配伍，能温肾阳。与熟地、山萸肉、五味子等到同用，可滋肾阴，故常于肾虚腰痛耳鸣、阳痿遗精、消渴，不育，淋浊带下，遗尿失禁等症。

鸡血藤性味苦甘温，归肝经，有行血补血，调经，舒筋活络等功效，可治疗月经不调、经行不畅、痛经、血虚经闭等妇科病以及风湿痹痛、手足麻木、肢体瘫软、血虚萎黄等。

痰浊内阻型：闭经，形体肥胖，面色浮黄，胸闷脘胀，嗜卧多寐，头晕如裹，舌苔白腻，脉象滑而沉。治宜燥湿化痰，行滞通经。

方用苍附导痰汤加味：茯苓、丹参、牛膝各 12 克，苍术、香附、半夏、枳壳各 10 克，陈皮、甘草、生姜各 6 克。水煎服，每日 1 剂。

牛膝在《本草备要》的记载：酒蒸则益肝肾，强筋骨，治腰膝骨痛，足痿痉挛，阴痿失溺，久疟，下痢，伤中少气，生用则散恶血，破症结，治心腹诸痛，淋痛尿血，经闭难产，喉痹齿痛，痈疽恶疮。枳壳能使子宫的收缩频率增加。

气滞血淤型：闭经，精神抑郁，烦躁易怒，胸胁胀满，少腹胀痛拒按。舌边紫黯或有淤点，脉沉弦或沉涩。治宜理气活血，祛淤通经。

方用血府逐淤汤加减：当归、地黄各 15 克，赤芍、泽兰、牛膝各 12 克，桃仁、三棱各 10 克，红花、川芎、元胡各 6 克，肉桂 3 克。水煎服，每日 1 剂。

赤芍的功能主治清热凉血，散淤止痛。用于温毒发斑，吐血衄血，目赤肿痛，肝郁胁痛，经闭痛经，症瘕腹痛，跌扑损伤，痈肿疮疡。泽兰的功能主治是活血化瘀，行水消肿。用于月经不调，经闭，痛经，产后淤血腹痛，水肿。

# 崩　漏

## 枸杞散治崩漏，恢复你的好气色

崩漏是月经的期与量严重紊乱的一类月经病，是指经血非时崩下不止或淋漓漏下不尽。本病主要是由于致病因素损伤冲任，固摄失职，血失统制而引起，临床以阴道出血为其主要表现。来势急，出血量多的称崩；出血量少或淋漓不断的称漏。西医的功能性子宫出血，女性生殖器炎症，肿瘤等所出现的阴道出血，皆属崩漏范畴。崩漏是妇女月经病中较为严重复杂的一个症状。

本病以青春期妇女、更年期妇女多见，多因血热、气虚、肝肾阴虚、血淤、气郁等损及冲任，冲任气虚不摄所致。治崩要以止血为先，以防晕厥虚脱，待血少或血止后，可审因论治，亦即急则治其标，缓则治其本的原则。

下面推荐一款枸杞散，以供参考。

此偏方的具体制作方法为：取枸杞叶和嫩茎适量，将其洗净，用开水稍烫，滤干水分，切细，晒干，入锅用小火炒成黄褐色，装瓶密封，备用。每次取6克，放入茶杯中，开水冲泡即可。

枸杞散可补虚益精、清热止渴、祛风明目，适用于虚劳发热、热毒疮肿、烦渴、崩漏带下等症。

平时预防崩漏，应注意身体保健。要增加营养，多吃含蛋白质丰富的食物以及蔬菜和水果。在生活上劳逸结合，不参加重体力劳动和剧烈运动，睡眠要充足，精神愉快，不要在思想上产生不必要的压力。这对于崩漏的防治很有效。

## 去火止血用大黄，女性健康有保障

李某是某化妆品公司的职员。因暴饮暴食出现中上腹隐痛，解柏油样便3次，量较多，送医院急诊，查大便潜血，胃镜示"急性胃黏膜病变出血"。予抗酸止血补液等对症治疗后，大便量及次数减少，黑色成形，上腹部仍有隐痛。使用了一些药物治疗之后发现没有明显效果，最后尝试了中草药的治疗偏方，效果很好。用药两周，病情稳定，又1周后，未再发现便血。之后不久病症便痊愈了。

这里所指的治疗方就是大黄。具体的使用方法是：准备生大黄30克，将其研成粉末，每次1.5克，温开水冲服，每日3次。如服药后腹泻次数较多者，可改为每日2次；明显腹痛腹泻时，则停服。同时中等量以上出血，予以补液、禁食1~2天；大量出血时予以补血。

本方具有清热泻火，凉血止血作用，常用于治疗吐血紫暗或呈咖啡色，甚则鲜红，常混有食物残渣，大便色黑如漆，口干口臭，喜冷饮，或胃脘胀闷灼痛，舌红苔黄，脉滑数。

大黄，又名川军，是抗菌、抗病毒、利胆、收敛、消炎、止血、补益、免疫双向调节、抗衰老、美容、降脂减肥、活血化瘀、净化血液、抗肿瘤的良药。我国历代医家对大黄都很重视，将它与人参、熟地、附子一起，称作药苑的"四大金刚"，推为"药中张飞"。南北朝时医家陶弘景说："大黄，其色也。将军之号，当取其骏快也。"形象地说明了大黄在防治疾病中推陈荡涤的药理作用。

此方在使用期间不宜长期食用葱白、韭白及萝卜。

## 三七治崩漏，经期正常不是梦

崩漏指非行经期阴道大量出血或淋漓不净，属于现代医学无排卵期子宫功能性出血，简称功血。主要症状有不规则子宫出血，月经周期紊乱，经期长短不一，出血量时多时少，甚至大量出血；或先有停经数周或数月，然后发生出血，血量往往较多，持续二至三周或更长时间，不易自止。

长期出血或经量过多可出现贫血貌，妇科检查无异常。

这里为女性朋友推荐的治疗崩漏的偏方是三七粉。具体方法是：三七研细末，每次冲服 1.5~3 克，日 2 次。功效：散淤止血，消肿定痛。

因为三七粉含止血活性成分田七氨酸，能缩短凝血时间和凝血酶原形成时间，显著降低毛细血管通透性，增加毛细血管的坚韧性。并同时存在溶血和抗溶血两类皂苷成分，有显著抗凝作用，能抑制血小板功能，促进纤溶作用，因此可用于崩漏、经期延长、吐血、衄血、二便下血等体内外各种出血症。

## 细读妙方两则，杜绝崩漏出血

不同年龄阶段妇女患崩漏的病机和治疗不一样，如青春期患者多属天癸初至，先天肾气不足，治疗以补肾为主，调整月经周期。育龄期患者多见肝郁血热，治疗以疏肝理气，调补肝肾为主，调节月经周期。更年期患者多因天癸渐衰，肝肾亏损，或脾肾虚弱，治疗宜补益肝肾或健脾益肾，顺利渡过更年期。因此掌握年龄与崩漏的关系，对崩漏的治疗极为重要。

下面为大家推荐两道流传甚广的食疗方，一个是荆芥穗水饮，一个是乌贼骨水饮。

前者的使用方法是：准备荆芥穗 10~25 克，水煎服；或炒炭研末冲服，每服 3~5 克。此方具有祛风解表，宣毒透疹，止血的功效。

这是因为生荆芥可缩短凝血时间，荆芥炭中挥发油成分能缩短出血和凝血时间，其中脂溶性成分止血作用最强，通过体内凝血、抑制纤溶活性双重作用和激活外源性凝血系统而起到止血作用，用于崩漏及月经过多、经间期出血、吐血、衄血、便血、尿血等，随症配伍。

后者的使用方法是：准备乌贼骨 10～20 克，水煎服；或墨囊烘干，研细末，每服 1～2 克，每日 2 次。

这个方子有收敛止血，固精止带，制酸敛疮的功效，主要用于崩漏下血、肺胃出血、外伤出血等多种出血症。

# 盆腔炎

## 想治盆腔炎，先喝暖宫汤

盆腔炎是由一种由病原体所致的混合性感染。常常会因为患者体质等多方面的原因而延长病程。而且，由于其发病初期症状多不明显，且病程较长，所以很多患者都不知道自己究竟是什么时候得了盆腔炎。

蔡琴琴今年 35 岁，自 5 年前自然流产后，时常感觉小腹疼痛，腰痛，白带量多、清稀，经妇科检查确诊为"盆腔炎"。曾经抗生素及物理治疗好转。2 年前因人工流产而症状加重，下腹发凉，伴有阴道出血。查其面色黄白，舌质暗红。考虑为寒湿凝滞，淤血内停，投以传统中草药治疗方治疗。5 剂后阴道出血停止，稍有腹痛，继服 15 剂后而愈。

她所选择使用的偏方取材天然，所以痊愈之后也没有对身体造成其他不良影响。

这个偏方的具体制作过程是：先准备橘核 9 克，荔枝核 9 克，小茴香 9 克，葫芦巴 9 克，延胡索 9 克，五灵脂 9 克，川楝子 9 克，制香附 9 克，乌药 9 克。将以上所列举的药品用水浸泡之后再烧开，像煮粥一样，整个煎煮的过程大概需要 40 分钟，得到的汁液即为药液。煎完后以同样的做法重复再做一次。前后药液倒入同一个容器中，服用时，可以将其均分为 3～4 份，每次饮用 1 份即可，饭后服用比饭前服用效果更为显著。

本方具有疏散寒湿，温暖胞宫，行气活血，化淤止痛作用。常用于治疗慢性盆腔炎属下焦寒湿，气血凝结者，或用于宫冷不孕等证。

方中橘核、荔枝核、茴香、葫芦巴温经散寒以除下焦寒湿；制香附、川楝子、乌药、延胡索、五灵脂行气活血，化淤止痛。诸药合用，则温经散寒，行气活血，化淤定痛，适用于下焦寒湿之慢性盆腔炎。

根据现代药理研究，方中橘核、香附、川楝子等均有抗菌抗炎的作用，橘核、香附还有抑制子宫的作用，乌药具有抗组胺作用。故本方除适用于下焦寒湿型慢性盆腔炎之外，对于寒湿带下，宫冷不孕等证，也有良好的治疗作用。

## 复方红藤煎，治愈盆腔炎

很多人都认为急性病比慢性病稍微好对付一些，其实，不管是哪种性质的发病都是不能忽略的。急性病在某种特殊情况下，更为紧急，如果耽搁了治疗的时机也许会发生不可挽回的严重后果。对于关乎女性人生幸福大事的妇科病而言，更是如此。

蒋莉莉始呈急性盆腔炎，经治未彻底，复因劳累发作，有低热，小腹疼，带下较多，色黄质黏稠，有臭气，腰酸神疲，胸闷烦躁，腹胀气多，大便多偏干，但有时溏薄，在当地卫生院用抗生素治疗没有显著效果。后经人介绍采取中医调治法治疗。前后服药 10 余剂，病情基本痊愈。为了巩固药效，又坚持服用了 5 剂，之后都没有复发。

此方的具体内容和使用方法是：先准备红藤、败酱草各 20 克，丹参、赤白芍各 12 克，蒲公英 30 克，广木香 9 克，苡仁 30 克，延胡 12 克，寄生 12 克，土茯苓 15 克，山楂 10 克，五灵脂 10 克。将上药用水浸泡半小时后大火煮开，换小火煮透之后，放置一处。再以相同材料相同作法重新制作一遍。两次得到的药品放在一起才是最终的药剂。如果不习惯药的味道也不要随便加糖之类的物品，以免影响药效。最好每天服用一碗，7 天为一个疗程。

本方具有清热利湿，化淤止痛作用，常用于治疗急慢性盆腔炎，症见腰酸，少腹一侧或两侧隐隐作痛，劳累则加剧，或伴带下较多，色黄白，质黏稠，或伴低热，神疲乏力。

本方药是以复方红藤煎衍化而来，方中以红藤、败酱草为主药，红藤又名大血藤，具有明显的活血通络的作用，同时亦有一定的清利作用；败酱草清利湿热，败脓祛毒。两者结合，故为治疗急慢性阑尾炎的方剂，我们用来治疗急慢性盆腔炎，同样获效。急性盆腔炎的湿热淤毒极为明显，常伴有发热，故应加入蒲公英、土茯苓等以助清解，同时又加入丹参、赤芍、延胡、五灵脂化淤止痛；茯苓、苡仁以除湿浊。慢性盆腔炎以气滞血淤为主，湿热为次，脾弱肾虚亦逐渐上升，故治疗中红藤、败酱草虽亦为主，但应重用丹参、赤芍、五灵脂、延胡、广木香等，茯苓、苡仁等利湿浊排脓以佐之。鉴于慢性盆腔炎病程长，反复发作，脾弱肾虚者多，且逐渐上升，故应在治疗慢性盆腔炎时加入寄生，或者再加川断以补肾，广木香、茯苓以健脾利湿。本方虚实兼顾，寒热同调，为临床上治疗盆腔炎的验方。

盆腔炎的日常生活保健要点主要有以下几点，希望广大女性朋友多加留心：

首先，要注意个人卫生，加强经期、产后、流产后的个人卫生，勤换内裤及卫生巾，避免受风寒，不宜过度劳累。

其次，经期内要避免性生活。月经期忌房事，以免感染。月经垫要注意清洁卫生，最好用消毒卫生纸。

再次，要多喝水。因为盆腔炎容易导致身体发热，所以要注意多喝水以降低体温。

最后，要避免不必要的妇科检查。这样是为了减少感染的机会，以免引起炎症扩散。

## 三七鸡能治慢性盆腔炎

在中医学中，盆腔炎为"热疝""带下"等病症范畴。

慢性盆腔炎是指妇女的内生殖器及其周围的结缔组织、盆腔腹膜发生的慢性炎症。一般为急性盆腔炎未能彻底治愈，或因体质较差，抵抗力低下，病程缠绵或反复感染所致。但相当多的患者无急性盆腔炎的病史，而常有流产、分娩或经期、产褥期性交史。本病是导致不孕的常见原因。

小张得了慢性盆腔炎，因为宝宝还在吃母乳，她不想服用太多的药物，后来选用了一个食疗的偏方，效果不错。

此方具体使用方法是：准备生三七5克，仔鸡1只，把鸡收拾干净，与三七同煮，加入葱、姜、食盐，吃鸡喝汤。也可以每次用鸡汤冲服三七米2克，每日2~3次，连服5~6日，此方法于经行色紫有块属产后血淤引起的慢性盆腔炎。但是要注意，经行量多色鲜、带下色黄者不宜服食。

患了慢性盆腔炎，一定要注意多吃清淡易消化的食品，如赤小豆、绿豆、冬瓜、扁豆、马齿苋等；山楂、桃仁、果丹皮、橘核、橘皮、玫瑰花、金橘食品等具有活血理气散结之功效，也可以适量食用。还要适当补充蛋白质，如瘦猪肉、鸭、鹅和鹌鹑等。

慢性盆腔炎是困扰女性的常见病之一，不仅使女性的身体受到折磨，还不断地吞噬着女人的心理健康，成为困扰女性一生的烦恼。预防慢性盆腔炎要注意以下几点：

1. 为了杜绝各种感染途径，保持会阴部清洁、干燥，最好给自己准备一个专用盆，每晚用清水清洗外阴。而且要勤换内裤，不穿紧身、化纤质地内裤。

2. 对于已经被诊为急性或亚急性盆腔炎患者，要遵医嘱积极配合治疗。患者一定要卧床休息或半卧位，以利炎症局限化和分泌物的排出。

3. 非到逼不得已的时候，不做药物流产或人工流产手术。如果非要做的话，手术中要严格无菌操作，避免病菌侵入。

4. 怀孕期间应加强营养，防止贫血，及时治疗感染。

5. 更年期女性可以适当地服用雌激素增强生殖道自然防御力，这样可以有效降低患盆腔炎症的概率。

6. 也是最为重要的一点，提醒所有患有性病和生殖炎症的女性朋友，一定要及时治疗。一旦发病应及时就医，正规治疗，坚持服药，遵从医嘱，不要因为不好意思就讳疾忌医，只有摆正心态，认真对待才可能彻底治愈炎症，重获健康。

## 慢性盆腔炎穴位疗法

慢性盆腔炎在女性朋友尤其是已婚女性朋友中发病率很高。该病是指女性内生殖器及其周围的结缔组织、盆腔腹膜发生慢性炎性病变所引起的症状和体征，具有病程长、病情缠绵、复发率高等特点，它对女性的生理和心理造成极大的伤害，严重的甚至可以让患者失去做母亲、女人的权利。

小雪和丈夫结婚2年了，感情一直很好。可这段日子，也不知是怎么了，她总觉得自己对丈夫的缠绵有些吃不消了。不知是从什么时候开始，下腹总是隐隐作痛，有时还腰部酸痛。晚上洗澡的时候，经常发现自己白带很多，而且还有股难闻的异味。几天后，小雪的例假来了，这次来的月经量特别多。为了应付这些，她总是累得全身乏力，晚上睡不好，精神也很萎靡。最后，小雪到了医院。医生的诊断结果是：她患上了慢性盆腔炎。

慢性盆腔炎是一种较为常见的妇科疾病，临床表现为：低热，易疲乏，病程较长时，有神经衰弱症状，如精神不振、周身不适、失眠等，还有下腹部坠胀、疼痛及腰骶部酸痛等症状。常在劳累、性交后及月经前后加剧。此外，患者还可出现月经增多和白带增多。

慢性盆腔炎可以通过穴位特效疗法来缓解和治疗，具体方法是：患者仰卧，双膝屈曲，先进行常规腹部按摩数次，再点按气海、关元、血海、三阴交各半分钟，然后双手提拿小腹部数次。痛点部位多施手法。

此外，患有慢性盆腔炎的女性在生活中还要注意以下两个方面的内容：

1. 尽量避免不必要的妇科检查，以免扩大感染，引起炎症扩散。妇科检查虽然采用专业的检查设备但也不能排除细菌感染的可能。所以，对于妇科检查，定期进行即可，不要过于频繁。

2. 饮食要清淡但也要有营养。可以多吃一些鸡蛋、豆腐、赤豆、菠菜，生冷油腻的食物一律不吃不碰。

# 阴道炎

## 苦参贯众饮巧治阴道炎症

阴道炎是阴道黏膜及黏膜下结缔组织的炎症，多由病原体侵入阴道引起，临床常见的有细菌性阴道炎、滴虫性阴道炎、霉菌性阴道炎、老年性阴道炎，是妇科门诊常见的疾病。

王爱，空姐，阴道炎症。白带多，下阴处非常痒，小便时又痛又黄，还总想小便，根据症状，王爱主观判断自己可能是阴道有炎症了，就自己到药店买了一些杀菌消炎药，但就是没有效，中医院的大夫说王爱这是湿热蕴结引起的念珠菌性阴道炎，自己虽然在用药，但没有对症，用再多的药也是不会好的，后来医生用苦参贯众饮进行治疗，王爱的下阴痒很快就止住了，白带也没有那么多了。

该偏方的具体使用方法为：将苦参、贯众各15克加水煎煮，去渣取汁，服用时加入白糖适量，每日两次，早晚各一次，每5日一个疗程。一般患者2个疗程即可见效。

平时防护阴道炎，需要做到以下几点：

首先，要注意保持外阴清洁干燥，不与他人共享浴巾、浴盆，不穿尼龙或类似织品的内裤，患病期间用过的浴巾等均应煮沸消毒。

其次，在月经期间宜避免阴道用药及坐浴。

再次，增强体质，在条件允许的情况下坚持锻炼身体，以驱邪外出，增强免疫力。

最后，要注重自我精神调理。阴道炎患者应稳定情绪，怡养性情，并根据患者的性格和发病诱因进行心理治疗。积极消除诱发因素，及时治疗生殖器官的各种炎症。

## 天然饮食方应对阴道炎

从专业的角度讲，阴道炎是由于病原微生物（包括淋病双球菌、霉菌、滴虫等微生物）感染而引起的阴道炎症。之所以强调这一点，是因为不少女性朋友都觉得"阴部卫生工作不到位就会引发阴道炎"，有这样想法的女性不在少数。也因此会有人特别注重阴部的清洁，也就是我们常说的清洁成癖。具体的表现是频繁使用妇科清洁消毒剂、消毒护垫，每天都用外阴洗液清洗外阴。认为这样，时刻保持阴部的干净就可以完全摆脱阴道炎的纠缠。事实上，这样做反而会破坏阴道本身的微环境，使霉菌易于入侵而引发疾病。

阴部卫生是很重要，但也要有度，过度卫生也会引发疾病。正所谓过犹不及说的就是这个道理。

小艺非常相信一些广告商的鼓吹，那些越做越有趣的卫生护垫广告，让小艺也相信，护垫能起到更卫生的保护作用，她也就因此依赖上卫生护垫的使用。当她发现自己的阴部开始瘙痒并被查出感染阴道炎时，还一脸疑惑。

多数护垫底部都有一层塑料，透气性差，很容易造成阴部潮湿、出汗，使病原菌滋生。长时间不更换卫生护垫会使局部湿度和温度都大大增加，这样不仅给细菌和真菌的生长创造了适宜的条件，而且破坏了阴道的酸碱度，降低了局部的保护屏障作用，会造成阴道炎。加之卫生护垫的摩擦易引起局部皮肤或毛囊的损伤，发生外阴毛囊炎等疾病，所以卫生护垫不宜长期使用。日常生活中，其实只要充分保持内裤的洁净卫生就足够了，根本没必要增加什么护垫。一般而言，只要注意勤快清洗替换内裤即可。要提醒的是，内裤不要一穿就是几年，这样即使勤作清洗也不行，一般每半年至一年时间就应该把自己的全部内裤大"换血"一次，购买新的内裤使用。

这里为大家推荐的是银杏莲子冬瓜子饮和熟地黄芪芡实羹两个食疗偏方。

1. 银杏莲子冬瓜子饮

材料：银杏8粒，去心莲子30克，冬瓜子40克，白糖15克。

做法：莲子先浸泡10小时左右。将银杏去壳，与洗净的莲子、冬瓜子同入锅中，加清水，用小火炖约30分钟，至莲子熟烂后加入白糖即成。

功效：此方具有健脾益气，利湿止带的功效，适用于阴道炎，证属脾虚者。

2. 熟地黄芪芡实羹

材料：熟地黄、黄芪各 20 克，芡实粉 100 克，蜂王浆 20 克。

做法：将熟地黄、黄芪洗净，晒干，切片，放入砂锅，加清水浸泡约 30 分钟，以小火煎煮约 1 小时，去渣取汁。将芡实粉逐渐加入锅中，边加热边搅拌成羹，离火后调入蜂王浆即成，早晚各 2 次。

功效：此方具有益肾补脾，收涩止带的功能，主治老年性阴道炎，证属肝肾阴虚者。

与此同时，阴道炎患者在饮食上宜食用清淡而有营养的食物，如牛奶、豆类、鱼类、蔬菜、水果类。饮食宜稀软清淡，可选用粳米、糯米、山药、扁豆、莲子、薏米、百合、大枣、动物肝脏等补益脾肾的食物。忌食葱、姜、蒜、辣椒等辛辣刺激性食物；忌油腻食物和甜食、海鲜发物、腥膻之品。

## 阴道保养，妙用鸡冠花

正常健康女性其实并不用过度担心阴道问题。因为由于解剖学及生物化学特点，阴道对病原体的侵入有自然防御功能。只有当阴道的自然防御功能遭到破坏，才会使病原体有机可乘，从而引发阴道炎症。

那么，怎样判断是否受到了阴道炎的困扰呢？

如果你发现白带出现异常，或者外阴瘙痒且有灼热感，再或者有尿痛、尿急、尿频的症状出现，就基本可以确定为阴道炎症了。

史晓楠是个很漂亮的女孩子，也因此爱美。气温降到零下时，她反而为自己多添置了穿起来轻舞飞扬、翩翩风采的裙装。为了不挨冻，在裙子里多穿了几条紧身的裤袜，正因如此，使她患上了霉菌性阴道炎，她为此懊恼不已。

裤袜的质地通常都是化纤成分，非常不透气，一直被几层化学纤维包裹着，湿热郁积无法消散。同样的道理，不少女性喜欢穿化纤制的内裤。化纤比较粗硬，吸湿性能和通透力都很差，制成短裤，穿在里边，很不舒适。用化纤制成的裤子不吸水、通透力又差、不容易使湿气蒸散出去。女性平时外阴部受白带、尿、便等的污染，经常是湿润的，终日有些分泌物或湿气浸渍外阴部，日久自然容易引发阴道炎。

下面推荐一款食疗偏方——鸡冠花疗法。具体制作步骤是：将鸡冠花洗净；鸡蛋 2 只煮熟，去壳。把全部用料放至锅内，加一些清水，武火煮沸后，文火煲约 1 小时，调味供用。有去湿止带的功效，主治湿浊盛的滴虫性阴道炎。

　　阴道是女人身体上很重要的一个器官，它是女性的性交器官及月经血排出与胎儿娩出的通道，关系着女人一生的幸福。所以女人要给自己的阴道最贴心的关怀，保证它的健康。

　　女人的很多阴道及宫颈疾病都是由于受寒导致的，特别是下半身的寒凉会直接导致女性宫寒，不仅造成手脚冰凉、痛经，还会引起性欲淡薄。而宫寒造成的淤血，也会导致白带增多，阴道内卫生环境下降，从而引发盆腔炎、子宫内膜异位症等。

　　此外，不要因为阴道在身体内部就觉得自己穿什么都没有关系。紧身的塑身衣和太紧的牛仔裤会让下半身的血液循环不畅，也不利于女性私处的干爽和透气，而私处湿气太大，则容易导致霉菌性阴道炎。与此相关的还有，穿着紧身的衣裤，还缺少运动，在一个地方一坐就是一天，下半身缺乏运动会导致盆腔淤血，引发炎症，对心脏和血管也没有好处，还会导致女性乳房下垂。

　　最后，流产对女性伤害很大，容易给盆腔炎、不孕、子宫内膜异位症等制造发病机会，还容易打乱免疫系统，造成反复流产，因此在还不打算要宝宝的时候，请做好性生活的防护工作。

# 宫颈炎

## 鱼腥草消除宫颈炎症效果好

　　宫颈炎和其他妇科炎症一样也可分为急性和慢性两种。临床上以慢性宫颈炎多见。与阴道炎症相比，宫颈炎的病症表现有所不同，除了同样会出现白带增多的现象之外，宫颈炎患者的白带还可能会掺杂血丝，且会有明显的下腹肿胀感。

　　马平今年 38 岁，生过一个小孩，最近带下量非常的多又很黏，并且颜色是黄色的，闻着有点臭，下腹还胀痛，口干且苦。听人家说，女人到了一定的年龄总会有这样那样的妇科病，如果不及时治疗很容易得重大疾病，心里很是害怕，到医院做妇科检查，原来是宫颈炎。大夫说是由于湿热蕴盛引起的，应该用清利湿热的方法进行治疗。

　　经过朋友的推荐，她选择了鱼腥草作为治疗方。使用 5 剂之后，白带颜色恢复正常，腹部疼痛也明显减轻了。之后她又继续使用了 2 剂，发现炎症引发的大部分症状都在好转中。

这里就为大家详细介绍这款偏方的主要构成和使用方法：准备鱼腥草、蒲公英、忍冬藤各 30 克。然后以水煎，每日 1 剂，分 2 次服完。每 5 剂为一个疗程。一般说来，一个疗程病症就应该会有所减轻。重症患者如果不见其效，请暂时停用。

## 艾灸法治疗宫颈炎，安全又有效

现代女性患宫颈炎的比例越来越高。但是，这其中没有几个人是真正了解宫颈炎的治疗原理的，所以不少女性在治疗宫颈炎的时候走了弯路。殊不知，其实传统的疗法治疗此病会更加有效，比如艾灸关元、子宫、八髎穴和三阴交等穴，效果就不错。

张立云因为患有轻度宫颈炎，去医院看了医生，也用了药，起初的时候好了一点，但是没有全好，后来四处查找治疗资料，在一本针灸疗法的书上看到可以用艾灸关元、带脉的方法治疗，就去请教了懂得针灸的朋友，得到验证之后打算尝试。结果试过几次之后感觉病情有明显的好转。虽然，整体见效不是那么快，但是一直没有反复的现象，这让她很高兴。

这个艾灸疗法的具体步骤是：

选取带脉、三阴交、足三里。湿热下注者加行间、太冲、丰隆；脾肾亏虚者加脾俞、肾俞、关元、中极。

艾条悬灸每次选用 3~4 个穴位，每穴每次灸治 10 分钟，每日灸治 1 次，15 次为 1 个疗程。艾炷无瘢痕灸每次选用 3~4 个穴位，每穴每次灸治 5 壮，每日灸治 1 次，7 次为 1 个疗程。针灸每次选用 3~4 个穴位，每穴每次施灸 15 分钟，每日灸治 1 次，5 次为 1 个疗程。用多眼艾灸盒在腹部大面积移动艾灸，主要在小腹部和后腰部，每天艾灸时间各不少于 1 个小时。轻度的宫颈炎应该在 10 天左右，就会看到明显的效果。

带脉：人体奇经八脉之一。带脉能约束纵行之脉，足之三阴、三阳皆受带脉之约束，以加强经脉之间的联系。带脉还有固护胎儿和主司妇女带下的作用。带脉循行起于季胁，斜向下行到带脉穴，绕身一周。并于带脉穴处再向前下方沿髋骨上缘斜行到少腹。

在使用此法的同时要注意卫生，经常保持外阴清洁。对处于月经期、产褥期和急性发病的女性而言要禁止性生活，以防子宫颈炎及其他感染性疾病发生。

## 对付宫颈糜烂的妙招：冰片外敷

一听到"糜烂"这个词，不少女性就开始头痛。其实，不要对此有什么思想负担。所谓的宫颈糜烂，简单地说就是由于宫颈炎症对治不当而转变形成的。

这种情况在已婚和体虚的妇女中更为多见。其病因大多是由于性生活或分娩时损伤宫颈，使细菌侵入而得病。也有因为体质虚弱，经期细菌感染而造成。不管是因为哪种原因造成的，都能找到对症治疗的方法，只要选对适合自己病情的治疗方，耐心的、合理地进行治疗就可以解决这个问题。

王冬雪在体检时查出是轻度宫颈糜烂，很奇怪王冬雪之前仅仅是白带略比以前多一些也没有其他的症状，医生说一般的宫颈糜烂初期是不会被发现的，若及早发现进行治疗是有好处的，他们建议王冬雪早治疗，以免发展为重度。后来，在经过系统的治疗之后，病情有所好转，但是又在一段时间内停滞不前，为了彻底治愈，王冬雪通过一个老中医的指点，开始尝试冰片外敷的方法。一个疗程结束时复查，糜烂已愈大半，继续一个疗程治疗后复查，宫颈光滑复常。

这个外敷法的具体使用方法是：准备儿茶、苦参、黄柏各 25 克，冰片5 克。共为细末，取适量用香油调成糊状。用棉球清拭阴道后，将带线棉球蘸药糊放在糜烂面上，24 小时后取出，隔两天上药 1 次，10 次为一疗程。轻度糜烂一个疗程即可见效。

如何预防宫颈糜烂呢？主要应注意以下几点：

1. 讲究性生活卫生，坚决杜绝婚外性行为和避免经期性交。减少性传播疾病。

2. 及时有效地采取避孕措施，降低人工流产、引产的发生率，减少因为外部创伤而引发细菌感染的机会。

3. 防止分娩时器械损伤宫颈。

4. 凡月经周期过短、月经期持续较长者，应予积极治疗。

5. 产后发现宫颈裂伤应及时缝合。

6. 定期妇科检查，做到早发现、早诊断，以便及时发现宫颈炎症。

7. 首先要注意个人卫生，保持外阴清洁、干燥，经常换内裤，穿纯棉内裤。

8. 做好自我保健工作，倡导晚婚、少育、开展性卫生教育，拓宽卫生知识面，了解个人生理卫生常识。

# 子宫肌瘤

## 子宫肌瘤辅助食疗方

子宫肌瘤是指由子宫平滑肌细胞增生而形成的良性肿瘤，也是女性生殖器官中最常见的肿瘤之一。其中有少量结缔组织纤维仅作为一种支持组织而存在，所以不能根据结缔组织纤维的多少而称为子宫纤维肌瘤、肌纤维瘤或纤维瘤，其确切的名称应为子宫平滑肌瘤，通称子宫肌瘤。

董洁笑是某地的公务员。平日里工作并不是很繁忙，吃得好睡得香，她怎么也没有想到自己有一天会成为子宫肌瘤患者。但是这还是发生了。一天，她突然觉得自己乳房胀痛、小腹部有隐痛，她以为是自己着凉了。后来，没过几天，经期内的经血量变多，而且淋漓不尽、腰部酸痛、眼圈发黑，她这才觉得不大对劲，去医院检查发现是子宫肌瘤，盆腔检查可摸到子宫体增大的迹象。

她四处寻医问药，在接受医院治疗的同时没有放弃一个可能治愈的希望。后来从朋友那里听到一个食疗保养方，虽然此方服用之后未必会完全治愈子宫肌瘤，但对于减轻患者的病痛，缓解症状，起到了很大的作用。

这两个方子分别是桃红鳝鱼汤和核桃仁粥。

桃红鳝鱼汤的具体做法是：准备桃仁 12 克，红花 6 克，鳝鱼丝 250 克，料酒、姜片、葱段、盐、味精、高汤各适量。桃仁、红花加清水煎约 30 分钟，去渣取汁。姜片、葱段入热油锅中爆香，加鳝鱼丝和料酒略爆炒后，加高汤及桃仁、红花煎汁同煮，熟后加盐和味精调味即可。此方具有活血消淤，补肾养血的功效。适用于子宫肌瘤、月经不畅者。

核桃仁粥的具体做法是：先准备核桃仁 15 克，鸡内金 12 克，粳米 100 克。然后将核桃仁、鸡内金捣成粉，加清水研汁去渣，同淘洗净的粳米煮粥食用。分顿食用，连服 10 天。此方具有破淤行血，通络消淤的功效，适用于子宫肌瘤，证属气滞血淤，腹中淤滞疼痛，月经量不多者。

除了必要的药物治疗之外，子宫肌瘤患者还要注重日常保健，主要有以下几点：定期参加妇科普查；有子宫肌瘤者更要做好避孕工作。一旦怀孕，对人流手术带来一定难度，易出血多；中药治疗子宫肌瘤时要定期作妇科检查和 B 超检查，了解子宫肌瘤变化情况，情况严重的情况，应作手术治疗。

# 三丝芦笋治疗子宫肌瘤

杜小涿是某机械厂的高级技师，也是厂子里的业务标兵。她对工作一心一意，但是忽略了自身的健康隐患。在一次厂里组织的体检中，被查出子宫肌瘤早期。因为发现的比较早，医生建议她抛开顾虑全身心接受治疗，还是可能痊愈的。她在积极接受治疗的同时也接受了一位中医好友的建议，服用了一个传世多年的食疗方，这就是三丝芦笋。服用这个方子一段时间之后，她感觉自己身体的修复力变强了，以往在接受医院药物治疗之后人都感觉蒙蒙的，没有精神，也许是药物在身体里产生了副作用的缘故，后来使用这个方子之后，感觉气血顺畅，心情也没那么糟糕了。

这个方子的具体制法是：先将鲜芦笋 10 克洗净，去粗皮，切丝；胡萝卜半个去外皮，刨丝；冬笋尖 3 块清漂，切丝；鸡胸肉 2 片去肥脂，切丝，放黄酒、生粉糊少量中浸泡 5 分钟。然后放上炒锅，倒入橄榄油 2 匙，待油八分热时，放入姜、葱各 5 克略爆，即倒入鸡丝急炒，再放入芦笋、胡萝卜、冬笋等 3 丝同炒，再放入盐、黄酒、白糖适量，调匀后起锅即可食用。

这个方子的药理原因是，芦笋可以解毒通淋；胡萝卜可以健脾，化滞；冬笋可以滋阴凉血。综合作用，益气散结，主治子宫肌瘤，证属肝气郁结，气血不畅。

此外，与其具有等同功效的食疗方还有牛蛙丹参汤。其具体制法是：将牛蛙去皮，内脏洗净。将丹参 30 克，党参 15 克用纱布包好。油锅烧热，入牛蛙 250 克爆炒一下，加适量水及药包，小火炖煮 30 分钟，加精盐，麻油适量调味即成。可食牛蛙，饮汤。每日 1 次，连服半月。

牛蛙可以健胃，滋补解毒，养心安神补气；党参可以补气；丹参可以活血。此方可活血化淤，补气化症，适于子宫肌瘤，证属气虚血淤，体质虚弱者。

既然，食疗具有辅助的治疗作用，那么，得了子宫肌瘤吃什么对身体好？

子宫肌瘤患者应多吃五谷杂粮如玉米、豆类，也可经常吃一些干果类食物，如花生、芝麻、瓜子等。另外日常中的茶饭准点定量，防止暴饮暴食。

子宫肌瘤患者的茶饭宜清淡，最好不要吃羊肉、狗肉、虾、蟹、鳗鱼、咸鱼、黑鱼等发物。

子宫肌瘤患者可以多吃一些食海藻类食物，如紫菜、海带、海白菜、裙带菜等，海藻含矿物质最多为钙、铁、钠、镁、磷、碘等。现代科学认为，常食海藻食品可有效地调节血液酸碱度，避免体内碱性元素（钙、锌）因酸性中和而被过多消耗。

子宫肌瘤患者还应忌食辣椒、麻椒、生葱、生蒜、酒类、冰冻等刺激性食物及饮料；禁食桂圆、红枣、阿胶、蜂王浆等热性、凝血性和含激素成分的食品。

# 不孕症

## 常喝山茱萸粳米粥治不孕

不孕症是指有正常性生活、未采取避孕措施 1~2 年尚未受孕或未能生育者，其中，从未受孕者称原发性不孕，曾有生育或流产又连续 2 年以上不孕者，称继发性不孕症。

安娜，33 岁，婚龄 6 年，是一家广告公司的客户部主任，有相当不错的工资，但同时又伴有很大的压力。结婚那天她就对老公开玩笑地说，将来咱们就过二人世界，可不要"第三者"插足，结婚六年来，怀孕三次均做了人工流产。

一开始是因为她和老公经济负担重，两个人都属于北漂一族，在这个城市连个房子都没有，结婚只是领了红本本，这样的条件自然不敢奢望要小孩。等后来条件好了些，有能力买房子了，可每个月为了还贷也得紧巴巴的过日子，尽管到了生孩子的最佳年龄，可经济负担这么重，哪敢要小孩。而且身为女性，身在职场，也身不由己呀。每次流产之后，生怕老板不满，只休息两三天就赶紧上班。世间一晃，到了 30 多岁了，很想要个孩子。后来她狠下心来把工作给辞了，在家安心休养，可没有想到，两年了，她的肚子一点动静都没有。后来她采用了山茱萸粳米粥来调理，加上对自己生理期的合理计算，终于顺利受孕。

这其中此食疗方起到了很大的辅助作用。这个食疗方的具体制作方法是：准备山茱萸 15 克，粳米 50 克，红糖适量。将原料洗净，同入砂锅，加水 450 毫升，用文火煮粥，至表面有粥油为宜。每日早晨空腹温热顿服，10天为一疗程，适用于肾虚引起的不孕症。其中，山茱萸能固经止血，可用治妇女体虚、月经过多等症，可与熟地、当归、白芍等配伍应用。

减少不孕症的发生，预防极为重要。

首先，要注意采取避孕措施。很多女性认为人流是很平常的事情，有的女性一年内要进行几次人工流产。其实侵入子宫的手术，有可能引发感染、着床环境的破坏，造成无法孕育胎儿，所以事前的避孕观念是很重要的。

其次，要争取在最佳生育年龄进行生育。女性最佳的生育年龄是20~30岁，35岁就开始走下坡，而且高龄产妇在生育上危险性也较高，所以把握最佳的生理状况生育下一代，对母亲与小孩都比较好。

再次，有病尽早医治。生理状况往往是环环相扣，当身体状况有异状时，就该尽早治疗，以免引来更多后遗症。

## 红花鸡蛋调治不孕

李上洁，28岁。婚后5年一直不孕，经过检查，爱人身体健康，精液化验正常。但是李上洁平素胃肠虚弱，经来腹痛，妇科检查子宫及卵巢功能亦趋正常，曾服药达200余剂，对再治疗已失去信心。闻听红花鸡蛋有助于怀孕，抱着试一试的态度服了4个周期的红花鸡蛋，痛经治愈，胃肠功能也好转，于去年2月份怀孕。

红花鸡蛋的具体制作方法是：取鸡蛋1个，打一个口，放入藏红花1.5克，搅匀蒸熟即成。此又名红花孕育蛋。经期临后1天开始服红花孕育蛋，一天吃1个，连吃9个，然后等下一个月经周期的临后1天再开始服，持续3~4个月经周期。

红花鸡蛋是个治不孕症的有效偏方，在民间流传很广，此方来自山西平遥县著名中医郭智老先生。他用此方治愈几百例不孕症患者。此方为健身强壮之佳品，无副作用，是调经安胎之妙方。

# 乳房炎症

## 乳腺炎症的穴位治疗法

做了妈妈是女人一生莫大的幸福，但也经常会面临这样的情况：给宝宝喂奶一个月左右，乳头就开始皲裂、胀痛，感觉特别疼，不敢喂奶，一喂奶就感觉痛得不得了，严重时都不敢碰，一碰就胀疼。其实这就是乳腺炎的症状，一般以初产妇较多见，发病多在产后 3~4 周。如不及时处理，则易发展为蜂窝组织炎、化脓性乳腺炎。

乳腺炎在成年女性中极为常见，多见于 25~45 岁女性，其本质上是一种生理增生与复旧不全造成的乳腺正常结构的紊乱，症状是双侧乳房同时或相继出现肿块，经前肿痛加重，经后减轻。

很多患了乳腺炎的女士非常紧张，生怕和乳腺癌挂上钩。其实，大可不必这么紧张，只要注意调整自己的情绪，舒缓压力，再配合一些按摩治疗，乳腺增生是不会威胁健康的。

具体操作方法是：每次月经前 7 天开始，每天用手指按压两侧行间穴 2 分钟，或者从行间向太冲推，临睡前按揉膻中 2 分钟，或者沿着前正中线从下向上推。月经来后停止。此按摩法可以解除乳房胀痛，防止乳腺增生。

除了按摩预防之外，还要注意改变生活中的一些环境行为因素，从根本上防止乳腺炎的进一步发展。如调整生活节奏，减轻各种压力，改善心理状态；注意建立低脂饮食、不吸烟、不喝酒、多活动等良好的生活习惯；注意防止乳房部的外伤等。

此外，提醒哺乳期的新妈妈们注意，要穿棉质内衣，因为鲜艳夺目的尼龙化纤材料的内衣，掉下的微小线头非常容易钻到乳头里面去，引起炎症。

## 山楂冲麦芽，缓解乳房胀痛

王飞飞每逢经前及经期两乳房胀痛 2 年余。近 3 个月来乳房胀痛加重，有时甚至痛不可触。晚上睡时不能侧睡，性格暴躁，月经先后无定期，舌质暗，舌苔白，脉弦。检查发现两侧乳腺均有肿块，乳房近红外光透照诊断为乳腺增生，经诊断这病属中医乳癖，因肝气不舒、痰凝血淤、壅结成块，积于乳房所致，治宜疏肝理气，软坚散结。后来经人介绍使用山楂麦芽饮，使用 10 剂之后，两乳房胀痛、肿块消失，3 个月后，因感冒、咳嗽来就诊，追问月经前及经期乳房未胀痛。

此方的具体使用方法是：先准备山楂片 15 克，五味子 15 克，麦芽 50 克。然后将这三种成分的物品一起浸入水中，泡 20 分钟左右，然后将水量调整在适当位置，开大火煮，一直煮到水沸，大火改小火，在此沸之后即可关掉。同样方法，再做一遍。两回所得的药汤合在一起，分 3 次服用，每日一次即可。

经过多方验证，本方具有疏肝散结，补肾化痰作用，常用于治疗乳腺炎症。

山楂味甘酸，入肝经，有消积散郁，化痰止痛之效；五味子味酸、敛肺滋肾，壮水镇阳；麦芽舒肝气，退乳，麦芽与肝同气相求，故善舒之，破症结。该方主要用于现代医学的女性乳腺增生症等病症。

根据现代药理研究：山楂片有调节内分泌作用，能使患者血液中雌二醇、黄体酮、泌乳素浓度降低，并可通过抑制泌乳素分泌，减少其对促卵泡成熟激素的拮抗作用，恢复卵巢功能，五味子，麦芽有调节垂体—卵巢轴分泌，使之规律的效应。诸药共同作用达到疏肝理气，调节内分泌功能，所以可以预防和治疗乳腺增生症等病症。

其实，除了采用偏方治愈乳房疾病之外，日常的乳房保健必不可少，具体说来包括以下几个方面的内容：

1. 保持愉悦的心情，避免抑郁。中医在调理方法方面有一句很经典的话，"药补不如食补，食补不如神补"。做女人要性格开朗。所谓的神补就是调神，关键点就是要"调理神明"，使五脏的神变得更好。调神就要求女人的心要粗一点，尽可能不生气或者少生气。

培养爱好，加强修养。女人要有点事做，如果丧失了自我追求，就会使自己很容易在原本很细微的事情上想不开，从而影响情志，造成身心的伤害，患乳房疾病，所以要培养自己的爱好，让自己有事情做。

2. 营养要充足，不要忌食、偏食。遵循"低脂高纤"的饮食原则，多吃全麦食品、豆类和蔬菜，控制动物蛋白摄入，同时注意补充适当的微量元素。不要忌食和偏食，否则你的乳房就会缩水。

## 蒲公英，乳腺炎症不用怕

乳腺炎是乳腺的急性化脓感染性疾病，多由乳头皲裂、哺乳期婴儿吮破乳头，细菌乘机侵入，加之排乳不畅，乳汁积聚，以致细菌得以迅速繁殖而致病。本病以初产妇为多见，多发生于产褥期。

李好，26岁，生完孩子15天后，由于右乳头有些内陷，小婴儿吮吸有些困难，结果乳头烂了，就诊时，乳头已经胀痛2天，乳汁也难出，非常怕冷、高烧不退，用西药效果不显，属急性乳痈。之后，听从了长辈的建议，采用了蒲公英疗法来治疗。10天后痊愈。

这个蒲公英疗法的具体使用法是：用蒲公英60克，煎水2次，取汁，加入皮硝100克搅拌溶化，待温时用干净毛巾浸湿，捞出，以不滴水为宜，趁热覆盖于患处，不热了更换毛巾，一日 3~4 次，每次 20 分钟。连用 2 天疼痛即减，1 周后即愈。如果加服 1~2 剂可巩固疗效。

其实，乳腺炎多由生活方式不当引起，如果能从生活中加以防范，就能有效降低其发生率。生活中的主要防范措施有：妊娠后期，经常用温水洗乳头；乳头内陷者，洗后可轻柔地按摩牵拉乳头，或用 75% 酒精擦洗乳头；养成定时哺乳的习惯，保持乳头清洁。

事实证明，产妇如果能养成自我按摩乳房的好习惯，健康就会离她更近一点。具体的按摩操作方法是：一手用热毛巾托住乳房，另一手放在乳房的上侧，以顺时针方向转向按摩。如果乳房感到胀痛，或者乳房上有肿块时，手法可以重一些。在自我按摩的同时，可稍用力挤压乳房，把乳汁从乳头挤出，反复几次后，乳腺管就通畅了。

# 更年期综合征

## 穴位按摩缓解更年期综合征

人们普遍认为更年期是女性生长的一个阶段，如同儿童、青年、中年、老年这些概念一样，女人到了这个阶段必然会呈现情绪暴躁、容易失控的状态，就像年轻人的"叛逆期"一样。但事实上，更年期综合征是一种病理反应，并非女人必经的一种状态。

现代医学认为，更年期症状是人体雌激素分泌开始减少造成的，因为身体的各个器官无法迅速适应变化，于是出现了心烦、莫名其妙地发脾气、容易急躁、失眠、盗汗、莫名其妙地想哭、月经减少、性功能下降等症状。中医认为，更年期综合征"是随着肾气渐衰，天癸将竭，冲任二脉虚衰，精血日趋不足，进而导致多个脏腑功能失调所致"。即人体伴随年龄的增长，肾气会不断衰弱，而气为血之帅，气弱则血虚。我们知道，女性是以血为本的，经、带、怀孕、生产等都离不开血，血虚就会导致一系列脏腑功能的失调，于是便出现了包括停经在内的各种病理现象。

明白了更年期综合征产生的根源，治疗也就很明确了，即郭老所说的"以补肾填冲为本，兼调心肝脾诸脏"。

2008 年 48 岁的陈琦金去医院就诊，据她自己描述，来就医前的近半年里她每天劳累奔波，疲惫不堪，渐感月经量越来越少，经期推迟，如今已有两个月未潮，时常冲热出汗，心烦易怒，夜寐不佳，家人也不理解，经常和她争吵，于是她更加烦躁。她的文化素质较高，知道这和更年期有关，医生想用激素来调治，但她不愿意服用这类药物。经诊断，她属肝肾阴虚，冲任枯竭，所以才会经常肝热上冲，扰动心神，导致烦躁易怒，夜寐不佳。于是医生为她推荐了穴位疗法。

这个疗法可以有效缓解更年期综合征，方法很简单：每天坚持按揉太溪、太冲两个穴位，太冲要从后向前推按，每次单方向推100次；太溪顺时针按揉，每天早晚2次，每次2分钟。

更年期对女性来说并不是磨难，而是一个审查自己身体的好时机，只要悉心调养，就可使体内的新陈代谢在一个新的基础上达到平衡的状态。

在生活中，女性朋友可以从以下几个方面进行调养：

从饮食上讲，多食大豆及豆制品，因为豆制品都含有丰富的植物性雌激素，可有效地减轻热潮红症状，更年期女性最好每天喝一杯豆浆，以补充雌激素。油炸食品会让人感觉口干舌燥，使体内肝火更旺，更年期女性应避免食用。

从着装上讲，更年期女性平时着装最好选择宽松、吸汗、透气性好，棉、麻质地的衣服，避免穿紧身的衣服或者皮革质地的衣服。

从生活细节上讲，由于热潮红症状的发生是没有固定时间的，所以要随时准备一些小东西以备不时之需，随身带着一把小折扇和一条小毛巾。当身体发热时，可随时扇风，减轻闷热感，保持凉爽。一条棉质的小毛巾可随时解决盗汗问题，尤其在公众场合，可避免突然"汗流浃背"的尴尬。

## 更年期综合征按摩三阴交

更年期是女性卵巢功能从旺盛状态逐渐衰退到完全消失的一个过渡时期，包括绝经和绝经前后的一段时间。

理论上来讲，女性更年期一般出现在42岁左右，但是，由于女性在现代社会承担着不同社会角色的责任，再加上生育、流产等原因，女性早衰成为社会和医学界关注的重要问题。现在，很多女性刚过30岁，就出现面部色斑、皱纹、乳房干瘪萎缩、松弛；阴道泌液减少，性机能减退、失眠、烦躁、潮热、盗汗等症状，甚至有很多人在35岁左右就开始进入更年期。所以，要对抗女性更年期问题，首先要女人懂得好好呵护自己，调适心情减缓压力，在该生育的时候生育，要知道，女性一生中如果有一次完整的孕育过程，就能增加10年的免疫力，而一直没有生育过的女性就可能提前进入更年期。

多数妇女能够平稳地度过更年期，但也有少数妇女由于更年期生理与心理变化较大，被一系列症状所困扰，影响身心健康。因此每个到了更年期的妇女都要注意加强自我保健，保证顺利地度过人生转折的这一时期。自我保健的最佳方法就是按压三阴交穴位。

三阴交位于内踝上 3 寸处，胫骨后缘。女性朋友对于这个穴位应该予以高度重视，对它进行经常刺激，可以治疗月经不调、痛经等妇科常见病症。

在饮食上，对于更年期有头昏、失眠、情绪不稳定等症状的女性，要选择富含 B 族维生素的食物，如粗粮（小米、麦片）、豆类和瘦肉、牛奶。牛奶中含有的色氨酸，有镇静安眠功效；绿叶菜、水果含有丰富的 B 族维生素。这些食品对维持神经系统的功能、促进消化有一定的作用。此外，要少吃盐（以普通盐量减半为宜），避免吃刺激性食品，如酒、咖啡、浓茶、胡椒等。

## 胡桃，帮你轻松安度更年期

女性更年期综合征是指妇女在绝经前后，因卵巢功能逐渐衰退或丧失，以致雌激素水平下降所引起的以自主神经功能紊乱及代谢障碍为主的一系列综合征。

每个女人都希望更年期来得越晚越好。但快节奏的生活，让女性承担着越来越重的压力，加之环境污染不断加剧，这些都对女性卵巢功能产生了巨大的威胁。但是，我们发现那些经常喝牛奶、吃鱼虾，身材在正常范围内偏胖，30 岁前生育过子女，哺乳期较长以及不吸烟的女性，她们的卵巢功能不仅"状态良好"，更年期来得也相对偏晚。

由此我们不难看出，食物对女性卵巢功能的影响是很大的。而且，健康的饮食，加入正确的养生方法之后，可以有效缓解更年期症状。

这里为大家推荐的食疗偏方是胡桃莲肉猪骨粥。

材料：猪骨 200 克，胡桃肉 50 克，莲肉 50 克，大米 100 克。

做法：将胡桃肉、莲肉、大米洗净，猪骨洗净斩小块。先把胡桃肉、猪骨、莲肉一起入锅内，加水用武火煮开，改用文火煮 30 分钟，再加大米煮至粥成，调味温热服食。

功效：适用于更年期综合征脾肾两虚所致的头昏耳鸣、腰膝酸软、夜尿频数、面浮肢肿、月经紊乱等。

妇女生命的 1/3 时间将在绝经（更年期最突出的表现）后度过。因此，必须重视和做好更年期不同时期的预防和保健措施。

更年期保健应当注意以下几点：

了解更年期知识。更年期是自然的生理过程，了解必要的知识，正确认识更年期出现的症状。

保持心理平衡。调整好自己的心态，保持乐观情绪，树立与疾病作斗争的信心，消除不应有的恐惧和焦虑。

健康和睦的家庭。健康和睦的家庭，不但可使更年期妇女心情舒畅、消除烦恼，而且可以化解来自工作中和生活中的不良刺激，建立起生活的信心。

坚持适宜的运动。适当的身体锻炼，可减慢体力下降，使自己有充足的精力和体力投入工作和生活中。

注意劳逸结合。工作、生活应有规律，睡前不饮酒，不喝茶，不看惊险和悲惨的影片，以保持良好的睡眠。

合理的膳食。由于更年期妇女生理和代谢等方面会发生一定变化，胃肠功能吸收减退，应限制糖、热量、动物脂肪、胆固醇和盐的摄入，补充优质蛋白（奶类、鱼类、豆类、瘦肉、香菇、海产品、黑木耳等）、维生素、微量元素、钙和纤维素，以维持人体的正常代谢。

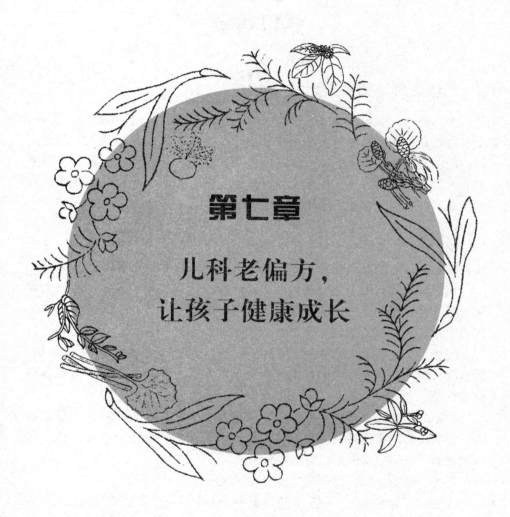

第七章

儿科老偏方，
让孩子健康成长

# 感冒咳嗽

## 穴位按摩让感冒去无踪

谁都得过感冒，轻者鼻子不通气，流鼻涕，头痛；重则怕冷，发烧，全身没劲儿。感冒的发生主要由于体虚，抗病能力减弱，当天气突然变化时，人体卫外功能不能适应，邪气乘虚由皮毛、口鼻而入，引起一系列肺卫症状。由于发病率高，有可能并发其他疾病，必须引起足够的重视。推拿按摩不仅能预防感冒，还有治疗感冒的功效。

用左手中指在右手掌心，即劳宫穴用力摩擦，直到自己觉得发烫，就把中指按在左边鼻翼的下方，即下迎香穴，反复3~4次。然后再用右手中指在左手劳宫穴摩擦发烫后，按在右边鼻翼的下方，同样次数。

如患重感冒，用上述方法疗效欠佳，可按摩脚心即涌泉穴，两三天即可治愈。这是因为人的脚部经脉密集，两脚的穴位占全身穴位数的1/10。现代医学认为，脚心远离心脏，血液供应少，表面脂肪薄，保温力差，且与上呼吸道，尤其是鼻腔黏膜有着密切的神经联系。所以脚心受了寒暖，就会因反射而引起上呼吸道局部温度降升和抵抗力减弱或增强，对感冒有直接作用。

按摩脚心时可取坐式，左（右）脚置放在右（左）膝上，一手紧贴脚心，推力由轻渐重，持续按摩2~3分钟，两脚交替，重复2~3次。这不仅能治感冒，还可以增强记忆力，使头脑清晰。

另外，预防感冒，还可按摩人中穴和风府穴。

人中穴又称水沟穴，位于鼻唇沟上中1/3交界处，是常用的急救穴；风府穴在枕骨末上隆凹陷处，为风寒入侵的门户，又为治疗感冒或伤寒的要穴。两穴均属督脉弦，督脉主一身之阳。祖国医学的"阳气"就是指人体的正气，包括现代医学的免疫力、抵抗力等。使用本法，可以扶助正气，抵御风寒，起到"正气存内，邪不可干"的作用。

另外，以下两个方法对预防和治疗感冒也颇有效果：

1. 每天早晨洗脸时，捧冷水于鼻孔处，轻轻吸入，旋即喷出，反复3~

4 次，坚持半个月，对特别容易感冒的患者有很好的预防作用。

2. 糖姜茶合饮。因感冒多为外感风寒之邪，常有头痛、鼻塞、流涕及一身关节酸痛，甚至怕冷、发热等症状。可用红糖、生姜、红茶各适量，煮汤饮，每日 1~2 次，不仅暖身去寒，而且有良好的防治感冒功能。

## 巧用推拿法治疗小儿咳嗽

听到孩子咳嗽，父母总是很揪心，又没有什么一吃就灵的特效药，只能看着干心疼。咳嗽是小儿的常见病症，这是因为小儿脏腑娇嫩，所以极易受到外感、内伤等的侵袭而使肺脏受伤，最终导致咳嗽。换句话说，咳嗽也是机体对抗侵入气道的病邪的保护性反应。因此，年轻的父母们不必担心，只要掌握了一套经络推拿法，自己在家就可以治好孩子的咳嗽。

1. 外感咳嗽

咳嗽有痰，鼻塞，流涕，恶寒，头痛。若为风寒者，兼见痰、涕清色白、恶寒重而无汗。若为风热者兼见痰、涕黄稠，汗出，口渴，咽痛，发热。治疗应健脾宣肺，止咳化痰。

推拿手法主要有：

（1）推坎宫：眉收至两眉梢成一横线为坎宫穴。操作时，术者用两拇指自眉心向两侧眉梢做分推，30~50 次。有疏风解表、醒脑明目的作用，常用于治疗外感发热、头痛等。

（2）下推膻中：膻中穴位于两乳头连线中点，胸骨正中线上，第四肋间隙。操作时，术者用食指、中指自胸骨切迹向下推至剑突 50~100 次。具有宽胸理气、止咳化痰的功效，适用于治疗呕吐、咳嗽、呃逆、嗳气等疾病。

（3）揉乳根：操作时，术者以拇指螺纹面按揉两侧乳根穴各 30~50 次。具有宣肺理气、止咳化痰的功效，适用于治疗咳嗽、胸闷、哮喘等疾病。

（4）揉肺俞：肺俞穴位于第三胸椎棘突下，督脉身柱穴旁开 1.5 寸。操作时，于两侧的肺俞穴上按揉 50 次左右。具有益气补肺、止咳化痰的功效，能调肺气，补虚损，止咳嗽，适用于一切呼吸系统疾病。

（5）揉丰隆：丰隆穴位于外踝尖上 8 寸，胫骨前缘外侧，胫腓骨之间。操作时，揉 50 次左右。具有和胃气、化痰湿的功效，适用于治疗痰涎壅盛、咳嗽气喘等病症。

若是风寒者可加推三关，风热者可加清天河水，痰多者可加揉小横纹。

2. 内伤咳嗽

久咳不愈，身微热，或干咳少痰，或咳嗽痰多，食欲缺乏，神疲乏力，形体消瘦。治疗应健脾养肺，止咳化痰。

推拿手法主要有：

（1）补肺经：肺经穴位于无名指末节螺纹面。操作时，术者以拇指螺纹面旋推患儿此穴 100～300 次。具有补肺气的功效，适用于治疗虚性咳喘、自汗、盗汗等病症，常与补脾土合用。

（2）运内八卦：内八卦位于手掌面，以掌心为圆心，从圆心至中指根横纹 2/3 为半径，所作圆周。操作时，术者以拇指顺圆周推动，100～500次。具有宽胸理气、止咳化痰、行滞消食的功效，主要用于治疗痰结咳嗽、乳食内伤等病症。

（3）揉乳根、乳旁：乳旁穴位于乳头外旁开 0.2 寸。揉两侧此穴 30～50 次，能宽胸理气、止咳化痰，适用于治疗胸闷、咳嗽、痰鸣、呕吐等病症。

（4）揉中脘：中脘穴位于前正中线，脐上 4 寸。操作时，患儿仰卧，术者以掌根揉此穴 100～200 次，具有健脾和胃、消食和中的功效，适用于脾胃升降失调所致诸症，如呃逆、胃痛、腹胀等。

久咳体虚可加用推三关、捏脊，痰吐不利可加用揉丰隆。

为配合经络疗法，父母在孩子的饮食上也要多加注意，多给孩子吃清淡的食物，一切寒凉、甜酸的食物都不要吃。孩子咳嗽时需忌发物，父母不能给其吃鱼、海鲜等，也不能给孩子吃补品。

# 2 种食疗方防治小儿感冒

小儿感冒是由病毒或细菌等引起的鼻、鼻咽、咽部的急性炎症，以发热、咳嗽、流涕为主症。其突出症状是发热，而且常为高热，甚至出现抽风。

如果孩子患了感冒，就应该让他少吃脂肪类和糖类食物，少吃精米和精面粉，多吃粗纤维食品如蔬菜、水果。保证饮食中蛋白质的含量，可以吃瘦肉、鸡肉、鱼肉和各种豆类食品。少吃乌梅、杨梅、青梅等酸涩食品，忌食辛燥、油腻之品。

孩子感冒是很正常的事，一般的感冒不必大惊小怪，可用以下两种食疗方进行调养。当然，如果病情严重，或者高烧不退，则应及早就医。

1. 瓜皮茶

材料：西瓜皮 1000 克，绿茶 10 克，薄荷 15 克。

制法：西瓜皮切碎，加水适量，煮沸 20 分钟后加入茶叶、薄荷，再煮

3 分钟，滤出汁液当茶饮。

功效：祛暑解表。

适应证：小儿暑湿感冒发热等。

2. 葱豉粥

材料：白米 50 克，葱白 6 克，豆豉 10 克。

制法：以常法煮米成粥，熟时加入葱、豆豉。每日 1 剂，分早晚 2 次食用。

功效：疏风解表清热。

适应证：风热感冒之发热、头痛、咽痛、眼干赤。

# 发　烧

## 孩子发烧了，穴位按摩可退烧

小儿发热是婴幼儿十分常见的一种症状，许多小儿疾病在一开始时就表现为发热。发热是机体的一种防卫反应，它可使单核吞噬细胞系统吞噬功能、白细胞内酶活力和肝脏解毒功能增强，从而有利于疾病的恢复。因此，对小儿发热不能单纯地着眼于退热，而应该积极寻找小儿发热的原因，治疗原发病。

中医认为，小儿发热的原因主要是由于感受外邪，邪郁卫表，邪正相争所致。治疗小儿外感发热，一般多采用清肺经、揉太阳、清天河水、推脊等推拿方法。

肺经位于无名指末节螺纹面，推拿时采用清法，即由手指末端向指根方向直推，连续 200～300 次；太阳穴位于眉梢后凹陷处，推拿时采用揉法，即以双手中指端按揉此穴，连续 30～50 次；天河水位于上肢前臂正中，推拿时用食指和中指，由腕部直推向肘，连续 100～200 次；推脊是指用食指和中指在脊柱自上而下作直推，连续 100～200 次。通过这些手法，可以疏通经络，清热解表，从而达到退热目的。

对小儿长期低热，中医认为是由于久病伤阴而产生的虚热。治疗可采用揉内劳宫、清天河水、按揉足三里、推涌泉等推拿方法。内劳宫位于手掌心，推拿时采用揉法，连续 100～200 次；清天河水方法同上；足三里穴位于下肢胫骨前嵴稍外处，推拿时用拇指端在该穴按揉，连续 50～100 次；

涌泉穴位于足掌心前正中，推拿时用拇指向足趾方向直推，连续 50~100 次。通过这些推拿方法，可以调节脏腑功能，引热下行，清退虚热。

推拿方法简便，患儿没有痛苦，没有任何副作用，家长可以自己操作。在小儿发热时，建议家长不妨试一试。

## 适用于儿童的快速退烧法

发烧可以说是宝宝最常见的体征了，而且，越小的孩子发烧越危险。家长总是会担心孩子会烧坏脑子，或者有其他的并发症，总之，孩子一旦发起烧来，家长总会有很多不好的念头。据统计，一般情况下因发烧去医院的孩子占儿童门诊量的 10%~15%。

在这里建议各位家长，孩子一旦有发烧的症状，先别忙着退烧，而是要搞清楚孩子发烧的原因。发烧不是一种疾病，它就像是身体的一个警钟，提醒你身体内部出现异常情况。同时，发烧也是身体对付致病微生物的一种防御措施，从某种程度来讲，适当的发烧有利于增强人体的抵抗力，有利于病原体的清除。所以如果孩子不是高烧，就不要急于马上退烧，否则会掩藏真正的病因。

引起孩子发烧的病因有很多，上呼吸道感染、肠胃炎、扁桃腺炎、肺炎及一切传染病都有可能出现发烧的症状。另外，一岁以内的小宝宝也可能因泌尿道感染、肠胃病、手足口病而出现发烧的情形。许多情况必须经由医师判断，才能知道发烧的真正原因。

下面教给大家几招简单的退烧法：

1. 多数宝宝发烧是因为受凉感冒引起，如果宝宝发烧时手脚冷，舌苔白，面色苍白，小便颜色清淡，父母可用生姜红糖水为之祛寒，在水里再加两三段一寸长的葱白，更有利于宝宝发汗。

2. 如果宝宝发烧时咽喉肿痛，舌苔黄，小便黄而气味重，说明孩子内热较重，这时不能喝姜糖水，而应喝大量温开水，也可在水中加少量的盐。

另外，还有家庭常用的物理降温方法，一般有酒精擦浴、冰枕降温或温水擦浴三种办法，那么，哪种方法最适合宝宝呢？首先，我们先来了解一下这三种方法的利弊，然后再视情况而定。

从民间的方法使用来看，酒精擦浴是以前人们常用的退烧方法，但是现在不提倡给宝宝用这种方法，用酒精擦拭宝宝的身体，会造成孩子皮肤快速舒张及收缩，对宝宝刺激大，另外还有可能造成宝宝酒精中毒。

用冰枕或冰敷额头的方式退烧，是许多家长经常采用的。但六个月以内的孩子不宜使用这种方式，因为宝宝易受外在温度影响，使用冰枕会导致温度下降太快，让宝宝难以适应。另外，宝宝发烧时全身的温度都升高，局部的冰敷只能有局部降温作用，倒不如用温水擦拭宝宝全身效果好。

温水擦浴就是用37℃左右的温水毛巾擦孩子的四肢和前胸后背。使皮肤的高温（约39℃）逐渐降低，让宝宝觉得比较舒服。这时还可以再用稍凉的毛巾（约25℃）擦拭额头及脸部。需要注意的是：在进行这些降温处理时，如果孩子有手脚发凉、全身发抖、口唇发紫等所谓寒冷反应，要立即停止。

# 7 种食疗方防治小儿夏季热

当孩子处于半岁到3岁之间的时候，常会出现"夏季热"，就是我们常说的"暑热症"，这是婴幼儿常见的发热性疾病。因为孩子年龄较小，身体发育不完善，体温调节功能较差，一直排汗不畅，散热慢，难以适应夏季酷暑环境。

李时珍在《本草纲目》中记载："蚕茧煮汁饮，止消渴、反胃"；红枣健脾而调和营胃；扁豆健脾又化湿浊，故本方有益气清暑、健脾和中之功。适用于夏季热，且口渴多饮、尿频量多、神倦乏力、纳呆便溏者。这就是蚕茧枣豆茶，其做法是取蚕茧10个，红枣15个，扁豆10克。每日1剂，水煎代茶饮。

除此之外，以下几种食疗方也非常简单，家长可自行调制。

1. 清暑金香茶

材料：金银花6克，香薷3克，杏仁3克，淡竹叶5克，绿茶1克。

制法：沸水冲泡饮用。每日1剂。

功效：清热解毒、祛暑利湿、润肺止咳。

适应证：小儿暑热口渴、烦躁不安等。

2. 空心菜荸荠汤

材料：鲜空心菜120克，荸荠7枚，白糖适量。

制法：将空心菜洗净切碎，荸荠洗净，去皮切片，共置锅内，加水煎汤，调入白糖饮服。每日1剂，2~3次分服，连服7日。

功效：清热凉血、生津止渴、利尿。

适应证：小儿夏季热、口渴、尿黄。

3. 西瓜汁

材料：西瓜肉适量。

制法：将西瓜肉用洁净纱布绞取其汁，随量饮服。

功效：清热解暑、除烦止渴、利尿。

适应证：暑伤肺胃型小儿夏季热，症见发热持续不退，热势于午后升高，气候愈热，热度愈高，以及口渴引饮、头额热甚、皮肤干燥灼热、无汗或少汗、小便频数而清长、精神烦躁等。

4. 蜜饯黄瓜

材料：黄瓜 5 根，蜂蜜 100 克。

制法：将黄瓜洗净，剖开去瓤，切成条，放入铝锅内，加水少许，煮沸后即去掉多余的水，加入蜂蜜，调匀后再煮沸即成，随量食用。

功效：清热解毒、润燥除烦。

适应证：暑伤肺胃型小儿夏季热。

5. 荷叶红枣粥

材料：鲜荷叶 1 片（约 20 克，切碎），红枣 5 枚。

制法：水煎，代茶服用。

功效：清热除烦，增进食欲。

适应证：小儿夏季热。

6. 三汁饮

材料：丝瓜叶、苦瓜叶各 2 片，鲜荷叶 1 张。

制法：将丝瓜叶、苦瓜叶、鲜荷叶均切碎，共煎汁，代茶频饮。

功效：清热开胃。

适应证：小儿夏季热。

# 遗 尿

## 遗尿不用慌，肚脐贴上有窍门

幼儿膀胱容量小，黏膜柔嫩，肌肉层及弹力纤维发育不良，储尿功能差，故幼儿年龄越小每日排尿次数越多。膀胱受脊髓和大脑的控制，一般 1 岁半左右可养成控制排尿的习惯，但由于幼儿中枢神经系统的发育还不完善，他们在摄入大量食物或饮料、过度疲劳、环境变化、精神刺激等影响下，往往会出现遗尿现象。

三四岁的孩子遗尿也很正常，如果到了十多岁，孩子还有遗尿的现象，那就需要引起家长的重视了。尤其是女孩子，这会让她产生心理阴影，从而有种强烈的自卑感。

妞妞今年 11 岁了，这个年龄段的孩子一般都是活泼爱动的时候，可是妞妞不一样。她常常一个人独处，很少和其他的同学一起玩闹。老师曾找她谈过几次话，希望她能够多参与一些学校的活动，可是妞妞从来不配合。本来妞妞是可以住宿的，她却每天都让父母来接。一次老师家访，谈到了妞妞的问题，当时妞妞的妈妈一脸的为难之色。老师见此情景也不便再多问。老师走了之后，妞妞的妈妈看着站在门口的女儿，流下了眼泪。这件事没过几天，妞妞的小姨来看望他们，见妞妞愁眉不展，便问起了原因。妞妞的妈妈这才把心里话说出来。原来妞妞到现在了都还尿床，因为这个原因，孩子现在变得沉默寡言的。得知这个事情后，妹妹向姐姐推荐了一个老中医。妞妞的妈妈带着妞妞看过一次，这个病从此就好了，妞妞也开始变得开朗起来。

老中医用的这个方子就是肚脐贴药法。配方是补骨脂、五倍子、硫黄各 30 克，研细，贮瓶备用。使用时，每次取 8 克，取大葱白切碎，共捣成膏贴于肚脐上，外用塑料布及胶布固定。应睡前敷，第二日醒后揭下。如局部潮红，可向下方移位。要连续贴用 3 日。治疗期间，晚上适当减少饮水，睡前、睡中最好唤醒小儿排尿。此方一般 1 剂可愈，重症不过 2 剂。

敷脐法在中医中是起作用最快的一种方法，即在脐部进行药物贴敷。脐部为神阙穴，有内通脏腑之气，下连元气之根，培元固本温阳的作用。脐在胚胎发育过程中为腹壁的最后闭合处，局部无皮下脂肪，表皮角质层最薄，屏障功能最弱，药物易于由此穿透、弥散；而且脐下两侧布有丰富的血管网，对药物的吸收度、敏感度高，因此，见效也极快。

## 治小儿遗尿，七节骨上轻轻推

绝大多数小儿在 2 岁以后能自行控制排尿，即使是夜晚熟睡之后，也能够醒来告诉妈妈"我要撒尿"。但是，也有一些小儿在夜里不能控制排尿，甚至天天尿床。医学上将 5 岁或 5 岁以上小儿出现的夜间尿床，称为遗尿症。虽然随着年龄增长，遗尿症发病率有下降趋势，但 1%～3% 的人会持续至成人期，且随着年龄增加而症状加重。一般来说，引起遗尿现象的原因有以下三种：

1. 睡眠过深。遗尿的儿童晚上都睡得很深。由于睡得太深，以致大脑不能接受来自膀胱的尿意，因而发生遗尿。

2. 心理因素。亲人突然死亡或受伤、父母吵架或离异、母子长期分离、黑夜恐惧受惊等原因均可导致孩子遗尿。

3. 脾胃虚弱。孩子脾胃虚弱，功能紊乱，导致膀胱气化功能失调，从而引起遗尿。

推拿小儿背部特定部位，以调节机体气血阴阳。小儿遗尿多与肺、脾、肾三脏关系密切，脊柱两侧是足太阳膀胱经循行之处，为肺俞、脾俞、肾俞等俞穴所在，通过推拿对这些经络、穴位进行刺激，可达到调整阴阳，通理经络，畅通血脉之功，推七节骨就是治疗小儿遗尿的很好的方法。

"七节骨"是小儿特有的穴位，其功能是调节大小便神经，从长强穴至第一骶椎。推拿七节骨可以起到治腹泻、便秘和遗尿的作用。向上推七节骨，有止泻的作用，向下推七节骨，有排泄的作用，家长在推拿前要特别注意。湿热泻、寒湿泻、伤食泻的小儿，家长应下推七节骨，而对于脾虚泻的宝宝则应上推七节骨。每次 30~50 次，以皮肤潮红为宜。家长在为宝宝推拿时，一定要掌握好力度，注意手法要轻快柔和，忌用盲力、暴力，以防止宝宝皮肤破损。孩子皮肤有破损的情况下不宜进行推拿，且在宝宝进食前后 20 分钟不宜推拿。

并不是所有的小儿都适合做推拿，如被诊断为胃肠性感冒的小儿就不适合做，只有被诊断为单纯性遗尿的小儿才适宜做。

针对遗尿这种情况，父母可采取以下治疗方法：

1. 帮助孩子建立合理的作息时间不让孩子白天玩得太累，中午睡 1~2 个小时，晚饭少喝汤水，睡前让孩子小便一次，夜间可叫醒两次，让孩子起来小便。坚持一段时间，形成条件反射，也就养成了习惯。

2. 解除孩子的精神负担。一般来说，孩子 3 岁以后就开始懂事了，父母应该对孩子进行劝说、安慰，使孩子知道这是暂时性的功能失调，可以治愈，从而解除精神负担，建立治愈的信心。

总之，父母在对待尿床这个问题上不要过多地对孩子斥责、打骂，而应给予体贴和帮助，帮助他逐步学会控制身体，最终解决尿床问题。

## 2 种食疗方防治小儿遗尿

如今，儿童遗尿大部分与饮食有关。饮食中牛奶、人工饮料、巧克力和柑橘类水果摄食过量，是造成儿童遗尿的重要原因。

要改变孩子尿床的情况，还要从饮食上下工夫。应常给孩子吃具有补肾缩尿功效的食物，例如羊肉、虾、雀肉、龟肉、田鸡、鸡肠、茼蒿、山药、芡实、黑豆、银杏、莲子、薏米等。饮食不宜过咸或过甜，忌食生冷，晚餐少食汤粥、饮料。

《本草纲目》中记载了白果可以治疗小儿遗尿，但白果有小毒，不宜儿童食用。另外，《本草纲目》中记载乌梅具有收敛的作用，后世研究出以下两种食疗方防治小儿遗尿。

1. 乌梅大枣汤

材料：乌梅5枚，蚕茧壳1个，去核大枣5枚。

制法：上述材料一起洗净，用清水煎服。每天1剂。

功效：补脾益肺。

适应证：肺脾气虚型小儿遗尿。

2. 干荔枝肉

材料：干荔枝肉10颗。

制法：直接食用，常吃可见效。

功效：补气和中、健脾止泻。

适应证：小儿遗尿。

# 腹泻、痢疾

## 小儿腹泻的复方自愈调理法

腹泻是孩子的常见病之一。一般来说，孩子腹泻多是因受寒凉引起的，如天气变凉时，未及时添加衣服，腹部受冷，吃了过多的寒凉食物，光脚走路，晚上睡觉时没盖好被子等。根据小儿腹泻的不同原因，父母应当采用不同的调理方法：

1. 因受寒引起孩子腹泻

首先祛除体外的寒凉，注意给孩子保暖；其次是去掉体内的寒凉，临睡前给孩子泡脚，并按摩脚底的涌泉穴。多给孩子吃性温平的食物。

其实，米汤就是治疗孩子腹泻的不错选择。米汤性平味甘，有养胃生津的作用，喝热米汤，发发汗能祛寒驱邪，治疗孩子腹泻既方便又有效。用于治疗孩子腹泻的米汤有大米汤、糯米汤、玉米汤、小米汤等，给孩子喝的米汤不要太稠也不要太稀，饮用的次数和量也要视腹泻的次数而定，与腹泻次数成正比。

2. 饮食不当引起孩子腹泻

孩子发育快，身体需要更多的营养，但孩子的咀嚼功能很弱，消化系统负担较重，加之神经系统调节功能不成熟，所以容易因饮食不当而引起腹泻。如果是这种情况引起的腹泻，父母应该及时给孩子调整饮食，多给孩子吃稀烂软的流食，避免过多固体食物的摄入。

3. 细菌感染引起孩子腹泻

这类腹泻多发于夏秋季，常由饮食不洁、病原体侵入所致，也就是俗话说的"病从口入"。对此，父母应定时给孩子的餐具消毒，注重饮食卫生。

腹泻容易造成孩子体内水分丢失，如不及时补充，会造成脱水休克。因此，孩子腹泻时，父母要及时给孩子补充水分，可以在白开水中加少许盐，饮用时坚持少量多次的原则，以免引起孩子呕吐。

此外，父母还可以根据孩子腹泻时的不同症状，给孩子做不同的按摩。

（1）孩子排便次数增多，大便清稀多沫，色淡不臭，伴有肚子痛、咕噜叫的肠鸣时，可以给孩子补脾经 300 次，补大肠 300 次，逆时针摩腹 2 分钟，推上七节骨 300 次，揉龟尾 300 次，推三关 100 次。

（2）如果孩子的腹泻症状反复发作，大便清稀，胃口不佳，父母可以给孩子补脾经 300 次，补大肠 200 次，逆时针摩腹 2 分钟，推上七节骨 100 次，揉龟尾 50 次，推三关 100 次。

## 推拿捏脊治疗小儿秋季腹泻

每到天气渐凉的时候，患腹泻的孩子就会明显增多。引起小儿腹泻的原因很多，此时腹泻多由轮状病毒引起，其临床多表现为：大便次数较多，每日五六次，甚则十几次，大便呈蛋花汤样便，或水样便，或溏稀便，或夹黏液。中医认为，小儿腹泻是脾胃功能失调或外感时邪所致，这是因为孩子的脾胃很脆弱，承受不住一点侵害，所以很容易腹泻。临床可分为伤食泻、惊吓泻、风寒泻、湿热泻和脾虚泻，小儿秋季腹泻以脾虚泻最为多见。

中医采用推拿捏脊疗法治疗小儿秋季腹泻时，可酌情选用补脾土、揉板门、揉外劳、运内八卦、揉脐、摩腹、按揉足三里等推拿手法，捏脊疗法中运用推拿的推、捻、捏、提、按、抹等手法，配合其他推拿手法与穴位，治疗小儿秋季腹泻有较好的疗效。

具体操作方法：

补脾土：脾土穴在拇指桡侧边缘，医者用左手食、拇指捏住小儿大拇指，用右手指腹循小儿拇指桡侧边缘向掌根方向直推。

揉板门：板门穴在手掌大鱼际平面，医者用右手拇指指腹旋揉小儿手掌大鱼际。

揉外劳：外劳宫穴在小儿手掌背正中，医者用右手食指指腹，按揉小儿手掌背中心的外劳宫穴。

运内八卦：内八卦穴在手掌面，以掌心为圆心，从圆心至中指根横纹约2/3处为半径作圆，内八卦穴为一圆圈。医者用左手捏住小儿手指，用右手拇指在小儿掌心做圆圈运动。

揉脐：脐即肚脐，医者用中指指腹或掌根揉之。

摩腹：腹指小儿腹部，医者用四指指腹或全掌放在小儿腹部做圆周运动。

按揉足三里：足三里穴在膝下三寸外侧一寸，医者用拇指或中指指腹在足三里穴做按揉。

捏脊：捏脊时，主要将手法作用于小儿后背的脊柱及两侧，脊柱属中医督脉，主一身之阳，捏脊可调理阴阳，健脾补肾。操作时，医者以双手食指轻抵脊柱下方长强穴，向上推至脊柱颈部的大椎穴。同时双手拇指交替在脊柱上做按、捏、捻等动作，共捏六遍。第五遍时，在脾俞、胃俞、膈俞做捏提手法。六遍结束后，用两手拇指在小儿的肾俞穴轻抹三下即可。捏脊疗法在每日晨起或上午操作效果最佳。

小儿在腹泻时，要补充液体，父母可用口服补液盐给孩子冲水喝。饮食上要忌一切寒凉、厚味的食物，忌暴饮暴食。父母要依天气变化及时给孩子增减衣物，预防感冒等。要让孩子参加适当的体育活动，以增强体质。

# 4 种食疗方防治小儿痢疾

夏秋季节是小儿痢疾的高发期，因为这个时节瓜果大量上市，孩子脾胃较弱，很容易在吃上出问题。孩子发生痢疾主要表现为黏液、脓血便，伴有腹痛、里急后重等，可伴有发热、左下腹压痛，慢性痢疾可伴有脱肛。

《本草纲目》中说："小儿洞痢：柏叶煮汁，代茶饮之。"也就是说，可以用柏叶茶来治疗小儿痢疾。做法是取侧柏叶 10 克，切碎，加开水适量泡成浓汁，不拘时代茶温服。每日 1 剂。这种柏叶茶有凉血止血、涩肠止痢的作用。

除了柏叶茶，山楂、苦瓜等对小儿痢疾也有很好的疗效。

1. 山楂茶

材料：山楂 30 克，茶叶 6 克，白糖、红糖各 10 克。

制法：将山楂洗净切片，放入锅内，加水煮沸 10 分钟，加入茶叶再煮二三沸，调入白糖、红糖即成。每日 1 剂，2~3 次分服，连服 5 日。

功效：清热利湿、抗菌镇痛。

适应证：小儿急性痢疾，症见痢疾初起，发热、便稀黄绿、伴有黏液及脓血、腹痛下坠、恶心呕吐等。

2. 苦瓜汁

材料：鲜嫩小苦瓜 5 根。

制法：将苦瓜洗净切碎，捣烂取汁饮服。每日 1 剂。

功效：清热解毒。

适应证：小儿赤白痢疾。

3. 双豆枣泥

材料：绿豆 3 粒，巴豆 10 粒，大枣（去核）2 枚。

制法：将绿豆、巴豆研为细末，然后与大枣共捣烂，贴于小儿脐眼下部。每日 1 次。

功效：清热解毒、止痢。

适应证：小儿痢疾。

# 盗　汗

## 泥鳅鱼做汤，治盗汗不慌

盗汗是中医的一个病症名，是以入睡后汗出异常，醒后汗泄即止为特征的一种病征。众所周知，"盗"有偷盗的意思，这个名词的解释听来颇有一些意思。古代医家用盗贼每天在夜里鬼祟活动，来形容该病症具有每当人们入睡，或刚一闭眼而将入睡之时，汗液像盗贼一样偷偷地泄出来。

盗汗有生理性和病理性之分，尤其是小孩生理性盗汗的发生率很高，有时弄得家长非常紧张，这就需要掌握如何区分生理性盗汗和病理性盗汗。

生理性盗汗：小儿皮肤十分幼嫩，所含水分较多，毛细血管丰富，新陈代谢旺盛，自主神经调节功能尚不健全，活动时容易出汗，若小儿在入睡前活动过多，机体内的各脏器功能代谢活跃，可使机体产热增加，在睡眠时，皮肤血管扩张，汗腺分泌增多，大汗淋漓，以利于散热。其次，睡前进食使胃肠蠕动增强，胃液分泌增多，汗腺的分泌也随之增加，这可造成小儿入睡后出汗较多，尤其在入睡最初 2 小时之内。此外，若室内温度过高，或被子盖得过厚，或使用电热毯时，均可引起睡眠时出汗。

病理性盗汗：有些小儿入睡后，出汗以上半夜为主，这往往是血钙偏低引起的，低钙容易使交感神经兴奋性增强，好比打开了汗腺的"水龙头"，这种情况在佝偻病患儿中尤其多见。但盗汗并非是佝偻病特有的表现，应根据小儿的喂养情况，室外活动情况等进行综合分析，还要查血钙、血磷及腕骨 X 线摄片等，以确定小儿是否有活动性佝偻病。

小儿常见的盗汗形式一般都是生理性小儿盗汗以及缺钙引起的盗汗，对于这两种盗汗，建议家长可以用食疗方法来给孩子治疗，泥鳅鱼汤就是一种很好的食疗方。

制作泥鳅鱼汤的方法和我们平时做鱼汤的方法没有什么差别。取泥鳅鱼一条，重量 200~250 克，用温水洗去鱼体黏液，去头尾、内脏；上锅加用适量的菜油，油热之后放鱼煎至黄色，然后加适量清水，小火慢熬至约有半碗汤，放少许食盐，关火即可，最后给孩子喝汤吃肉。

本方治疗因营养不良、自主神经功能紊乱、缺钙、佝偻病等引起的盗汗，效果非常好。

另外，再给大家推荐几种很有功效的食疗方子，以便大家取材方便之用：

1. 太子参炖排骨汤。用猪排骨 1000 克，加太子参 50 克炖汤，对治疗小儿盗汗也很有效。太子参是中药里面用来滋补的常用药，中医讲太子参味甘，性温，用于气虚津伤的肺虚燥咳及心悸不眠、虚热汗多。

2. 核桃芝麻蜜。需要用到的材料有：核桃肉 20 克，黑芝麻 15 克（炒香），蜂蜜 30 克，制作时先将核桃肉、芝麻研细末，然后放入适量的蜂蜜调匀，每日 1 剂，分 2 次用开水给孩子送服。从营养方面看，核桃是食疗佳品，具有补血养气、补心健脑的功效，而且最主要的是核桃还能治盗汗，治疗效果显著。

## 穴位是小儿自带的盗汗药

出汗是人体的正常生理现象，在天气炎热、穿衣过多、饮用热饮、运动奔走之后都会引起出汗量增加，这属于正常现象。感冒生病之后，身体也会出汗，这是在驱赶邪气，帮助身体恢复正常。引起多汗的常见疾病有甲状腺功能亢进、感染、风湿病、低血糖等，我们在治疗前应首先明确有无这些疾病，然后再根据中医理论进行辨证论治。

同样是出汗过多，中医又把它分成自汗和盗汗两种。如果什么原因也没有，大白天就不停地出汗，稍微一动，就汗如雨下，中医把这种情况叫做"自汗"。盗汗是晚上睡着以后出汗量多，等醒来了汗就不出了。中医认为，自汗一般是由于气虚引起的。气虚的话，我们身体的第一道防线就失去了防御作用，汗液外泄，所以汗多。盗汗一般是由于阴虚引起的。阴虚则内热，迫使身体里面的津液蒸腾于外，所以就表现出来多汗。

气虚是自汗的常见原因，但不是唯一原因。还有一种引起自汗的原因叫做"营卫不和"，表现出来就是多汗、怕风、周身酸楚、时冷时热，也可能就是半个身体或者身体局部出汗，一般年老体弱的人多见。这种情况在治疗时要调和营卫，主要是取膀胱经和督脉的穴位，比如肺俞、风池、风府、大椎、脾俞这些穴位来按摩。

捏脊法也可以用来治疗自汗。这是因为捏脊法可调节人体的脏腑功能，使阴阳保持平衡，自然也就可以益气、固表、止汗。

如果生病很久了，已经出现了神疲乏力的症状，说明气虚已经很明显了，这时就应该增加一些具有补益作用的穴位，如足三里、三阴交等，促进身体恢复。

盗汗最常见的原因就是阴虚火旺，除盗汗之外，一般还会有心烦失眠、两颧发红、手脚心热、下午潮热、口渴、想喝水、小便黄、大便干等伴随症状。既然是由阴虚火旺引起的，治疗就要以滋阴降火来达到止汗的目的。选取然谷、中府、涌泉、太溪、照海等穴位，每天早晚按摩，按摩时最好令穴位有酸麻胀痛的感觉，或者感觉有气传导的感觉，这样效果会更好。这样的患者平时适合用生地、麦冬、五味子、党参、百合等来泡水喝，代替茶水，频频饮用。

还有一种盗汗的原因也比较常见，那就是身体里的湿热太重了，除了盗汗之外，还可能有面色红赤，烦躁，口苦，小便黄，眼睛巩膜黄，甚至连出汗都是黄的。这时治疗，就要清利湿热。湿热邪气的产生一般和脾胃肝胆有关，所以在按摩时也要选择这几条经脉上面的穴位，比如阳陵泉、阴陵泉、丰隆、条口、三阴交、内庭等。

不管怎么说，总出汗对人体来说也是一种损伤，所以在治疗多汗的时候可以选择配伍气海、关元、足三里等这些具有补益作用的穴位。

需要注意的是，汗出的时候，我们的毛孔都是张开的，这时很容易感受外邪。所以，自汗和盗汗的患者都应该注意避风寒，以防感冒。如果出了汗，一定要及时把皮肤擦干，以免寒气侵入，造成身体不适。

# 厌食症

## 改善脾胃功能，捏脊做先锋

纠正儿童厌食，家长应有充分的思想准备，要经过一个过程，有计划地分步实施。家长应弄清孩子厌食的原因，若确实是食欲不佳，应通过变换口味鼓励孩子适当进食，经过一两顿调整后，孩子的胃口会逐渐恢复。若是因孩子的不良习惯所导致的厌食，家长更应有足够的耐心去纠正，就餐时不宜过分催促，更不能责骂。我们知道，胃负责食物的接纳和初步的消化，随后的消化和营养的输送都是脾的任务。所以，当孩子厌食的时候，调节脾的功能才是最根本的解决办法。捏三提一就是调节脾功能的一种行之有效的好方法。

"捏三提一"是捏脊的一种，从尾骨开始，用双手的拇、中、食三指捏起脊柱上面的皮肤，边捻动边向上走，至大椎穴止。捏脊时，捏三下，向上提一次，称为"捏三提一"。

"捏三提一"在中医中是很常见的治疗手法。而且家长如果肯多做些了解的话，按摩手法也很容易就能学会。先让孩子俯卧在床上或大人的大腿上，脱去上衣，暴露整个背部。对从未进行过捏脊的孩子，建议家长先按摩孩子背部，使孩子适应一下，肌肉达到放松状态，当孩子感觉舒适时即可进行捏脊。捏脊时沿脊椎两旁二指处，用两手食指和拇指从尾骶骨（长强穴）开始，将皮肤轻轻捏起，然后将皮肤慢慢地向前捏拿。就这样一边捏一边拿，一直推到颈下最高的脊椎部位（即大椎穴）算作一遍。由下而上连续捏拿3~5遍，此才算一次。第二或第三遍时，每捏三下必须将皮肤向斜上方提起一下。如提法得当，可在第二至第五腰椎处听到轻微的响声。推捏最后，再用双手拇指在腰部两侧的肾俞穴（在第二、三腰椎棘突之间旁开1.5寸）上揉按一会儿。此法最好在晨起进行，每日一次。

捏脊可以改善孩子的体质，增强孩子的脾胃功能，加快胃肠蠕动，促进消化吸收，可以很好地纠正孩子厌食。但要注意的是，每天对厌食的孩子做一次"捏三提一"的捏脊法就行了，不宜多做。因为捏脊做多了刺激量太大，就会起反作用。

此外，纠正孩子厌食，父母切忌与孩子讨价还价，不要以送礼物等形式作为交换条件，否则会引起更难纠正的新问题。

## 按压然谷穴，小儿餐餐都喜欢

有一部分小朋友，比较挑食，长的又瘦又小，让家长很是着急。不管是哪种原因引起的没有食欲，都会对身体造成影响，甚至形成伤害。这是因为，消化系统对我们身体来讲，是主要的能量来源，如果没有足够的营养物质的摄入，身体就无法正常工作。中医讲，脾胃是气血生化之源，说的就是这个道理。打个比方，身体就好比是汽车，食物就好比是汽油，想省油可以理解，但是如果不给油，车肯定是没有办法跑起来的。

食物对我们的生存来讲有着极其重要的意义，可要是一点食欲都没有，怎么办呢？别着急，让然谷穴来帮您解决这个问题。

然谷穴是足少阴肾经上的穴位，在我们的脚内侧，足弓弓背中部的位置，可以摸到一个突起的骨头，这就是舟骨粗隆，在它的下边有个凹陷，这就是然谷穴。

然谷的"然"字原本是"燃"，也就是燃烧的意思；而"谷"字是告诉我们这个穴的位置在足内踝前起的大骨间，就好像是山谷一样，同时也说明这里是精气埋藏很深的地方。也有人说"然谷"就是燃烧谷物的意思。谷物是指我们吃进胃里的食物，通过燃烧进行消化。这样就很容易理解为什么说然谷穴可以增强脾胃功能和促进胃里食物消化了。

要想增进食欲到底应该怎么办呢？首先是找准然谷穴，这很重要。因为只有准确的取穴，才能让穴位发挥作用。找准位置后，用大拇指用力往下按，按下去后马上放松。大拇指按下去的时候，穴位局部会有酸胀的感觉，如果这种感觉同时向小腿延伸，那效果就更好了。按的时候，可以双脚交替进行，也可以同时按摩两侧。每天按摩1次，每次3分钟，只要坚持经常按然谷，一定可以增强脾胃的功能，再也不会有食欲缺乏、消化不良的苦恼了。

您会不会觉得奇怪，为什么肾经上的穴位，却可以治脾胃的病呢？这要从中医的基本理论讲起。《黄帝内经》有句话说："肾者，胃之关也。""关"可以理解为关口、关卡的意思。

在通常情况下，我们吃的这些东西首先要经过胃的消化吸收，然后再通过其他脏腑，运输到全身各处。肾就好像是水液出入的关口，如果这里出了问题，水液就不能排出，都堆积在胃里，或者溢于全身。另一方面，肾是先天之本，人体生命活动都要依靠肾。如果肾不能正常工作，其他脏腑的功能也就受到影响，无法工作。肾对胃有很大影响，因此肾经上的然谷穴可以用来治疗食欲下降。

# 5 种食疗方防治小儿厌食症

夏季炎热，孩子容易出现不爱吃饭的情况，这是厌食的表现。厌食是指小儿长期食欲缺乏，甚至拒食的一种病症。长期厌食可致小儿体重减轻，甚至营养不良，使小儿免疫功能下降等，不但影响生长发育，还会影响小儿身心健康。

家长面对这种情况，不要强迫孩子进食或者任其厌食而应该合理搭配饮食，做到荤素、粗细、干稀搭配。饭菜做到细、软、烂。让孩子定时进餐，适当控制孩子吃零食，零食不能排挤正餐，更不能代替正餐。

以下几种办法也能让孩子摆脱厌食的困扰。

1. 健脾消积饼

材料：茯苓面、山药面、麦芽面各 30 克，鸡内金末、黑芝麻末各 15 克。

制法：将上述材料和匀，加水适量，和成软面，做成薄饼，用文火烙熟黄。每餐适量，每日两餐，经常食用。

功效：健脾消食。

适应证：小儿厌食、脾虚食积症。

2. 小儿消食粥

材料：山楂片 10 克，高粱米 50 克，奶粉、白糖各适量。

制法：将山楂片和高粱米一起置于铁锅，文火炒焦，取出压碾成粗粉，置于砂锅，加水煮成粥。不满 1 岁者，每次取 10 克消食粥，每日 3 次；2~3 岁，每次取 20 克消食粥；4~5 岁，每次取 30~40 克消食粥食用。调味可加适量的奶粉和白糖。

功效：健脾消食。

适应证：小儿厌食、小儿消化不良。

3. 扁豆花汤

材料：扁豆花 15~30 克，白糖适量。

制法：将扁豆花水煎取汁，调入白糖服用。每日 1 剂，2 次分服。

功效：健脾和胃、消食化湿。

适应证：脾失健运型小儿厌食症。

4. 萝卜子神曲汤

材料：炒萝卜子、麦芽各 10 克，神曲 30 克。

制法：水煎服。每日 1 剂，3 次分服。

功效：和脾助运。

适应证：脾失健运型小儿厌食症。

5. 山楂麦芽茶

材料：山楂、炒麦芽各 10 克，焦大白、茶叶各 4 克。

制法：将上述材料一同放入杯中，用沸水冲泡，代茶饮用。每日 1 剂。

功效：健脾和胃、消食导滞。

适应证：脾胃虚弱型厌食症。

# 腮腺炎

## 中药外敷，治疗腮腺炎不痛苦

流行性腮腺炎患者发病初期常有发热、头痛、咽部发干等感冒症状，主要侵犯腮腺及颌下腺，容易出现脑炎、急性胰腺炎、生殖器官等并发症。目前，对流行性腮腺炎的治疗主要是以抗病毒和对症处理为主。如果家长担心抗生素会对孩子造成不良影响，也可以采用中药外敷，既方便又经济，治疗效果也不错。下面就为大家介绍一下具体的操作方法。

取黄柏、大黄各 20 克，生南星、雄黄各 10 克，生川乌、生草乌、冰片各 5 克，放在一起研成细末，然后取凡士林 200 克，加热融化后，把药粉和凡士林油一起倒入容器内，搅拌均匀，调成软膏备用。每次使用前将中药膏加热融化，取适量均匀地涂于消毒纱布上，厚约 2 毫米，范围稍超过肿胀面积，然后用胶布固定，每日换药 1 次，直至痊愈。

中医学认为，流行性腮腺炎是由感受风湿邪毒所致，其发病机理为：风热上攻，阻遏少阳；胆热犯胃，气血亏滞和亏损，痰淤阻留；邪退正虚，气阴亏耗等。因足少阳之脉起于内眦，绕耳而行，故见耳下腮部漫肿，坚硬作痛。

这个药方中，黄柏清热泻火、解毒医疮、防腐消肿；生南星解毒消肿定痛；雄黄解毒杀虫。这几味药合用共奏解毒逐淤、通络散热、消肿定痛之功效，使局部疼痛消除，进而缓解炎症。

# 5 种食疗方防治腮腺炎

5～9 岁的小孩子是腮腺炎的高发人群，10～14 岁的孩子和成人也有发病的。腮腺炎就是我们通常说的"痄腮"，俗称"大嘴巴"，发病时患儿双腮疼痛肿胀，几乎不能吃东西，因此常用汤水食疗法。

腮腺炎是一种急性的呼吸道传染病，全年均可发病，但冬天和春天尤其要注意。此病易传染，一般上小学的孩子发病后，会请假在家，与其他学生隔离，避免更多人被传染。

李时珍称红小豆为"心之谷"，他在《本草纲目》中记载了用红小豆治愈痄腮。红小豆有解毒排脓、利水消肿、健脾止泻的功用。可消热毒、散恶血、除烦满、健脾胃。将红小豆研末用醋或蜂蜜调成膏状热敷，可治疗一切疮毒之症。平常多吃些红小豆，可净化血液、解除内脏疲劳。将红小豆 20 克捣碎研末，用鸡蛋清一个或用醋少许调匀后敷于患处可以治腮腺炎。也可以将马铃薯洗净，去皮捣烂，加入食醋调匀，绞取汁液涂搽患处，干了再搽，不令间断。除此而外，以下几种食疗方也能帮孩子消除腮腺炎带来的痛苦。

1. 四味绿豆茶

材料：银花、芦根、鱼腥草、绿豆各 30 克，白糖适量。

制法：将前三味加水煎汤，去渣，加入绿豆煮熟，调入白糖，代茶饮用。每日 1 剂。

功效：疏风解表、清热解毒。

适应证：腮腺炎初期。

2. 大青叶茶

材料：大青叶 15 克。

制法：将大青叶研为粗末，放入杯中，用沸水冲泡，代茶饮用。每日 1～2 剂。

功效：清热去火、凉血解毒。

适应证：腮腺炎中后期。

3. 黄花菜汤

材料：黄花菜 20 克，精盐少许。

制法：按常法煮汤服食。每日 1 剂。

功效：清热、利尿、消肿。

适应证：腮腺炎。

# 消化不良

## 消化不良，找山楂来帮忙

消化不良是胃肠紊乱的一组症状。一般吃东西过快的人容易发生消化不良，或者食物太油腻、吃得太多，以及精神紧张或抑郁等都会引起消化不良。

如果儿童消化不良，那么可能出现胀气、腹痛、腹胀、恶心、呕吐和饭后烧心，也会有胃灼热或口腔出现酸液、苦味等现象，还可能经常打嗝。从中医的角度来看，小儿的脾本来就常不足，天气变化时节更易因不小心受到湿浊寒邪的"突袭"而出现腹泻。建议家长在日常饮食上可有意识地给小孩搭配些健脾养胃的食物，如用山药、山楂、薏米等来煲汤或煮粥。对于已患病的小儿，在饮食上更应以清淡的流质或半流质食物为主，并鼓励患儿多喝加盐的米汤水，以保持足够的体液防止脱水。

小儿脾常不足，风寒之邪如果直中脾胃或者由于不注意饮食卫生而感受湿浊之邪，就会发生腹泻疾病。从中医的角度来看，小儿发病与否与其脾胃功能密切相关。进入秋冬时节可以适当煲些山楂、麦芽、谷芽、扁豆、山药、鸭肾等调理脾胃的汤水或粥水，或者找中医师望闻问切后，根据患儿偏寒或偏热而添加陈皮、北芪、党参等或麦冬、薏米等煲汤或煲粥，以增强小儿脾胃功能，提高免疫力从而预防因消化不良导致的腹泻疾病。为大家推荐两款食疗方子，对小儿消化不良会有帮助。

1. 山楂莲子粥

此方的具体做法是：用山楂 50 克，莲子 20 克给宝宝煲粥喝，莲子和粥都要煮得够烂，一起吃下去。对不到 1 岁的小儿，山楂和莲子要尽量碾碎，也可以把莲子磨成粉，再用米汤调成糊糊来喂养。这款粥有温胃健脾的功效，最适合脾阳不足的小儿。

2. 山楂粥

此方的具体做法是：用山楂 20 克，米适量，煮粥，煮的过程中可以加入三两片薄姜。粥成后加些许糖即可食用。

山楂有开胃消食的功效，特别对消肉食积滞作用更好，很多助消化的药中都采用了山楂。山楂能入脾胃消积滞，散宿血，故治水痢及产妇腹中块痛也。大抵其功长于化饮食，健脾胃，行结气，消淤血，故小儿产妇宜多食之。《本草求真》："山楂，所谓健脾者，因其脾有食积，用此酸咸之味，以为消磨，俾食行而痰消，气破而泄化，谓之为健，止属消导之健矣。"

古医书上的记载，很好地证明了山楂对消化不良所起到的功效。

另外，作为儿童常食用的开胃食品——山楂片，更是体现了这一作用。山楂片含多种维生素、山楂酸、酒石酸、柠檬酸、苹果酸等，还含有黄酮类、内酯、糖类、蛋白质、脂肪和钙、磷、铁等矿物质，所含的解脂酶能促进脂肪类食物的消化。促进胃液分泌和增加胃内酶等功能。中医认为，山楂具有消积化滞、收敛止痢、活血化淤等功效，主治饮食积滞、胸膈脾满、疝气血淤闭经等症。山楂中含有山萜类及黄酮类等药物成分，具有显著的扩张血管及降压作用，有增强心肌、抗心律不齐、调节血脂及胆固醇含量的功能。适应范围：一般人皆可食用。儿童、老年人、消化不良者尤其适合食用。伤风感冒、消化不良、食欲缺乏、儿童软骨缺钙症、儿童缺铁性贫血者可多食山楂片。

## 来碗陈皮水，消食健脾胃

肠胃不适的患者多是因为消化不良，最常见的表现是胃胀、腹胀、食欲缺乏。还有的消化不良患者表现为拉肚子，腹痛不太明显，伴有嗳气，口腔和肠道排出的气体及大便均有明显的酸腐食物味道，这是因为饮食过度，胃肠一时接受不了，导致胃肠功能紊乱。此时应该进食清淡的饮食，如粥类和清汤面，少吃含动物油较多的食品和煎炸食品。

从医书上来看，陈皮治疗消化不良的功效是最好的，而且针对很多消化不良的症状都有很好的功效。陈皮温能养脾，辛能醒脾，苦能健脾。由于陈皮主行脾胃之气，脾胃地处中焦，中焦之气通行，使三焦之气也随之涌动。三焦为决渎之官，通行水液，与湿相伴；又为藏府之外府，上及心、肺，下及肝、肾。所以陈皮的作用可宽及所有脏腑，遍及全身之湿。从肺而言，则辛散肺气，苦泄肺气，温化寒气，能治痰多咳喘，气壅食停；从心而言，则辛开心气，苦泄心火，温化湿浊，能治胸中烦热，口气哕臭；从肝而言，则辛散肝郁，苦降肝火，温化寒湿，所以它能治肝郁有热，饮停食滞；从肾而言，则辛润肾燥，苦泄肾湿，温和肾气，所以它能治命火不足，饮食不化。

陈皮的苦味物质是以柠檬苷和苦味素为代表的"类柠檬苦素"，这种类柠檬苦素味平和，易溶解于水，有助于食物的消化。陈皮用于烹制菜肴时，其苦味与其他味道相互调和，可形成独具一格的风味。陈皮含有挥发油、橙皮甙、B 族维生素、维生素 C 等成分，它所含的挥发油对胃肠道有温和刺激作用，可促进消化液的分泌，排除肠管内积气，增加食欲。

以上种种，均可证实陈皮为消化不良者首选的好药方。而且，陈皮在食疗中也比较能灵活使用，煮水，代茶，熬粥煮饭都可以。

用生姜 3 片、大枣 3 颗，加陈皮 1~2 片煮汤，或者泡水服用，既可以暖胃，又能调理胃肠功能。

用赤豆和陈皮做成赤豆陈皮饭，也是很不错的选择，先将赤小豆洗净入锅，加水煮至半烂的时候取出；然后把陈皮切丁煮水，再把半熟的赤豆和大米一同放进煮好的陈皮水中，焖饭即可。这个药膳中，选用性平，味甘的赤小豆为君药，以消炎解毒，理气止痛；配以性温，味辛的陈皮为臣药，以芳香化浊，理气止痛，而共同治疗消化不良。

# 第八章

## 日常生活老偏方，
## 处处帮你忙

# 解　酒

## 治酒醉，葛花根起灵效

下面为大家介绍一个解酒的小偏方——葛花根。以酒的输入路线来说，酒精进入人体首先伤的就是胃，酒精会对胃黏膜产生刺激，常喝酒的人，胃病的发病率很高，其次是肝脏，酒中很多有害物质，直接对肝脏产生危害，对血压、心脏、脑细胞也都有影响，对常年喝酒的人的记忆力、反应力都不好。而葛花根的药理作用，恰巧可对酒精的侵入起到及时的防护作用。我们可以从以下两点来了解：

1. 葛花中的皂角苷，异黄酮类具有氧化还原作用，加速酒精氧化，可使乙醇失去毒性，收缩和保护胃肠黏膜，减缓酒精的吸收，阻碍酒精快速大量地进入血液循环。

2. 酒前服用，提前在肝、胃形成保护膜，起到护肝养胃，增大酒量作用；酒中饮用抗醉，酒后饮用解酒，源于葛花中异黄酮类可吸附酒中致醉物质，降低酒精浓度，降低心肌耗氧量，保护心血管，并通过加速排尿、排汗排泄分解，缓解头痛、眩晕、恶心等不舒服状态，减轻醉酒程度。

《滇南本草》等多部药典对葛花根也有记载："治头晕，憎寒，壮热，解酒醒脾，酒痢，饮食不思，胸膈饱胀，发呃，呕吐酸痰，酒毒伤胃，吐血，呕血，消热。"了解了葛花根的药理应用，我们接下来就来掌握具体的操作方法：

1. 取葛花根 20 克，用开水冲泡片刻之后服用即可。

2. 将酸枣、葛花根各 10～15 克，一同煎服，因为酸枣性平，味甘酸，有健脾开胃，消食化滞的作用，与葛花根同服，可以缓解酒精对胃的刺激，还有利尿的效果。

## 醉了别愁，豆腐、食醋能解酒

酒醉误事，更误人。尽管每一个人都明白这个道理，但是却总有一些推托不掉的应酬，让我们陷入酒醉中。如何能避免酒醉失态呢，下面给大家介绍两个目前生活中普遍在用的解酒小秘方，以供选用。

食醋能解酒，主要是由于酒中的乙醇与食醋中的有机酸，随着消化吸收，在人体的胃肠内相遇而起醋化反应，降低乙醇深度，从而减轻了酒精的毒性。基于这个原理，用食醋搭配食物缓解酒醉，是很奏效的解酒妙方，应酬多的人不妨试试下面的几种方法：

1. 用食醋烧 1 碗酸汤，服下。

2. 食醋 1 小杯（20~25 毫升），徐徐服下。

3. 食醋与白糖浸蘸过的萝卜丝（1 大碗），服食。

4. 食醋与白糖浸渍过的大白菜心（1 大碗），服食。

5. 食醋浸渍过的松花蛋 2 个，服食。

6. 食醋 50 克，红糖 25 克，生姜 3 片，煎水服。

豆腐解酒：饮酒时可以烹制一些豆腐类的菜肴做下酒菜，因为豆腐中的半胱氨酸是一种主要的氨基酸，它能解乙醛毒，食后能使之迅速排出。说到这里，我们有必要对乙醛做一下了解。当人体摄入酒精后，酒精会随血液进入肝脏并大部分分解为"乙醛"。"乙醛"是极其有害的酒精代谢产物，它是酒精对人体器官及其功能损害的直接原因，"乙醛"的毒性主要表现在对肝脏细胞的损伤及对大脑神经的刺激。因此不加保护而长期酗酒会导致脂肪肝、酒精性肝炎，最后导致酒精性肝硬化及脑神经的损伤。这也是建议饮酒者多吃豆腐的重要因素。

解酒固然重要，但预防酒醉更是对自我的一种保护，下面就为大家介绍两个防酒醉的小窍门：

1. 喝酒前要吃点东西垫垫底。因为人们在饮酒尤其是大量饮酒时，常常会产生饱胀感，所以喝完酒后就不想再吃饭了，这是非常有害的。正确的做法是在喝酒前先吃点饼干、糕点及米饭等富含碳水化合物的食物，以减少酒精对胃肠及肝脏的损害，减少脂肪肝的发生。饮酒过程中最佳的佐菜是高蛋白和富含维生素的食物，如新鲜蔬菜、鲜鱼、肉类、豆类、蛋类等。

2. 喝酒的时间最好放在晚上。因为人体肝脏中乙醇脱氢酶的活性有时间规律，中午时活性降低，晚上活性增加。因此，中午喝酒酒精不容易被代谢排掉，此时喝酒比晚上容易醉，对身体的伤害也较大。

# 解 暑

## 提防炎夏中暑，可常备山竹

炎热的天气总是会让人"火"气十足，烦躁、焦虑、易激动、失眠等统统找上门来，这就是中医所谓的"上火"，中医认为夏季是一年中阳气最旺的季节，"夏日属火，主心"指的就是夏季天气炎热，高温影响人体内阴阳平衡，人体出汗多，一旦水分摄入少了，人的火气就很大，因此容易情绪焦躁。同时，由于很多人夏天还喜欢吃辛辣的食物，而辛辣食物就容易"生湿生热"。想要避免火大伤身，我们就要从生活细节入手，比如夏季蔬果多，我们可以多吃甘甜爽口的新鲜水果和鲜嫩蔬菜。专家指出，甘蓝菜、花椰菜和西瓜、山楂、苹果、葡萄等富含矿物质，特别是钙、镁、硅的含量高，有宁神、降火的神奇功效，因此在夏季应多吃和常吃这些食品。需要重点推荐的一种清火去热的水果则非山竹莫属。

山竹属寒性，解热功效显著，在东南亚非常受欢迎，对燥火重、皮肤不太好的年轻人有很好的食疗效果。山竹果肉含可溶性固形物 16.8%，柠檬酸 0.63%，还含有其他维生素 $B_1$、维生素 $B_2$、维生素 $C_4$ 和矿物质，具有降燥、清凉解热的作用，因此，山竹不仅味美，而且还有降火的功效。

夏天解暑还可以用山竹和哈密瓜榨汁来喝，不仅可以起到益智醒脑的效果，还可以改善健忘状况，静心安神。

材料：山竹 2 个，哈密瓜 300 克，大豆卵磷脂 1 匙（约 10 克）。

做法：山竹去皮去子，哈密瓜去皮去子切小块。两种材料放入果汁机中，加冷开水 200 毫升及大豆卵磷脂，拌匀即可。

当然，任何东西有利就有弊，山竹虽好，也不能贪嘴，这跟人的体质有很大关系，那么，到底哪些人适合吃哪些人不适合吃呢？

山竹含钾量较高，肾病及心脏病人应少吃；它含糖分较高，肥胖者宜少吃，糖尿病者应忌食。

另外，山竹虽富含纤维素，但它在肠胃中会吸水膨胀，过多食用反而会引起便秘，因此一次不宜食用过量。还要注意的是食用山竹时切勿和西瓜、豆浆、啤酒、白菜、芥菜、苦瓜、冬瓜荷叶汤等寒凉食物同吃，若不慎吃的过量，可用红糖煮姜茶解之。

## 常喝绿豆汤，清凉解暑不焦躁

药王孙思邈认为绿豆能治寒热、止泻痢，利用小便胀满。现今都认为绿豆的功用在于清热解毒、消暑利水，多用之于治疗暑热烦渴、水肿、泻痢、丹毒痈肿。

了解了绿豆汤的妙用，接下来就介绍一下煮绿豆汤的方法，以供大家参考使用：

煮绿豆汤和绿豆粥，砂锅最为理想。方法是先煮沸水，然后放入绿豆，继续小火煮8~10分钟。煮的过程中应当盖上锅盖，尽量减少与氧气的接触面积。最好把煮沸10分钟左右的汤取出单独饮用，此时的汤颜色碧绿，溶出的物质主要是豆皮中的活性成分，而且氧化程度最低，清热能力最强。取出这些汤之后，再加沸水继续煮，直到把豆粒煮烂食用即可。

其实，绿豆当中的大部分活性成分都存在于绿豆皮里，绿豆皮含有大量的抗氧化成分和抗热解暑成分。绿豆中的活性物质能够抑制多种癌细胞的生长。夏季，民间历来用绿豆汤解暑，这是因为绿豆的药用功效是解暑、利湿、解毒。无论是大人小孩，喝了绿豆汤可以降解体内的暑热，预防中暑。

在这里，需要着重注明的一点是：有些人为了达到让绿豆汤及早煮好的效果，通常会在煮汤的时候加点食用碱，这是很不可取的方法。因为绿豆富含B族维生素，它是绿豆解暑特性的一个重要组成部分，能够弥补出汗时的营养损失，而碱则会严重地破坏多种B族维生素。

如果觉得绿豆汤的口味太单一，没关系，下面还有几种加味绿豆汤的制作方法，简单易操作，大家可以作为日常生活中必备饮料，既解暑消渴，又美味可口。

首先是百合绿豆汤。其最大的特点是入口香甜又能解暑。

它的制作过程是：将绿豆去掉杂质洗净，将百合也剥开洗净，再将绿豆放入锅中，加入500克清水烧开，后转用小火煮至绿豆开花，放入百合，继续煮，直到绿豆，百合熟烂时，放入白糖，待糖化开，盛入汤碗即可。

需要注意的是，此汤性寒，素体虚寒者不宜多食或久食，脾胃虚寒泄泻者慎食。

接下来介绍的是薄荷绿豆汤。

它的制作过程是：将绿豆放入清水500克煮好。薄荷干也用水冲洗，加水约1大碗，浸泡半小时，然后用大火煮沸冷却，过滤，再与冷却的绿豆汤混合搅匀。

需要注意的是，此汤清凉祛火，解暑醒神，如在汤中加芡实、薏仁、莲子、蜜枣等，则可制成不同风味，又有增强其健脾益气、利湿解毒的功效，清凉祛火，利湿解毒，健脾醒神。

需要注意的是，绿豆含有丰富的维生素 A、维生素 $B_1$、维生素 $B_2$，是高蛋白、低脂肪的食物，适当摄入绿豆，可以清凉解毒，除烦热。火气大，心情烦躁者均可饮用。

另外，绿豆与其他食品一起烹调疗效更好，取绿豆 100 克、金银花 30 克，加水适量煮 10 分钟左右即可，喝下清汤暑气全消。

## 菠萝泥，为酷暑送来一丝清凉

菠萝的原名叫凤梨，为凤梨科草本植物菠萝的成熟果实，原产于巴西，16 世纪时传入我国。菠萝果形美观，汁多味甜，有特殊的香味，是深受人们喜爱的水果。菠萝含有大量的果糖、葡萄糖、维生素 A、维生素 C、B 族维生素、磷、柠檬酸和蛋白酶等物。菠萝味甘、微酸，有清热解暑、生津止渴、利小便的功效，可用于伤暑、身热烦渴、消化不良、小便不利、头昏眼花等症。而且在菠萝的果汁中，还含有一种跟胃液相类似的酵素，可以分解蛋白，帮助消化，所以，菠萝也被称为夏令医食兼优的时令佳果。

下面介绍一道美味可口的菠萝泥，其方法很简单，用的材料也没有那么繁琐，也不需要什么技巧，轻轻松松一学就会。

材料：菠萝 600 克，甜菊适量，麦芽糖 200 克（也可以用白糖代替）。

做法：菠萝切小块，一半放入果汁机中打成果泥备用；将水放入锅中煮沸，加入甜菊续煮 10 分钟，至水剩一半量；捞除甜菊，再加入麦芽糖拌煮至溶化；加入菠萝块、菠萝果泥用小火续煮；熬煮时要时常用木勺搅拌，以避免烧焦，且在煮的过程中要经常将浮沫捞除；用小火慢慢煮至汁液变浓稠状即可熄火，装瓶放凉后冷藏保存。

一般像苹果泥由于氧化过快一般都被弃之不用，但菠萝泥氧化很慢，所以，一次可以多做一些，做饭后甜点或者日常点心来食用。如果你觉得加工菠萝泥麻烦，也可以用鲜菠萝汁加入凉开水来饮用，也能够起到清热除烦、生津止渴的功效。

最后提醒大家一点，吃菠萝时应先把菠萝去皮切成片，放在淡盐水里浸泡 30 分钟，再用凉开水浸洗后食用。这样做可去掉菠萝的涩味，使菠萝吃起来味道更甜，更重要的是盐水可破坏菠萝朊酶对人体的致敏性，预防"菠萝病"的发生。

# 去 火

## 清心去火，一顶荷叶好清凉

"接天莲叶无穷碧，映日荷花别样红""小荷才露尖尖角，早有蜻蜓立上头"，古诗中随处可见咏荷的诗句。殊不知，这种可供观赏的本草既入诗画，也是一味良药。《本草纲目》中记载："牙齿疼痛。用荷叶蒂七个，加浓醋一碗，煎成半碗，去渣，熬成膏，时时擦牙，有效。"可见其具有清热祛火的疗效。

荷叶含有莲碱、原荷叶碱和荷叶碱等多种生物碱及维生素 C、多糖。中医认为，荷叶味苦，性平，归肝、脾、胃经，有清热解暑、生发清阳、凉血止血的功用，鲜品、干品均可入药，常用于治疗暑热烦渴、暑湿泄泻、脾虚泄泻以及血热引起的各种出血症。而荷叶的祛火功能让它成为当之无愧的养心佳品。

荷叶色青绿，气芬芳，是传统药膳中常用的原料。叶入馔可制作出时令佳肴，如取鲜嫩碧绿的荷叶，用开水略烫后，用来包鸡、包肉，蒸后食用，清香可口可增食欲。荷叶也常用来制作夏季解暑饮料，比如我们常见的荷叶粥，就是炎炎夏日中去火解暑的上好饮品。

荷叶粥的制作方法很简单，具体操作方法如下：

材料：粳米 100 克，荷叶 30 克，冰糖 20 克，白矾 2 克。

做法：粳米淘洗干净，用冷水浸泡半小时，捞出，沥干水分；荷叶洗净，撕为两半；白矾加少许水溶化；锅内放入粳米和冷水，先用旺火烧沸；然后用小火熬煮 20 分钟左右；见米粒涨起快熟时，将半张荷叶洒上白矾水（起保护绿色作用），浸入粥内，再将另外半张荷叶盖在粥上；继续用小火熬煮 15 分钟，去掉荷叶，加冰糖调好味，即可盛起食用。

这款弥漫着荷香的美味粥可作为夏季清凉解暑饮料，或作点心供早晚餐温热食用，也可凉饮。这款粥有清暑利湿，升发清阳，止血，降血压，降血脂的功效，适用于中暑导致的头昏脑涨、胸闷烦渴、小便短赤等。

除了清热去火，荷叶还具有降血压、降血脂、减肥的功效，因此，高血压、高脂血、肥胖症患者，除了经常喝点荷叶粥外，还可以每日单用荷叶 9 克或鲜荷叶 30 克左右，煎汤代茶饮，如果再放点山楂、决明子同饮，则有更好的减肥、降脂、降压之效。

另外，取荷叶适量，洗净，加水煮半小时，冷却后用来洗澡，不仅可以防治痱子，而且具有润肤美容的作用。

## 豆芽去火是高手，千万别小看

豆芽是老百姓餐桌上最普通不过的蔬菜。其品种繁多、营养全面、风味独特、清香脆嫩，深受人们喜爱。豆子发芽后形成了豆芽，因此豆芽又叫"活体蔬菜"。比起发芽前的豆子，豆芽不仅外观发生了改变，营养价值和营养利用率也都大大增加。最典型的是，干豆基本上不含维生素 C，但豆芽的维生素 C 含量却非常丰富，可以保持皮肤弹性，是很好的养颜圣品。

李时珍在《本草纲目》里这样记载：唯此豆芽白美独异，食后清心养身，具有"解酒毒，热毒，利三焦"之功。中医典籍中，更将黄豆芽列为益寿食物的第一名，而绿豆芽则位居第六。

杨女士一到春天就上火，总是咽干疼痛、眼睛干涩、鼻腔火辣、嘴唇干裂、食欲也大减。因为春天气候很干燥，风大雨少，所以很容易因燥热而上火。女儿给杨女士买了一套《本草纲目》，杨女士在家随意翻看时，突然看到草部的绿豆一项，发现纲目上记载着绿豆芽可以"解热毒"，她灵机一动，去市场买了绿豆芽。连着好几天都喝绿豆芽汤，结果发现上火的症状减轻了好多。

小小豆芽怎么有这么大的作用呢？中医认为，豆芽尤其是绿豆芽，在去心火、止血方面有强大的功效。在春季吃豆芽，能帮助五脏从冬藏转向春生，豆芽能清热，有利于肝气疏通、健脾和胃。

经常去菜市场的家庭主妇们会发现，豆芽也有不同的品种。传统的豆芽指黄豆芽，后来市场上出现了绿豆芽、黑豆芽，豌豆芽、蚕豆芽等新品种。虽然豆芽菜均性寒味甘，但功效不同。

绿豆芽容易消化，具有清热解毒、利尿除湿的作用，适合湿热瘀滞、口干口渴、小便赤热、便秘、目赤肿痛等人群食用。黄豆芽健脾养肝，其中维生素 $B_2$ 含量较高，春季适当吃黄豆芽有助于预防口角发炎。黑豆芽养肾，含有丰富的钙、磷、铁、钾等矿物质及多种维生素，含量比绿豆芽还高。豌豆芽护肝，富含维生素 A、钙和磷等营养成分，蚕豆芽健脾，有补铁、钙、锌等功效。

豆芽最好的吃法是和肉末一起汆汤，熟了放盐和味精即可，应尽量保持其清淡爽口的性味。豆芽不能隔夜，买来最好当天吃完，如需保存，可将其装入塑料袋密封好，放入冰箱冷藏，但不能超过两天。

绿豆芽生长到一寸左右时，营养价值最高，每500克维生素C的含量可以达到180毫克。超过一寸之后，长得越长，维生素C的含量越低。直到超过3寸时，每500克只含30~40毫克。因此，豆芽一寸左右时食用，营养价值最高。另外，豆芽也不是越大越好，又肥又大的多数是以激素和化肥催发的。

如果市面上买不到合适放心的豆芽，建议最好自己发豆芽。步骤如下：

1. 先选豆，清洗时注意将全部漂浮的豆子除去（漂浮的豆子可能是空的或坏的）。

2. 然后用温水把豆子泡上一天一夜。待豆子鼓胀起来，把它们过清水并沥干，放入干净盆中，用湿布盖好。每天最少用清水冲洗种芽3次。

3. 几天之后，当豆芽发到一寸长时，就可以吃了。

## 男女老少，清火要对症

这个夏天特别热，老陈头一家人都上火，儿媳给每个人都准备了牛黄解毒丸。结果有人吃了药，情况好转了，而有人还是一如既往。其实上火有不同的情况，男女老少情况各有不同，不能一概而论。要根据不同人的具体情况，对症清火。

1. 孩子易发肺火

有些孩子动不动就发热，只要一着凉，体温立刻就会升高，令妈妈们苦恼不已。中医认为，小儿发热多是由于肺卫感受外邪所致。小儿之所以反复受到外邪的侵犯，主要是由于肺卫正气不足，阴阳失衡，可以多吃一些薏仁、木耳、杏仁、梨等润肺食品。

《本草纲目》中记载，梨甘、寒，无毒，可以治咳嗽，清心润肺，清热生津，适合咽干口渴、面赤唇红或燥咳痰稠者饮用。冰糖养阴生津，润肺止咳，对肺燥咳嗽、干咳无痰、咳痰带血都有很好的辅助治疗作用。一般儿童可将雪梨冰糖水当做日常饮品。不过，梨虽好，也不宜多食，因为它性寒，过食容易伤脾胃、助阴湿，故脾虚便溏者慎食。下面就是雪梨冰糖水的具体制法：

材料：雪梨2个，冰糖适量。

制法：雪梨去心切成小块，然后与冰糖同放入锅内，加少量清水，炖30分钟，便可食用。

2. 老年易发肾阴虚火

老年人容易肾阴亏虚，从而出现腰膝酸软、心烦、心悸汗出、失眠、入睡困难，同时兼有手足心发热、盗汗、口渴、咽干或口舌糜烂、舌质红，或仅舌尖红、少苔、脉细数，应对症给予滋阴降火的中药，如知柏地黄丸等。饮食上应少吃刺激性及不好消化的食物，如糯米、面团等；多吃清淡滋补阴液之品，如龟板胶、六味地黄口服液等；多食富含 B 族维生素、维生素 C 及铁的食物，如动物肝、蛋黄、西红柿、胡萝卜、红薯、橘子等。

3. 女性易发心火

妇女在夏天情绪极不稳定，特别是更年期的妇女，如受到情绪刺激，则会烦躁不安，久久不能入睡。这主要是由于心肾阴阳失调而导致心火亢盛，从而出现失眠多梦、胸中烦热、心悸怔忡、面赤口苦、口舌生疮、潮热盗汗、腰膝酸软、小便短赤疼痛、舌尖红、脉数，应对症滋阴降火。《本草纲目》提出了枣仁安神丸、二至丸等用于滋阴降火的方剂。另外，多吃酸枣、红枣、百合或者动物胎盘等，也可以养心肾。

# 减　肥

## 手脚动一动，减肥就成功

叶妮是一家公司的企划总监，每天的事情多得做不完。她没时间健身，偶尔走路也只是从这个办公室到那个办公室。整天坐着，使得她的臀部越来越松弛，肚子越来越大，于是整个体形变得像个枣核，中间胖，两边瘦。这下可愁坏了她，做女人怎么可以这样呢？她立志要改变现状。后来经专家传授经验，她抱着试一试的态度坚持了一个星期，没想到，效果还真的不错，尝到甜头的叶妮下定决心不管多忙都要坚持，有了这份毅力的叶妮坚持了三个月后，小蛮腰终于不负所望地出现了。公司的女职员一看叶妮的减肥如此成功，竞相前来取经，叶妮俨然成了减肥学堂的代言人。

叶妮的减肥功臣到底是什么呢？说来你可能不相信，简单一句话：手脚动一动，减肥就成功。

1. 用手推推腰

双手合十，指尖向前，掌跟顶住肚脐用力向两侧推，推到腰的两侧时，手背与后腰的命门穴（肚脐跟后腰正对的位置）相对。从命门穴开始，手背向腰两侧推回来。反复推 5~10 分钟，最好推到腰部发热为止。此动作边看电视的时候都可以做，所以也称为"电视操"。

有很多女性别的地方都还可以，唯独腰上堆积了不少的脂肪，远远望去好像腰上别了一个游泳圈。其实这是因为带脉之气不足，收束不住其他经络了。在人体中，带脉是比较特殊的经络，属于奇经八脉。其他经络都是竖着走的，唯独它横着绕腰走一圈，就好像一个木桶的箍，能起到收束整体经络的作用。夏天多推揉这条经络，可以帮助通畅十二经，消除肠胃积热。

2. 远离冷饮

无论再热的天气，也不要喝冰水，不要吃冰糕、冰激凌之类的东西。保持体内温暖、血气畅通才是减肥的根本，而这些寒凉助湿的食物最伤女性身体。膏粱厚味也能助湿，太甜、太酸、太辣、太咸的食物都算是膏粱厚味，食用过多会伤害人体阳气，痰湿过重，肥胖就找上门来了。另外，清晨起床后，建议大家空腹喝一杯约 300 毫升温热的白开水，要小口地喝，平时喝水也最好小口喝。每餐进食前半小时可喝一杯水，餐后两个半小时后再喝一杯水。下午四五点钟，还可喝杯花茶，花的气味能降低食欲。

3. 用擀面杖搓踩脚底

这样做可以起到调节肠胃、减脂瘦身的作用。将一根中等长度的擀面杖放在地上，一只脚站着，另一只脚的中段踩在擀面杖上来回搓动，力度以脚底感觉酸胀为度。反复搓踩，直至脚底发热为止。每只脚大概搓踩 5～10 分钟，早晚各一次。

此动作是"擀脚底培元法"。肝胆、脾胃、肠道这一类消化系统的反射区都集中在脚底的中段。持续不断地刺激这一区域时，会有效地调节肠胃功能，促进脂肪代谢，从而起到改善消化功能、减脂塑身的效果。

## 山楂汁拌黄瓜，轻松减肥好方法

俗话说，"一到秋天就长膘"。而进入冬季，人发胖的概率则更大。静美就是这样的体质，一到冬天，她就会不可抑制地胖起来，电视广告里介绍的减肥药她也试过几种，可一旦停药，又会反弹，这让静美的心情受到了严重影响，常常为此愁眉不展。后来，她听从朋友的劝告，不再盲目地进行药物减肥，而改为饮食疗法，她前后试了几个偏方，相比之下，她觉得山楂汁拌黄瓜效果要好。

我们接下来要介绍的这个方子，就是静美用到的减肥秘方——山楂汁拌黄瓜。

药史上记录黄瓜性凉，味甘，入肺、胃、大肠经。可清热利水，解毒消肿，生津止渴，主治身热烦渴，咽喉肿痛，风热眼疾，湿热黄疸，小便不利等病症。

黄瓜有快速减肥的功效，单从黄瓜本身来说，它是好吃又有营养的蔬菜。口感上，黄瓜肉质脆嫩、汁多味甘、芳香可口；营养上，它含有蛋白质、脂肪、糖类、多种维生素、纤维素以及钙、磷、铁、钾、钠、镁等丰富的成分。此外因为黄瓜中所含的丙醇二酸，可抑制糖类物质转变为脂肪。尤其是黄瓜中含有的细纤维素，可以降低血液中胆固醇、甘油三酯的含量，促进肠道蠕动，加速废物排泄，改善人体新陈代谢。新鲜黄瓜中含有的丙醇二酸，还能有效地抑制糖类物质转化为脂肪，因此，常吃黄瓜可以减肥。

其次是山楂，山楂在人们的印象中，仿佛只存在于冰糖葫芦里酸酸甜甜的那个红果子，其实山楂是相当好的减肥食品。中医认为山楂能健脾胃、帮助消化，可刮掉肠胃中的油水，向来都以消脂清肝利口而被中医用来治疗单纯性肥胖。

了解了方子的功用，我们再来看看具体的制作过程：

材料：嫩黄瓜 5 条，山楂 30 克，白糖 50 克。

制法：先将黄瓜去皮、心及两头，洗净切成条状，山楂洗净，放入锅中加水 200 毫升，煮约 15 分钟，取其汁液 100 毫升；再将黄瓜条放入锅中加水煮熟，捞出；山楂汁中放入白糖，在文火上慢熬，待糖溶化，投入已晾干水的黄瓜条拌匀即成。

脾胃虚弱、腹痛腹泻、肺寒咳嗽者应少食用，因为黄瓜性凉，胃寒患者食之易致腹痛泄泻。

这款食疗方子在传统减肥食疗中是功效最好的，而且，山楂汁拌黄瓜，看起来既赏心悦目，吃起来又美味可口，酸酸甜甜的口感，黄瓜的清香清新宜人，不失为一款很受欢迎的可口点心。


# 美白去皱


## 按压四白穴——最简单的美白养颜法

四白穴位于眼球正中央下 2 厘米处。当你向前平视的时候，沿着瞳孔所在直线向下找，在眼眶下缘稍下方能感觉到一个凹陷，这就是四白穴。

四白穴有"美白穴""养颜穴"之称，很多人不太相信，养颜美白靠这么一个小小的穴位就能实现吗？你不妨每天坚持用手指按压它，然后轻轻揉3分钟左右，一段时间以后，观察一下脸上的皮肤是不是变得细腻，而且比以前白了？四白穴也可用来治疗色斑，如果再加上指压"人迎"（人迎位于前喉外侧3厘米处，在这里能摸到动脉的搏动），一面吐气一面指压6秒钟，重复30次。天天如此，经过一段时间后，脸部的小皱纹就会消失，皮肤变得更有光泽。这就是经络通畅的神力。

另外，因为四白穴在眼的周围，坚持每天点揉还能很好地预防眼花、眼睛发酸发胀、青光眼、近视等眼病，还可以祛除眼部的皱纹。

按摩四白穴时，为增强效果，首先要将双手搓热，然后一边吐气一边用搓热的手掌在眼皮上轻抚，上下左右各6次，再将眼球向左右各转6次。此外，还可以通过全脸按摩祛除眼角皱纹，四白穴和睛明、丝竹空、鱼腰这些穴一起用效果会更好。

## 祛除鱼尾纹，就从按摩瞳子髎开始

随着年龄的增长，眼角便容易出现一些细小的鱼尾纹，这是因为眼角周围的皮肤细腻娇嫩，皮下脂肪较薄，弹性较差。再加上眼睛是表情器官，睁眼、闭眼、哭、笑时眼角都要活动，故容易出现皱纹，而且一旦出现则较难祛除。面对眼角出现的皱纹，很少有女人不心急的，名贵的化妆品买了不少，可就是难以祛除。其实，只要每天轻柔地按摩瞳子髎穴就能把小皱纹赶跑。

瞳子髎位于眼睛外侧1厘米处，是足少阳胆经上的穴位，而且还是手太阳、手足少阳的交会穴，具有平肝息风、明目退翳的功用。经常指压此穴，可以促进眼部血液循环，治疗常见的眼部疾病，并可以祛除眼角皱纹。

具体操作方法：首先，将双手搓热，然后用搓热的手掌在眼皮上轻抚，一边吐气一边轻抚，上下左右各6次；其次，再以同样要领将眼球向左右各转6次，再用手指按压瞳子髎穴，一面吐气一面按压6秒钟，如此重复6次。

除指压按摩法外，下面再介绍几种祛除鱼尾纹的小食品，让你看起来更年轻。

一根鸡骨：鸡皮及鸡的软骨中含大量的硫酸软骨素，它是弹性纤维中最重要的成分。把吃剩的鸡骨头洗净，和鸡皮放在一起煲汤喝，不仅营养丰富，常喝还能使肌肤细腻，久而久之，鱼尾纹就会减轻了。

一杯啤酒：啤酒的酒精含量少，所含的鞣酸、苦味酸又有刺激食欲、帮助消化及清热的作用。啤酒中还含有大量的 B 族维生素、糖和蛋白质，这些都是皮肤喜欢的营养成分。适量饮用啤酒（每天中餐、晚餐各饮 150~250 克），可增强体质，减少面部鱼尾纹。

一块口香糖：每天咀嚼口香糖十几分钟，不但能清洁牙齿，更可使面部鱼尾纹减少，面色红润。因为咀嚼能锻炼面部肌肉，改善面部的血液循环，增强面部细胞的新陈代谢功能，使鱼尾纹逐渐消退。

一团米饭：当米饭做好后，挑些柔软温热的米饭揉成团，放在面部轻揉，直到米饭团变得油腻污黑，然后用清水冲洗面部。米饭可以把皮肤毛孔内的油脂、污物吸出，使皮肤呼吸畅通，从而减少鱼尾纹。

另外，多吃富含胶原蛋白的食物，如猪蹄、猪皮、猪肘、鸡皮、鱼头、鱼鳞汤等，能使面部细胞变得丰满，从而减少细纹，令肌肤变得光滑且富有弹性。

## 列缺可以让皮肤细腻光滑有弹性

《素问·五脏生成》中这样记载肺的功能："肺之合皮也，其荣毛也。"意思是说，肺管理汗孔的开合。我们知道，皮毛包括皮肤、汗腺、毫毛等组织，为一身之表，依赖肺宣发卫气和津液温养、润泽，是机体抵抗外邪的屏障。肺的生理功能正常，皮肤得养，毫毛有光泽，抵御外邪的能力就强，故其荣在皮毛。如果肺功能不好，汗孔就不能正常开关，体内代谢的垃圾就不能随着汗液排出体外，而是在毛孔处堆积，渐渐的，就把毛孔堵住了，所以会在那儿起小疙瘩。因此，要想消除这些烦人的小疙瘩，就要想办法调理肺的功能，让汗液顺利排出来，这时列缺穴当然是首选的穴位了。

列缺是手太阴肺经上的络穴，又是"八脉交会穴"之一，通于任脉，能同时调节肺经、大肠经和任脉，可以通经络、调肺气。这个穴位也很好找，把两手虎口自然平直交叉，一手食指按在另一手桡骨茎突上，指尖下凹陷中即是。

具体操作方法：每天用食指按压此穴 3 分钟就可以。时间最好是在凌晨 3~5 点，当然，如果条件不允许，也可以在上午 9~11 点脾经旺时来按摩。另外，除了指压法，我们还可以采用艾灸法，或者用热毛巾敷列缺穴，效果也很不错。

除了刺激列缺之外，要想让皮肤柔滑有弹性，我们还可以采用多运动和喝热水的方式达到多出汗的目的，只要汗出来了，小疙瘩也就会慢慢消失了。

# 抽　筋

## 缓解腿抽筋，点压承山穴

生活中，不少人经常会突然出现小腿抽筋现象。抽筋的学名叫肌肉痉挛，是一种肌肉自发的强直性收缩，多发生在小腿和脚趾的肌肉。大家可别小看小腿抽筋，厉害时，还真是让人动弹不得，尤其是半夜抽筋。最让人无法忍受，抽筋严重的人常常会痛醒，好长时间不能止痛，且影响睡眠。

王大爷是个足球迷，一把年纪了，还参加了一个球迷协会。只要一得空，他肯定会召集一帮人踢上一会儿球。他自己也说老胳膊老腿了，跑不动了。可说归说，哪次活动他都不会落下，一跑到球场上，立马就精神起来。也可能是运动量大的原因吧，最近王大爷说他一到半夜小腿就抽筋，疼得他直冒虚汗，还动弹不得。王大爷的苦恼让同是球迷协会会员的李大爷知道了。李大爷是个老中医，也是个热心肠，他教给王大爷一个小妙招。之后没多久，王大爷逢人便夸李大爷，说他是个老神仙。

其实，李大爷不过是让王大爷没事常按按"承山穴"。人站着时，小腿肚子会感到紧张。而承山穴所处位置，正是筋、骨、肉的一个扭结，是最直接受力点。我们平时要承受很多压力，这些压力"压"久了会产生疲劳感。承山穴是一个可帮助我们缓解疲劳的穴位。

承山穴位于人体小腿后面，腓肠肌两肌腹之间的凹陷顶端，左右小腿各一穴。"承"指承接，"山"指山路，其所处位置形如山谷，因而得名。承山穴属于足太阳膀胱经，有疏通经络、散热通积的功效。这个穴位找起来也比较方便，顺着小腿后面往下推，肌肉变薄处或者感觉到一个尖儿的地方就是。在进行点按时小腿会感到酸、胀或者疼，但点完之后效果很好。

具体操作方法如下：当发生小腿抽筋时，患者首先选好椅子取轻松的坐姿，自己或请他人帮忙，以大拇指稍用力点按患腿的承山穴，用力要大，力达肌肤深层，接着按顺、逆时针方向旋转揉按各60圈；然后，大拇指在承山穴的直线上下擦动数下，令局部皮肤有热感；最后，以手掌（虚掌）拍打小腿部位，使小腿部位的肌肉松弛。几分钟甚至几秒钟后，小腿转筋症状即可消失。

## 治抽筋，偏方里面有妙招

一阵猛赶路之后，接着爬坡度大而有石阶的山路，常会有抽筋的现象。初学攀岩的人，也容易紧张而致抽筋，游泳时也易有抽筋现象。

抽筋的原因，传统观点认为是神经受到刺激，而导致肌肉痉挛。而英国一位名叫艾伦的医生提出，抽筋是由于机体代谢产物聚积在肌肉组织内，妨碍了肌肉的正常收缩所致。他通过研究发现了肌肉痉挛的新机理，同时，提出了钠离子和葡萄糖可以中和肌肉中的代谢产物。这是有道理的，因为运动员在激烈运动时，要出大量的汗，随之会损失大量的钠离子，影响体内电解质的平衡。另一方面，体内的"糖能"迅速而大量地消耗，从而导致抽筋。根据这种推论，预防抽筋，就有了新的更有效的办法。运动员在剧烈运动前，喝点盐水和葡萄糖水，不但能防止抽筋，而且能适时补充体内的"糖能"，并能促进运动成绩的提高，可说是一举两得。这种预防方法简易可行，最适合参加游泳、举重、足球运动的人及重体力劳动者采用。

除了事前应做热身活动以预防外，遇到抽筋时，也可以通过指压法得到缓解：

1. 局部产生轻微的不适，略带僵直痛，便是抽筋的前兆，此时可将手掌微握，适当的敲击患处，使该部位肌肉放松，然后以手指按摩、清揉，促进其血液循环，加强新陈代谢，抽筋也就不治而愈了。

2. 如果情形严重，形成局部痉挛或僵直抽痛时，千万不要强拉，或弯曲其患处，应速以大拇指，慢慢加力，按其压痛点，及压痛点附近的肌肉；接着槌打患部，施行按摩，将其垫高数分钟，抽筋便可得到缓解。

抽筋给大家带来的不便是相当大的，针对这一症状，我们收集了一些预防和缓解抽筋的小妙招，希望能给大家带来更多方便。

1. 腿足部保温法：以热驱寒。在夜间睡觉时，用一热水袋盛上热水，置于足部，使其整夜受热。久之，自然可治好腿抽筋病。

2. 食用鲭鱼罐头：2 天吃 1 个，连吃两个星期可痊愈。

# 晕车晕船

## 吃点萝卜泥，预防晕车没问题

晕车对小孩来说，是很痛苦的一件事。小孩子表达能力还不强，身体难受也表达不太明白。一坐车又是晕又是吐的，心情不好也是在所难免的。

东东的身体很虚弱，上学搭乘公共汽车时，常常会晕车。每次坐公车到学校后，无精打采的，上课精力也不集中，常常是恍惚走神。

有一次，东东又晕车了，而且晕得很严重。正巧车上有一位老奶奶，她招呼东东说道："孩子啊，回家给你妈妈说，吃点萝卜泥可以治晕车。"东东把这句话牢牢记住了，并向老奶奶说了谢谢。回家后，东东把老奶奶的话告诉了妈妈。妈妈听完后，又上网搜了一下萝卜泥的制作方法。有了药方之后，妈妈按照方子上写的制作了萝卜泥，给东东吃了几天后，东东再也没有晕过车。

萝卜为十字花科草本植物萝卜的根，肉质肥厚，形状有长、圆之分，颜色有红白或绿，我国各地普遍栽培，是秋冬常见蔬菜之一。中医认为，萝卜味甘、辛辣，性凉，有下气消食、润肺止咳痰、生津的作用。民间有"秋天收萝卜，大夫袖了手"的谚语，这话虽然有些夸张，但也确实说明萝卜的药用价值颇大。长期以来，人们对萝卜的治病作用都较为重视。

萝卜含有维生素、磷、铁、硫等营养成分，可以生食，也能熟食，还可以制成腌菜、泡菜等，萝卜内含消化酶，还可以促进消化液的分泌，帮助消化，调节胃液的均衡，因此，对于胃肠衰弱所引起的晕车，特别有效。

脾胃虚寒、易出现腹泻等症的患者应少吃。萝卜有解人参、鹿茸等滋补药品的作用，故服用人参及滋补药品期间忌食。晕车呕吐可以将萝卜做成萝卜泥，或任何一种食用方式都可以，生吃效果更佳。由于萝卜在加热过程中消化酶类会破坏，因此要完整摄取萝卜的营养，最好的办法就是把它制成生萝卜泥。

制作方法是先准备好 1 个萝卜和 50 克蜂蜜。然后将萝卜洗净切丝捣烂成泥，拌入蜂蜜，分 2 次吃完。萝卜泥能够健脾、和中、养胃，止恶心呕吐。

下面再为大家介绍几种既方便携带，又见功效的治晕车、晕船的小妙招：

1. 橘皮：乘车前 1 小时左右，将新鲜橘皮表面朝外，向内对折，然后对准两鼻孔用两手指挤压，皮中便会喷射出带芳香味的油雾。可吸入 10 余次，乘车途中也照此法随时吸闻。

2. 风油精：乘车途中，将风油精搽于太阳穴或风池穴。亦可滴两滴风油精于肚脐眼处，并用伤湿止痛膏敷盖。

尽量坐在颠簸幅度最小的地方。乘坐轮船和汽车时最好坐在其中部，而飞机两翼之间的座位最为平稳；最佳姿势是全卧或半卧，头部要躺得舒适；不要看窗外快速移动的物体，如海浪等；不要看书，也不要吸烟，更不要饮酒；注意不能吃得太多。如果行程不太长，最好不吃不喝。若是长途旅行，进餐应少量多次，尽量选择容易消化的食物。

## 含口食醋，让你坐车不再晕

在乘车时，经受振动、摇晃的刺激，人体内耳迷路不能很好地适应和调节机体的平衡，使交感神经兴奋性增强导致的神经功能紊乱，引起眩晕、呕吐等晕车症状即为晕车。

那么，如何缓解或者避免这种状况发生呢？我们接下来要说的这个小偏方很简单，含口食醋就能治晕车。

食醋为米、麦、高粱或酒等酿成的含有醋酸的液体。烹调时，在某些菜中适加酸醋，既可使其味道更加鲜美，香脆可口，使人食欲大增，用之烧煮鱼虾，还可避腥解毒，又可使菜中的维生素 C 受到保护。

醋中含有丰富的氨基酸，其中含有人体不能自身合成，必须由食物供给的 8 种必需氨基酸。醋中的糖类物质也很多，如葡萄糖、果糖、麦芽糖等。醋中的有机酸含量较多，它主要含有醋酸，其次含有乳酸、丙酮酸、甲酸、苹果酸、柠檬酸等。

醋性温，味苦、酸。具有活血化瘀、消食化积、解毒之功效。

日本有学者曾分析醋有四大好处：一是防止和消除疲劳；二是降低血压和血清胆固醇，防止动脉硬化；三是具有杀灭或抑制多种细菌及病毒的作用，更可预防肠道传染病和感冒的发生；四是有助于食物中钙、磷、铁等物质的吸收。

食醋可以消除疲劳，促进睡眠，并能减轻晕车、晕船的不适症状。

食醋对皮肤、头发能起到很好的保护作用。中国古代医学就有用醋入药的记载，认为它有生发、美容、降压、减肥的功效。

宜食者：一般人都可食用，凡胃酸缺乏、慢性萎缩性胃炎、泌尿系统结石、癌症、高血压、动脉硬化、蛔虫病腹痛、肝炎、吃鱼虾过敏等患者，均比较适宜食用一些醋。

忌食者：凡患胃溃疡及胃酸过多者均忌食醋，否则会导致胃病加重。服用磺胺类药、碱性药、抗生素、体表发汗的中药的人不宜食用。

需要注意的是，喝醋可促进胃肠道消化，对萎缩性胃炎、胃癌等胃酸缺乏者，有一定益处，但必须把酸度降低，少量、间隔食用。另外，长期喝醋会腐蚀牙齿使之脱钙，应用水稀释后，用吸管吸，喝后用水漱口。

# 提高免疫力

## 香菇炖鸡助你提高免疫力

介绍这个偏方之前，先给大家介绍一下中医理论中所提到的"正气"，为什么谈正气呢？因为正气是人身体康健之本，只有正气充沛了，人的抵抗力才会更强。

《内经》认为，疾病能否发生，虽有多方面的原因，但主要是正邪斗争的结果，关键在于人体之气虚与不虚……"正气存内，邪不可干"（《素问遗篇·手法论》），也就是说，在一般情况下，人体正气充沛，抵抗力强，邪气就不易侵犯，人体不会得病。反之，"邪气所凑，其气必虚"（《素问·评热病篇》），正气相对虚弱，不足以抵抗外邪之时，邪气就乘虚而入，侵犯人体而发病。

那么，正气又从何而来呢？《黄帝内经》中说："真气者，所受于天，与谷气并而充身者也。"正气是由父母之精所化生，由后天水谷精气和自然清气结合而成的阴气与阳气。

父母之精气是先天之本，正气的强弱首先由先天之本所决定。父母身体好，孩子的先天正气就比较充足，身体的抗病能力也会比较强。

正气虽来自父母之精气，但这些先天带来的精气只够维持七天的生命，一个人要想活下去，就要吃东西、呼吸自然之气。因此，人体正气在很大程度上还是要受到后天之本，即水谷精气和自然清气的影响。有的人父母身体不是很好，先天正气没有那么充足，这样的人虽然从小体弱多病，如果他知道自己先天条件不好，注意养生、存正气，也能够健康长寿。

关于如何存正气，方法很多，在后面还会有相关的探讨，这里我们只提几个方面：

1. 无论何时都不要"硬熬"

"硬熬"最消耗人体正气。许多人为了工作，即使身体已经很疲劳，还在硬撑。事实上，疲劳是身体需要恢复体力和精力的正常反应，同时也是人体所具有的一种自动控制信号和警告。如果不按警告立即采取措施，就容易损害人体正气，最终积劳成疾，百病缠身。尤其是对于气虚体质的人来说，本身就会经常出现周身乏力、肌肉酸痛、头昏眼花、思维迟钝、精神不振、心悸、心跳、呼吸加快等症状，如果再"硬熬"下去，可能就离"过劳死"不远了。

2. 五谷最补正气

在中医理论中，五谷杂粮是最好的补品，它们都是植物的种子。对于植物来说，种子是为一个即将萌发的生命贮备能量，是植物中能量最集中的一部分，也就是植物的精气所在，对人体的正气自然大有补益。那么，应该怎么吃呢？最好是熬粥吃。现在商场里都有专卖五谷杂粮的柜台，到那里多选几种，回来一掺和熬成粥，每天吃一碗，比吃山珍海味更能补正气。

3. 气虚的人可以多吃点鸡肉

《本草纲目》中记载了鸡肉的众多疗效，其中提到这样一个方子："脾胃弱乏，人萎黄瘦。同黄雌鸡肉五两、白面七两，作成馄饨，下五味煮熟，空腹吃。每天一次。"在中医看来，鸡肉可以温中益气、补精填髓、益五脏、补虚损，对于治疗身体虚弱而引起的乏力、头晕等症状，以及由肾精不足所导致的小便频繁、耳聋、精少精冷等症状有一定的功效。不过，值得注意的是，鸡肉中含有丰富的蛋白质，这会加重肾脏的负担，有肾病的人应尽量少吃，尤其是尿毒症患者应该禁食。

这里为大家推荐一款香菇炖鸡。

具体制作方法是：准备肥嫩母鸡 1 只，水发香菇 3 朵，料酒 50 克，鸡汤 750 克，丁香 5 粒。将香菇泡发，洗净撕成小块；将鸡洗净，从背部剖开，再横切 3 刀，鸡腹向上放入炖钵，铺上香菇，加入调料、鸡汤；钵内放入盛有料酒、丁香的小杯，加盖封严，蒸 2 小时后取出钵内小杯即成。

功效：增进食欲，滋补强身。

## 白茯苓，全面提升你的免疫力

"人过四十，阴气减半"，如果人的肝木之气得不到足够的阴精制约，就会渐渐偏离常道在体内妄行，导致头晕、手足摇动等肝风太过的症状出现。而茯苓色白，应坎水之精，所以，茯苓对于中老年人绝对是延年益寿的良药。

白茯苓，是一种常见的中药。为药材茯苓块切去赤茯苓后的白色部分，通常为中药饮片。现代医学研究：茯苓能增强机体免疫功能，茯苓多糖有明显的抗肿瘤及保肝脏作用。茯苓的功效十分多：健脾、安神、镇静、利尿，可以说是能全方位地增强人体的免疫能力，被誉为中药"四君八珍"之一。

茯苓生长在哪里呢？一般的大树枯死或被砍伐后，往往会从枯死的躯干或残留的根上生出新的小枝叶来，中医认为，这是大树未绝的精气要向外生发。如果大树枯死后，上面不长小的枝叶，就意味着附近的土壤下有茯苓，是茯苓吸取了大树的精气，使它没有能力再生发小的枝叶。

茯苓生长在土壤中，而且是在大树根部附近，它的生长位置告诉我们，它能收敛巽木之气，让其趋向收藏。

白茯苓有多种食用方法，最简单的是把茯苓切成块之后煮着吃，另外，可以把茯苓打成粉，在粥快好的时候放进去，这样人体就更容易吸收了。

对于中老年人，茯苓具有补益的功效，但对于正处在生长发育期的儿童与青少年就不太适合了。因为孩子处在发育阶段，生机盎然，正好与肝木的生发之气相抗衡。给未成年人吃茯苓，就等于在扼杀他们的生发之机，给健康带来不利的影响。未成年人只有在生病等非常特殊的情况下，经过医生的准确辨证后才能服用茯苓。作为家长，千万不要在懵懵懂懂中自作主张煎煮茯苓给孩子吃。

## 裸睡进行时，增强人体免疫力

对大多数人而言，也许穿衣而睡是一种习惯，然而脱衣而眠却是一种意想不到的享受。裸睡是无需任何费用的绿色养生保健方法，科学的裸睡不仅能够提高睡眠质量，还具有令人惊喜的奇特养生功效。

1. 让肌肤呼吸。裸睡有种无拘无束的自由快感，有利于增强皮腺和汗腺的分泌，有利于皮肤的排泄和再生。有利于神经的调节，有利于增强适应和免疫能力。

2. 调节神经。人在裸睡时，身体外部自由畅通，对神经系统也自然起到调节作用。这不光是有利于增强人体的适应和免疫能力，同时也有利于消除疲劳，放松肢体。

3. 缓解紧张。裸睡对治疗紧张性疾病的疗效极高，特别是腹部内脏神经系统方面的紧张状态容易得到消除，还能促进血液循环，使慢性便秘、慢性腹泻以及腰痛、头痛等疾病得到较大程度的改善。同时，裸睡对失眠的人也会有一定的安抚作用。

4. 减少疾病。裸睡不但使人轻松、舒适，就连妇科病，如常见的妇女腰痛和生理性月经痛也可以得到缓解。

5. 放松心情。裸睡对治疗紧张性疾病的疗效颇高，尤其是神经系统方面的紧张状态容易得以消除，缓解紧张情绪，使心情轻松愉快。裸睡对失眠、头痛、腹泻等疾病均有所帮助。

当然，我们这里所讲到的裸睡不只是不穿衣服这么简单，在裸睡时，还应当有适当的措施和应该注意的地方。因为裸睡并不是对任何人都适宜或有效，对于那些由于神经病变引起的失眠，裸睡则没有价值，只有正确及时地治疗原发病因才能对改善睡眠有所帮助。所以，请大家记住下面有关裸睡的四大注意事项：

首先，裸睡并不是说简单地脱掉内衣上床睡觉就可以了，同时还要注意睡眠的环境，在居所太小、家人合住或集体生活时是不合适采用的，因为紧张会导致相反的效果。最好是有一个相对隐秘、独立的环境。

其次，居住环境要空气流通、温度适宜、安静舒适，这样可以从思想上放松心情，构筑一个良好的睡眠前提。

再次，一定要注意保暖，调节卧室的温度和湿度，避免受凉和出汗。

最后，床具的软硬度要适中，床褥要干净、蓬松，经常清洗并接受阳光曝晒。

在这里需要强调的是，对于裸睡的作用要有一个正确的认识，它只是我们所采用的健康睡眠的方式之一，并非所有人都应该采用。此外，裸睡时皮肤直接暴露在环境中，灰尘和虫螨会引起皮肤过敏和哮喘的发生，对于有特异性体质的人应该特别小心。